高等职业教育"十四五"药品类专业系列教材

高等职业教育校企合作开发新形态教材

药品生物检测

丁晓红　邹小丽　主编

化学工业出版社

·北京·

内容简介

　　本书内容共分为十章，分别是初识药品生物检测、培养基及其制备、GMP 中洁净室（区）的环境监测、微生物限度检查、无菌检查、热原检查、细菌内毒素检查、其他检查、抗生素效价的微生物检定、疫苗及其质量控制。自第二章至第九章，每一章分别对应制药企业药品质量控制部门的一个具体工作岗位，以学生能胜任每个岗位工作所必需的知识、能力和素质需求为目标设置相适应的教学内容，每一章中包含了能辅助解决实际工作问题的"基本知识"，便于学生正确理解重点、难点的"案例分析"，辅助学生熟悉岗位工作的"岗位任务模拟"和"实践训练"，逐层深入，内容全面，有序递进。

　　本书是校企合作的重要成果，可作为高职高专制药技术类、药学类专业及其他相关专业学生的教材，也可供制药企业药品生物检测从业人员培训使用。

图书在版编目（CIP）数据

药品生物检测/丁晓红，邹小丽主编．—北京：化学工业出版社，2023. 8

高等职业教育"十四五"药品类专业系列教材

ISBN 978-7-122-43433-3

Ⅰ．①药…　Ⅱ．①丁…　②邹…　Ⅲ．①药品检定-生物检验-高等职业教育-教材　Ⅳ．①R927

中国国家版本馆 CIP 数据核字（2023）第 080363 号

责任编辑：蔡洪伟　王　芳　　　文字编辑：李　瑾
责任校对：宋　玮　　　　　　　　装帧设计：关　飞

出版发行：化学工业出版社
　　　　　（北京市东城区青年湖南街 13 号　邮政编码 100011）
印　　　装：三河市延风印装有限公司
787mm×1092mm　1/16　印张 15½　字数 376 千字
2023 年 9 月北京第 1 版第 1 次印刷

购书咨询：010-64518888
售后服务：010-64518899
网　　址：http://www.cip.com.cn
凡购买本书，如有缺损质量问题，本社销售中心负责调换。

定　　价：46.00 元

编写人员名单

主　　编：丁晓红　邹小丽

副 主 编：宋　莹　张任男　于　婷

主　　审：刘　冰　张美荣

编写人员：程　珂（山东新华制药股份有限公司）

丁晓红（山东药品食品职业学院）

封美慧（山东药品食品职业学院）

宋　莹（山东药品食品职业学院）

于　婷（山东药品食品职业学院）

赵炳杰（山东新华制药股份有限公司）

张任男（山东药品食品职业学院）

邹小丽（山东药品食品职业学院）

为全面落实全国职业教育大会精神和《国家职业教育改革实施方案》中关于"建设一大批校企'双元'合作开发的国家规划教材，倡导使用新型活页式、工作手册式教材"的要求，以教材建设助力"三教"改革，提升人才培养质量，我们组织行业与企业一线专家与岗位技术人员和学校教师共同编写本教材。

药品生物检测是药品全面质量检测的重要手段，涉及药品的安全性和有效性，是药品质量与安全专业的核心专业课程，也是药学、药物制剂、生物制药、食品药品监督管理等专业的重要专业课程，职业性和技术性非常强。教材重点针对药品的微生物检验、热原与细菌内毒素检查、异常毒性等安全性检查、抗生素效价测定等岗位介绍从事相关工作所需要的基本知识、基本方法和基本技能，培养学生建立较强的无菌意识、质量意识和遵守标准的意识，为从事药品生物检测、洁净区环境控制和洁净区生产工作奠定基础。

本教材编写具有以下特色：

1. 内容选取基于"岗课"紧密对接，职业特色鲜明。教材中所有检验方法均依据现行版《中华人民共和国药典》（2020年版），教学目标来自于编写团队深入每一个岗位跟岗实践的亲身体验，以山东新华制药等国际知名制药企业的岗位用人标准作为课程开发标准，以跟岗能适应、顶岗能胜任作为课程开发的目标，校企双元构建了教材的内容体系。

2. 内容编排循序渐进，充分体现学用结合。教材以立德树人为根本，以能力培养为主线，融入了检验原理以及检验所需的基本知识，设置了基本知识、检验方法、岗位任务模拟、实践训练四大部分，逐步深入，体现了"知技并重、素能一体"，达到学习即工作、适岗速度快、顶岗能胜任的效果。

3. 栏目设置多样实用。教材以案例为"学习引导"切入每章内容，同时还设置了"点滴积累""知识链接""案例分析""知识拓展""知识回顾""目标检测"等栏目，既能辅助新教师更好地完成课堂教学设计，也能满足课堂互动和学生多样化学习需求，激发了课堂教学活力。

4. 配套资源丰富适用。以山东新华制药的岗位工作实景为素材拍摄了系列岗位操作视频，涵盖了所有实践操作项目，以扫描二维码的形式呈现，方便教师和学生课上查阅，攻克教学重点和难点，也便于实践训练时随时参考模拟。教材设有附录，将教材涉及的检验记录、检验报告、企业岗位真实工作素材等资源集中在一起，便于师生查阅和实践训练使用。书后还附有目标检测答案，用以检测学习效果。

本教材为校企合作开发教材，主要供全国高职高专制药技术类、药学类专业及其他相关专业教学使用，也可以供制药企业药品检测从业人员培训使用。本书共分为十章，其中第二章（程珂）和第八章（赵炳杰）由山东新华制药两名岗位技术主管编写，其余八章由山东药品食品职业学院编写。其中第一章、第四章由丁晓红编写；第三章由张任男编写；第五章、第九章由宋莹编写；第六章由封美慧编写；第七章和附录由邹小丽编写；第十章由于婷编写；全书由邹小丽统稿。

本书由山东药品食品职业学院刘冰老师和山东新华制药质量控制部经理张美荣担任双主审，从校企不同角度提出了很多宝贵意见。教材在编写过程中得到山东新华制药、齐都药业、山东省食品药品检验研究院生物检测室等多位专家的指导和大力帮助，在此一并表示感谢。

由于编者水平有限，教材中难免存在不足之处，敬请各位读者和同仁给予批评指正。

编　者

2023 年 4 月

目录

第八章　其他检查 / 145

第九章　抗生素效价的微生物检定 / 163

第十章　疫苗及其质量控制 / 192

附录　检验记录与报告样表 / 207

目标检测答案　/　229

参考文献　/　235

二维码目录

第一章　初识药品生物检测

【学习引导】

　　××××年7月24日，青海省西宁市部分患者使用×××制药企业生产的克林霉素磷酸酯葡萄糖注射液后，出现胸闷、心悸、心慌、寒战、肾区疼痛、腹痛、腹泻、恶心、呕吐、过敏性休克、肝肾功能损害等临床症状。随后，全国16个省区共报告相关病例93例，死亡11人。后经国家药品检验机构对相关样品进行检验，结果表明"无菌检查"和"热原检查"不符合规定。

　　什么是"无菌检查"和"热原检查"？怎样检查？"药品生物检测"课程将给出所有答案。本课程将带领大家进一步认识"药品质量关系人的生命"的内涵，树立崇高的职业道德，掌握必备的检查技能，避免药品质量事故的发生。

【学习目标】

　　1. 知识目标

掌握药品生物检测的相关概念；了解药品生物检测的主要任务和所用的标准物质。

　　2. 能力目标

掌握药品生物检测的基本技术，具备无菌操作、消毒与灭菌、微生物接种、菌种保藏等的基本能力。

　　3. 素质目标

培养严谨的工作作风和严格执行操作规程的习惯，使学生树立牢固的质量意识和无菌操作意识。

第一节　药品生物检测基本知识

一、药品生物检测基本概念

　　药品检测的目的在于防止假药或者劣药流入市场，保证药品的有效性和安全性。药品检测的项目众多，包括药品的性状检测、真伪鉴别、主成分的含量测定、杂质检查、均一性检查、有效性检查和安全性检查等。

　　1. 药品生物检测

　　药品生物检测系指利用生物体对药品的特殊反应来检测药品的有效性、安全性和研究药物的量效关系的一门学科。其中"生物体"可以是整体动物、离体组织、微生物和细胞等；"特殊反应"包括药理作用、毒理作用、致死效应、营养效应等；"有效性"指药品的生物活性或效价；"安全性"包括毒性或某些有害物质限度检查、无菌和控制菌检查等。

　　生物检测主要用于无适当理化方法进行测定或虽用理化方法测定，但不能真实反映临床实际应用价值的药物。由于生物检测是选用生物体对药品的直接反应来测定药品的有效性和安全性，所以生物检测有时比其他测定法更为灵敏和专一。

2. 效价

效价系指某一物质引起生物反应的功效单位，可用理化方法检测，也可用生物方法检测；或生物制品活性（数量）高低的标志，通常采用生物学方法测定。例如，胰岛素是由胰脏内的胰岛β细胞受内源性或外源性物质如葡萄糖、乳糖、核糖、精氨酸、胰高血糖素等的刺激而分泌的一种蛋白质激素，是机体内唯一降低血糖的激素，同时促进糖原、脂肪、蛋白质合成。当体内胰岛素分泌不足或者机体对胰岛素不敏感，就会造成血液中的葡萄糖不能被有效利用或储存而引发糖尿病。外源性胰岛素主要用来治疗糖尿病，每天根据病情给予一定剂量，该剂量就是用效价（单位）表示的，每1单位相当于胰岛素0.0345mg。

📚 **案例分析1**

甲制药厂生产的胰岛素效价为27U/mg，乙制药厂生产的同类型的胰岛素效价为30U/mg，丙制药厂生产的维生素A的效价为100U/mg。

讨论　1. 两种胰岛素的效能是否一样？哪种更好？
　　　2. 维生素A的效价远高于胰岛素的效价，是否说明维生素A的质量更好？

3. 药理作用

药理作用系指药物与生物体相互作用的规律及对生物体的影响，包括药物在体内吸收、分解、代谢和排泄等过程。

4. 毒理作用

毒理作用系指药物在一定条件下对生物体的损害作用，包括药物本身直接损伤以及通过代谢产生的毒性产物（如亲电子基、氧自由基等有害活性物质）的损伤。比如有的药物可以引起肝脏损伤，有的药物可造成胃肠道、肾、肺、心脏等多脏器损伤，有的药物可与肝细胞蛋白质结合，诱发免疫损伤等，这些都属于毒理作用。

5. 致死效应

致死效应系指能导致细胞或生物个体死亡的作用结果，包括物理、化学及遗传等因素。遗传学上，将导致致死效应的突变称为致死突变。

二、药品生物检测的主要任务

药品生物检测是制药企业质量控制机构（QC）的一项非常重要的工作，通常专设生物检测组，承担整个企业的生物检测工作。不同制药企业的产品情况各不相同，涉及到的生物检测任务也不同，归纳起来药品生物检测的主要任务包括以下几方面。

1. 药品微生物限度检查

药品微生物限度检查是评价药品生产过程受微生物污染程度的重要手段。《中华人民共和国药典》（以下简称《中国药典》，2020年版）规定，非无菌制剂及其原、辅料均不得含有控制菌，且需氧菌总数、霉菌和酵母菌总数不得超过限度规定，因而制药企业均设有微生物限度检查岗位，承担整个企业的产品及进厂原、辅料的微生物限度检查任务。

2. 药品无菌检查

无菌检查法系指在无菌条件下检查药典要求无菌的药品、生物制品、医疗器械、原料、辅料及其他品种是否无菌的一种方法，是控制无菌产品免受微生物污染的一种有效手段。《中国药典》（2020 年版）规定了详细的检查方法，一般制药企业都设有无菌检查岗位，用以保证自身产品质量，确保产品使用安全。

3. 药品有害物质检查

药品中存在的某些有害物质可对生物体产生毒理作用，影响用药的安全，如异常毒性、毒力、热原、升/降压物质、过敏性杂质等，因此《中国药典》（2020 年版）对特定的药品规定要进行有害物质的检查，包括热原检查、细菌内毒素检查、降压物质检查、升压物质检查、异常毒性检查、过敏物质检查、溶血与凝聚检查等。

4. 抗生素效价的微生物检定

抗生素是临床应用最广泛的一大类药品，其活性高低通常用效价来表示。一直以来，国际上各国药典均采用微生物检定法来测定其效价。近年来，伴随着高效液相色谱仪（以下简称HPLC）等仪器分析技术的广泛使用，一些抗生素的效价测定已经被仪器分析法所取代，但部分多组分抗生素由于不同活性组分生物活性的差异，化学或仪器分析法难以准确反映其组成、含量和生物活性间的关系，必须使用微生物检定法。因此《中国药典》（2020 年版）仍然有 79 个品种需要用微生物检定的方法测其效价，故有相关品种的制药企业需要设置这个岗位。

除此之外，药品生物检测在配合 GMP（《药品生产质量管理规范》）车间进行环境监测与控制、疫苗质量检测、配合新药研发临床试验过程中也发挥了重要作用。

三、药品生物检测用标准物质

（一）标准物质、标准品与对照品

1. 标准物质

标准物质系指具有一种或多种足够均匀和很好地确定了的特性值，用以校准设备、评价测量方法或给材料赋值的材料或物质。标准物质是一种计量标准，都具有标准物质证书，对每个标准值都具有给定置信水平的不确定度。

2. 国家药品标准物质

国家药品标准物质是国家药品标准的物质基础，它是用来检查药品质量的一种特殊的专用量具，是测量药品质量的基准，也是作为校正测试仪器与方法的物质标准。在药品检验中，它是确定药品真伪优劣的对照，是控制药品质量必不可少的工具。

3. 标准品

标准品系指用于药品生物检测、抗生素或生化药品中含量或效价测定的标准物质，以国际标准品进行标定；标准品除另有规定外，按干燥品进行计算后使用。

4. 对照品

对照品系指用于药品鉴别、检查、含量测定的标准物质，由国务院药品监督管理部门指定的单位制备、标定和供应。

（二）生物检测用标准物质效价单位的含义与表示方法

1. 效价单位

效价单位是生物检测中用以表达药效强弱或活性物质含量高低的一种公认的计量单位，单位用 U 或 IU 来表示，IU 为国际单位。

2. 标准物质效价单位的规定

在规定的实验条件下，把对某种动物产生一定强度的药理反应的药量作为该药品的效价单位。例如，胰岛素一个国际单位的定义是指能使一定条件的实验家兔的血糖下降至 45mg/100ml 所需的胰岛素的最少量。又如，脑垂体后叶缩宫素，0.5mg 相当于 1 个 IU。

📖 **知识链接**

胰岛素一个国际单位的定义是能使一定条件的实验家兔的血糖下降至 45mg/100ml 所需的胰岛素的最少量，这个量相当于纯胰岛素 0.0345mg。

📊 **案例分析2**

某患者为维持体内正常胰岛素水平，医生给开具的处方是每天注射胰岛素 90U。

讨论　1. 按照胰岛素的国际单位的定义，该患者相当于每日注射纯胰岛素多少毫克？

　　　2. 假如患者注射的产品效价为 27U/mg，请问该患者每日注射该产品多少毫克？

（三）标准品的类别

1. 国际标准品

国际标准品（IS）是某一物质以其原有的标准品的效价单位为基准，在广泛的国际协作标定的基础上确定其效价单位的标准品，效价单位用国际单位（IU）表示。第一个国际标准品建立时，其效价单位的含意由专家委员会协定决定，是世界各国制备国家标准品的标准对照物质，可在国际上起到统一标准的作用。

2. 国家标准品

由各国指定的机构选定一批性质相同的药物与国际标准品进行比较，定出它的效价，统一向全国发放。我国的国家标准品是由中国食品药品检定研究院统一制备和发放。

原理：$M_标 \times 效价_标 = M_样 \times 效价_样$

3. 工作参考标准品

由各标准品使用单位选定一批性质完全相同的药物与国家标准品进行比较，定出它的效价，仅限于在本单位使用。

原理：$M_标 \times 效价_标 = M_样 \times 效价_样$

第二节　药品生物检测基本技术

药品生物检测岗位用到的基本技术主要包括无菌操作技术、灭菌与消毒技术、微生物接种技术、培养基制备技术、菌种保存与管理、注射与动物试验技术等。本部分简要介绍这些技术的类型、原理等基本知识，让学生对所用技术有个初步认识与了解，具体操作将在后续检查项目中逐一安排实操训练。

一、无菌操作技术

无菌操作系指在无菌室或超净工作台中进行以防止微生物进入或污染的操作技术，是各种生物试验和生产实践中一项重要的基本操作。无菌操作的要求是操作前将操作空间中的细菌和病毒等微生物杀灭，操作过程中保证操作空间与外界隔离，避免微生物的侵入。

本课程中微生物限度检查、无菌检查、抗生素微生物检定以及热原与细菌内毒素等项目的检查中均需用到无菌操作。通过本课程的学习，同学们可以建立严格的无菌意识和熟练掌握无菌操作技能，不仅可以胜任药品生物检测岗位的工作，还可以胜任无菌灌装、注射剂生产等无菌要求高的岗位工作。无菌操作应至少遵循以下原则：

① 环境要清洁。进行无菌操作前半小时，须停止清扫地面等工作。避免不必要的人群流动，防止尘埃飞扬，无菌室应每天用紫外线消毒。

② 在执行无菌操作时，必须明确物品的无菌区和非无菌区。

③ 执行无菌操作前，戴好帽子、口罩，洗手，并将手擦干，注意空气和环境清洁。

④ 夹取无菌物品，必须使用无菌持物钳；进行无菌操作时，凡未经消毒的手、臂均不可直接接触无菌物品或超过无菌区取物。

⑤ 无菌物品必须保存在无菌包或灭菌容器内，不可暴露在空气中过久。无菌物与非无菌物应分别放置。无菌包一经打开即不能视为绝对无菌，应尽早使用。凡已取出的无菌物品虽未使用也不可再放回无菌容器内。

⑥ 无菌包应按消毒日期顺序放置在固定的柜橱内，并保持清洁干燥，与非灭菌包分开放置，并经常检查无菌包或容器是否过期，其中物品是否适量。

二、消毒与灭菌技术

（一）消毒

消毒是指用物理、化学、生物学的方法清除或杀灭体外环境中的病原微生物，使其达到无害化程度的过程。消毒是对病原微生物的繁殖体产生致死作用，不能杀死芽孢等全部微生物，因此消毒是不彻底的。药品生物检测过程中常用的消毒技术主要包括紫外线辐射消毒、沸水消毒及化学试剂消毒。

1. 紫外线辐射消毒法

紫外线辐射消毒是利用适当波长的紫外线对微生物（细菌、病毒、芽孢等病原体）的辐射损伤和破坏核酸的功能使微生物致死，从而达到消毒的目的。辐射消毒机制是紫外线可导致核酸的键和链的断裂、股间交联和形成光化产物等，从而改变了 DNA 的生物活性，使微生物自身不能复制，这种紫外线损伤也是致死性损伤。紫外线消毒技术在药品生物检测中一般用于无菌室环境消毒和实验物品外表面消毒，可采取紫外线灯悬吊式直接照射，一般每立方米不少于 1.5 瓦，照射时间不少于 60 分钟。

2. 沸水消毒法

沸水消毒法主要用于玻璃器具、金属器具等的消毒。在沸水中烧煮 20～30 分钟，可杀死微生物的营养体，细菌芽孢则需 1～2 小时才能杀死。若在水中加入 2%～5% 的碳酸溶液少许，可大大缩短消毒时间；加入 1% 碳酸氢钠可提高水的沸点，加速芽孢死亡，并能防止金属器械因烧煮而生锈。

3. 化学试剂消毒法

化学试剂消毒法系指利用化学试剂擦拭或浸泡进行杀菌或抑菌的方法。长期使用一种化学试剂进行消毒，微生物会产生耐受性，因此岗位上通常采用几种化学试剂定期更换使用。

下面介绍几种常用的化学消毒剂及其原理。

（1）乙醇法 乙醇又称酒精，是良好的脱水剂、蛋白质变性剂及脂溶剂，70%～75%乙醇杀菌效果最好。无水乙醇及95%乙醇杀菌力很低，其原因是高浓度的乙醇具有很强的脱水作用，与杂菌菌体接触后，会立即引起菌体表层蛋白质的凝固，形成一层保护膜，使乙醇分子无法进一步渗入菌体细胞内。在生物检测中常制成酒精棉球，用于手部消毒或物品外表面擦拭。

（2）甲醛法 甲醛具有辛辣臭味，易溶于水，对人眼、鼻有强烈刺激作用。甲醛溶液又称福尔马林，含甲醛37%～40%，有较强的腐蚀性与刺激性，是一种强还原剂。它的杀菌机制是与微生物蛋白质的氨基结合，使其蛋白质凝固变性达到杀菌的目的。0.1%～0.25%的甲醛溶液，在6～12小时内能杀灭细菌、芽孢及病毒。对使用时间较长、污染较重的接种室（箱）或无菌室，可采用甲醛与高锰酸钾混合熏蒸的方法进行彻底灭菌。常用方法有两种：一种是按每立方米空间用6～10ml甲醛溶液与半量至等量的高锰酸钾混合进行氧化反应，放出热量，使甲醛沸腾挥发。接种室一般熏蒸12小时，接种箱熏蒸0.5小时。另一种方法是将甲醛溶液直接置小电炉或火盆上加热蒸发。此法需人看管，但效果好。因为甲醛挥发过程中水分也因加热而蒸发，提高了空间湿度，增强了消毒灭菌效果。消毒后的接种室应在12小时后，加热蒸发等量氨水或喷入3%煤酚皂液进行中和，再待6～10小时才能进入操作。

（3）高锰酸钾法 高锰酸钾系紫色针状结晶，是一种常用的强氧化剂，稀释1000～1250倍的高锰酸钾溶液都具有杀菌作用。0.5%～1%的高锰酸钾水溶液在5分钟内可杀死大多数细菌；5%的水溶液1小时内可杀死细菌芽孢，但对霉菌的杀伤力较弱；0.1%的高锰酸钾水溶液常用于皮肤、玻璃器皿的消毒，但要随用随配。

（4）新洁尔灭法 新洁尔灭又称苯扎溴铵，是阳离子型表面活性强力杀菌剂，具有芳香气味，极苦，易溶于水。对无芽孢病原菌、霉菌等具有较强的杀菌作用，效果为碳酸的10倍。消毒特点：快速、彻底、高效。原液浓度5%，常用浓度为0.1%，用作皮肤、金属器械的消毒。注意应现配现用。对人体无刺激性，对器械也无腐蚀性，是一种高效无毒的杀菌消毒抑制剂。

（二）灭菌

灭菌是指用物理或化学方法除去或杀灭物品中所有活的微生物的过程，包括致病微生物和非致病微生物，也包括细菌芽孢和真菌孢子，灭菌是最彻底的消毒法。灭菌包括热力灭菌、环氧乙烷等气体灭菌、紫外线辐射灭菌等多种方式，其中热力灭菌法在培养基的制备、染菌物品的无害化处理、各项生物检测实验物品的准备中应用广泛。

热力灭菌的原理是当高温作用于微生物时，首先引起细胞内生理生化反应速率加快，机体内对温度敏感的物质如蛋白质、核酸等，随着温度的增高而遭受不可逆的破坏，进而导致细胞内原生质体的变化、酶结构的破坏，从而使细胞失去生活机能上的协调，停止生长发育。随着高温的继续作用，细胞内原生质发生凝固，酶结构完全破坏，活动消失，生化反应停止，渗透交换等新陈代谢活动消失，细胞死亡。热力灭菌可分为干热灭菌和湿热灭菌两大类。

1. 干热灭菌

干热灭菌法是指在干燥环境（如火焰或干热空气）中进行灭菌的技术，是通过干热方法杀死细菌达到灭菌的目的，常用的有火焰灭菌法和干热空气灭菌法。

（1）火焰灭菌法 是指用火焰直接烧灼的灭菌方法，又称焚烧灭菌法。该方法灭菌迅速、可靠、简便，适合于耐火焰材料（如金属、玻璃及瓷器等）物品的灭菌，不适合药品的灭菌。因此，在药品生物检测中主要用于金属制的接种工具、试管口及污染物品等的处理，是无菌检查中直接接种法必备的技术。

（2）干热空气灭菌法　是指用高温干热空气灭菌的方法，一般在电热恒温干燥箱中进行。由于在干热状态下，热穿透力较差，微生物的耐热性较强，必须长时间受高温的作用才能达到灭菌的目的。因此，干热空气灭菌法采用的温度一般比湿热灭菌法高。为了保证灭菌效果，一般规定：做无菌检查和微生物限度检查等实验物品需在160℃干热灭菌2小时以上，除热原或细菌内毒素需要180℃干热灭菌2小时或200℃干热灭菌1小时或250℃干热灭菌半小时以上。根据不同检验项目的需要选择规定的灭菌温度与时间。

2. 湿热灭菌

湿热灭菌系指利用蒸汽使微生物蛋白质变性而杀灭微生物的灭菌方法。湿热灭菌又分为高压、常压、间歇灭菌和巴氏灭菌4种。由于高压蒸汽具有较强的穿透力和较常压高的温度，能大大缩短灭菌时间，提高工作效率，加之蛋白质在湿热条件下容易变性，在热蒸汽条件下，细菌芽孢在120℃，经20～30分钟可全部被杀死，故该法在药品生产及微生物检验过程中应用广泛。除另有规定外，一般高压蒸汽灭菌在121℃灭菌15分钟即可，不能耐121℃的含糖培养基或注射液可用115℃灭菌30分钟。

三、微生物接种技术

接种（inoculation），系指用无菌操作技术将目的微生物移接到培养基质中的过程。常用的接种和分离工具有接种针、接种环、接种钩、玻璃涂棒、接种圈、接种锄、小解剖刀等。常用的接种方法有以下几种。

1. 划线接种

是将细菌分离培养的常用技术，即在固体培养基表面作来回直线形的移动，即可达到接种的作用，在斜面接种和平板划线接种中常用此法。平板划线接种的目的是使混有多种细菌的培养物形成单个菌落或分离出单一菌株，以便于识别和鉴定；斜面接种主要用于移种纯菌，使其增殖后用于鉴定或保存菌种。常用的接种工具有接种环、接种针等。

2. 穿刺接种

在保藏厌氧菌种或研究微生物的动力时常采用此法。用接种针蘸取少量的菌种，沿半固体培养基中心向管底作直线穿刺，如某细菌具有鞭毛而能运动，则在穿刺线周围能够生长。做穿刺接种时，用的接种工具是接种针，用的培养基一般是半固体培养基。

3. 液体接种

从固体培养基中将菌苔洗下，倒入液体培养基中，或者从液体培养物中，用移液管将菌液接至液体培养基中，或从液体培养物中将菌液移至固体培养基中，都可称为液体接种，如10倍递增稀释法。

4. 浇混接种

该法是将待接种的微生物先放入培养皿中，然后再倒入冷却至45℃左右的固体培养基，迅速轻轻摇匀，这样菌液就达到稀释的目的。待平板凝固后，置合适温度下培养，就可长出单个的微生物菌落。

5. 涂布接种

即先倒好平板，让其凝固，然后再将菌液倒在平板上面，迅速用涂布棒在表面作来回的涂布，让菌液均匀分布，即可长出单个的微生物菌落。

实验室检验中的各种接种必须是无菌操作。

四、菌种保存与管理

在药品生物检测项目中，需要对所用培养基、检测方法做适用性试验，产品检验中需要做阳性对照，这些均需要用到阳性对照菌液。为规范检定用菌种的管理，最大限度降低变异率，确保菌种的溯源性与稳定性，从而确保微生物学检验结果的准确可靠，制药企业需对本企业使用的菌种保存、传代、使用、销毁等建立相应的标准管理规程和标准操作规程，实施标准化管理。

（一）基本概念

1. 标准菌株

标准菌株系指由中国食品药品检定研究院（简称中检院）医学微生物菌种保藏管理中心提供的冷冻干燥菌，通常默认为第0代菌株。

2. 传代用菌种

传代用菌种系指用标准菌株制备的采用特定保存方法长期固定保存的菌种，用于传代及制备工作用菌种，又称储备菌株。

3. 工作用菌种

工作用菌种系指用标准菌株或传代用菌种接种至普通琼脂斜面培养后，作为日常工作使用的菌种。

4. 菌种的代

菌种的代系指将其接种至一新鲜培养基上或培养基内，每萌发一次即称为一代，从菌种保藏中心获得的冷冻干燥菌种为第0代。

（二）菌种的申购

部门主管根据菌种的使用情况，提出年度购买计划（包括临时检验需要），填写申购流程，经审批后，向中检院菌种保藏中心或省（市）药检院购买冻干菌种（标准菌株）或传代用菌种，购买时，需确定菌种的代数，以便控制传代代数。

（三）菌种的接收

菌种到达实验室后，由部门主管接收菌种，检查其名称和数量以及每一支的完整性，同时将菌种的所有信息填写在《标准菌株库存记录》上，内容包括：名称、数量、编号（无编号者按检定菌种的编号原则编号）、代数、来源、接收日期、接收人等，并将其暂贮存于4～8℃冰箱中，在一周内必须完成转种。

（四）菌种的保存

1. 工作用菌种的保存

一般采用斜面低温保存法，即将菌种接种在适宜的琼脂斜面培养基上，待菌生长充分以后，转移至4～8℃冰箱中保存。此法仅用于工作用菌种的短期保存，并应随时检查其污染杂菌和变异等情况，发现异常情况，应经灭活处理后销毁。保存时间根据菌种种类不同而异，细菌每个月转种一次，酵母菌及芽孢3～6个月转种一次；丝状真菌每年转种一次。

2. 传代用菌种的保存

下面介绍两种常用菌种保存方法。

（1）甘油冷冻管保存法 用无菌接种环轻轻刮取经冷冻复溶增菌后并接种至平板或琼脂斜面的菌苔，并通过接种环与试管壁之间的轻轻摩擦而使细菌充分扩散到预先装入试管中的无菌纯化水中，调整菌液浓度，使其等同于 10 号比浊管，向已制备好的菌悬液中加入等体积的无菌甘油（浓度 20%），即为 10% 甘油菌悬液，轻轻振摇，使内容物充分混合，分装于无菌小试管，在 −30℃ 冷冻条件下保存。此甘油冷冻管为第 2 代（G2），可以每隔 2 年转种一代。使用时，取出一支放至室温，转种增菌培养或接种至琼脂斜面复苏，挑取纯菌落传代或工作用。此种方法主要适用于需氧细菌和酵母菌的保藏（如大肠埃希菌、金黄色葡萄球菌、乙型副伤寒沙门菌）。

（2）液体石蜡保存法　一是先制备无菌液体石蜡：选用优质化学纯液体石蜡，将液体石蜡分装加塞，用牛皮纸包好，在 121℃ 灭菌 30 分钟，置 40℃ 恒温箱中蒸发水分，经无菌检查后备用。二是制备液体石蜡管：将菌种穿刺接种于半固体高层培养基中，在适宜条件下培养结束后，在层流台下用无菌吸管吸取上述无菌液体石蜡至培养好的菌种管内，并使石蜡高出菌种表面约 1cm 使菌体与空气隔绝，并将试管直立，置于 −20℃ 冷冻或 2～8℃ 冰箱中保存。此法主要适用于霉菌、厌氧菌、放线菌、芽孢杆菌的保存（如枯草芽孢杆菌、白色念珠菌、黑曲霉菌等）。

（五）菌种的管理

菌种管理中应注意：①保存菌株应制备成储备菌株和工作菌株；②传代中需做鉴定，确保菌种没有发生污染或变异；③菌种应由专人负责保管和发放，建立专门管理台账；④实验室负责人对标准菌株的使用情况进行监督；⑤菌种保藏设施应确保正常运行，定期检修维护等。

 知识拓展

微生物学发展史

微生物是一群形体微小、结构简单的微小生物，必须借助电子显微镜或光学显微镜才能进行观察。但微生物早在几亿年前就已经存在了。在人类文明繁衍的过程中，微生物也一直作为生命活动中不可或缺的一份子，有对我们有益的真菌，也有给人类造成伤害的瘟疫、疟疾等病原微生物。今天我们就来简略盘点一下微生物学的发展概况，认识一下在研究微生物方面做出伟大贡献的科学家们。

一、形态学时期

17 世纪，荷兰生物学家列文虎克详细地描述了他对人、哺乳动物、两栖动物和鱼类等的红细胞的观察情况，并把它们的形态结构绘成了图画。1677 年，列文虎克同他的学生哈姆一起，共同发现了人以及狗和兔子的精子。1683 年，列文虎克用自制的放大 200 倍以上的放大镜首次观察到微生物。1695 年，他将自己观察到的微生物绘图并公诸于世，这是人类第一次对微生物的形态、大小、排列有了初步的认知。列文虎克是微生物学的开山鼻祖。

二、生理学及免疫学时期

法国微生物学家、化学家巴斯德在 1880 年发现传染病的免疫方法并研制出鸡霍乱疫苗、病毒活疫苗等多种疫苗，为免疫学的发展做出了巨大贡献，是微生物学、生理学和免疫学的奠基人。

德国医生和细菌学家科赫，是世界病原细菌学的奠基人和开拓者。他第一个发现传染病是由病原细菌感染造成的，对医学事业做出了开拓性的贡献，并获得了 1905 年的诺贝尔生理学或医学奖。他也是世界上第一个分离出伤寒杆菌，第一个发明了蒸汽杀菌法，第一个分离出结核病细菌，第一个发明了预防炭疽病的接种方法，第一个发现了霍乱弧菌并提出了霍乱预防法，第一个发现了鼠蚤传播鼠疫的秘密的伟大医学家、生物学家。

三、近代及现代微生物学时期

自 1920 年以来，微生物学在理论研究、技术创新及实际应用方面都取得了重要进展。包括但不限于在遗传理论中揭示了遗传物质的基础是 DNA 和 RNA；在微生物代谢途径方面进行了大量化学治疗药剂和抗生素的研究，减少了传染病的危害；对组织移植、免疫耐受方面的研究使免疫系统在诊断及防治疾病的应用方面有了质的飞跃，使免疫学、遗传学和病毒学从微生物学派生为独立的学科。

如今，现代微生物学已经成为生物科学的重要分支，也是药品食品检测的重要手段。微生物学作为科学研究和医学研究的重要学科，正在持续迅猛地发展。多掌握微生物知识，不仅增加学识，也有利于更加科学健康地生活。

▶ 知识回顾

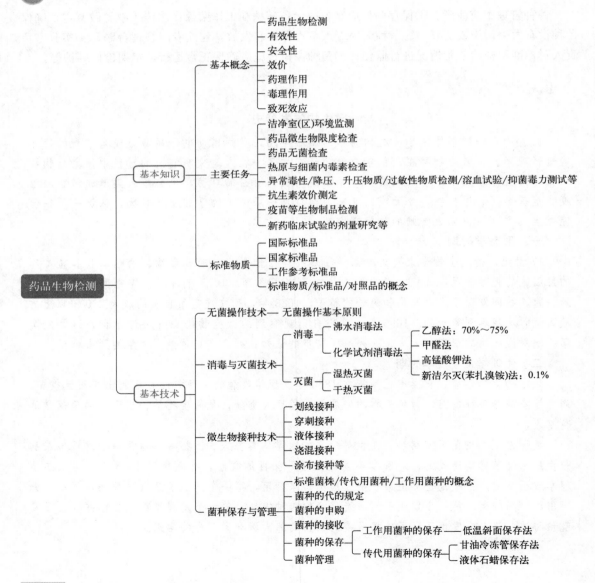

目标检测

一、选择题

（一）单选题

1. 用于生物检测、抗生素或生化药品中含量测定或效价测定的标准物质是（　　）。

A. 供试品 　　　　　　　　B. 标准品 　　　　　　　　C. 对照品

D. 参考品 　　　　　　　　E. 以上都不对

2. 在沸水法消毒过程中，加入（　　）可提高水的沸点，加速芽孢死亡。

A. 1％碳酸氢钠 　　　　　　B. 5％碳酸氢钠 　　　　　　C. 5％碳酸钠

D. 1％碳酸钠 　　　　　　　E. 1％碳酸

3. 乙醇又称酒精，是良好的脱水剂、蛋白质变性剂及脂溶剂，（　　）浓度乙醇杀菌效果最好。

A. 70％～75％ 　　　　　　B. 95％ 　　　　　　　　　C. 无水乙醇

D. 98％ 　　　　　　　　　E. 浓度越高越好

4. 苯扎溴铵又称新洁尔灭，是一种阳离子型表面活性强力杀菌剂，广泛应用于药品生产洁净区的消毒，其原液浓度为（　　），一般使用浓度为（　　）。

A. 5％；0.5％ 　　　　　　B. 5％；0.1％ 　　　　　　C. 1％；0.5％

D. 5％；0.1％ 　　　　　　E. 1％；0.1％

5. 在培养基的制备、染菌物品的无害化处理中最常使用的灭菌方式为（　　）。

A. 热力灭菌 　　　　　　　B. 环氧乙烷灭菌 　　　　　　C. 紫外线辐射灭菌

D. 消毒剂浸泡灭菌 　　　　E. 以上都可以

6. 做无菌检查和微生物限度检查等实验，物品一般在（　　）℃干热灭菌（　　）小时即能达到无菌状态。

A. 160；2 　　　　　　　　B. 160；1 　　　　　　　　C. 180；2

D. 200；2 　　　　　　　　E. 200；1

7. 菌种最多可以传（　　）代。

A. 1 　　　　　　　　　　　B. 2 　　　　　　　　　　　C. 3

D. 4 　　　　　　　　　　　E. 5

8. 细菌一般间隔（　　）个月转种一次。

A. 1 　　　　　　　　　　　B. 2 　　　　　　　　　　　C. 3

D. 4 　　　　　　　　　　　E. 5

（二）多选题

1. 下列属于常用化学消毒剂的是（　　）。

A. 乙醇 　　　　　　　　　B. 甲醛 　　　　　　　　　C. 高锰酸钾

D. 新洁尔灭 　　　　　　　E. 苯扎溴铵

2. 除热原或细菌内毒素需要（　　）。

A. 180℃干热灭菌2小时 　　B. 200℃干热灭菌1小时 　　C. 250℃干热灭菌半小时

D. 200℃干烤30分钟 　　　E. 100℃干烤30分钟

3. 常用微生物接种技术包括（　　）。

A. 划线接种　　　　　　B. 穿刺接种　　　　　　C. 涂布接种

D. 液体接种　　　　　　E. 浇混接种

4. 湿热灭菌又分为（　　）。

A. 高压　　　　　　　　B. 常压　　　　　　　　C. 间歇灭菌

D. 减压　　　　　　　　E. 巴氏灭菌

5. 生物检测的基本技术通常包括（　　）。

A. 无菌操作技术　　　　B. 灭菌与消毒技术　　　C. 微生物接种技术

D. 培养基制备技术　　　E. 动物试验技术

二、判断题

（　　）1. 两种药物可以通过比较其效价的高低来判断药物活性的强弱。

（　　）2. 在进行无菌操作时，实验物品可由操作人员直接带进无菌室。

（　　）3. 无菌操作人员在取用无菌物品时可以裸手操作。

（　　）4. 消毒是指用物理、化学、生物学的方法清除或杀灭体外环境中的病原微生物，使其达到无害化程度的过程，能杀死全部的微生物，是彻底的。

（　　）5. 灭菌是最彻底的消毒法，可以杀灭物体中所有活的微生物。

（　　）6. 工作用菌种的保存一般采用斜面低温保存法。

（　　）7. 传代用菌种的保存一般采用甘油冷冻管保藏法或液体石蜡保存法。

（　　）8. 从菌种保藏中心获得的冷冻干燥菌种为第 0 代。

（　　）9. 无菌室应在每次使用完毕后用紫外线进行消毒。

（　　）10. 我国的国家标准品由中国食品药品检定研究院统一制备和发放。

第二章　培养基及其制备

【学习引导】

  某省药品监督管理局采取"双随机"的方式，组织对 4 家保健食品生产企业实施飞行检查，并现场抽取 18 批次样品检验。在某公司现场发现：企业质检室设备表面存在大量灰尘，胰酪大豆胨琼脂培养基已过期，现场抽取了该企业生产的 4 个产品进行检验，其中维生素 C 片（生产批号：20230503）的"微生物计数"项目不合格。

  从上述案例可以看出，培养基是微生物实验的基础，可以直接影响微生物试验结果，从而影响对产品质量的正确判断。

【学习目标】

  1. 知识目标

  掌握药品生物检测用培养基的配制和质量控制要求；了解培养基及其作用和分类。

  2. 能力目标

  熟悉培养基的配制和灭菌流程，能够按照岗位要求完成培养基的配制和灭菌。

  3. 素质目标

  培养遵章守纪、严格执行标准操作规程（SOP）的作风和意识。

第一节　培养基及其制备的基本知识

一、培养基及其作用

  培养基是指供给微生物、植物、动物或组织生长繁殖的，由不同营养物质配制组合而成的营养基质，一般都含有碳源、氮源、维生素、无机盐类、微量元素以及各种微生物生长所必需的生长因子，既是提供细胞营养和促使细胞增殖的基础物质，也是细胞生长和繁殖的生存环境。培养基对于微生物的培养特性、形态特征、生理生化、营养代谢、种属鉴别和遗传变异等各个方面，都是极为重要的物质基础，是微生物试验的基础。

  培养基质量的优劣和适用性，对微生物的培养效果具有直接的影响。适宜的培养基制备方法、贮藏条件和质量控制试验是提供优质培养基的保证。

  微生物实验室使用的培养基可以按培养基处方配制，也可以使用按处方生产的符合规定的脱水培养基配制，或直接采用商品化的预制培养基。

  脱水培养基或预制培养基应设立接收标准，并进行符合性验收，包括品名、批号、数量、生产单位、外观性状（瓶盖密封度、内容物有无结块霉变等）、处方和使用说明、有效期、贮藏条件、生产商提供的质控报告和/或其他相关材料（如配方变更）。

　　脱水培养基，又名干燥培养基，系指其组成成分全部为粉末状固体。除了生长效果外，评价干燥培养基的一个重要指标就是干燥失重率（国家标准干燥失重率要低于6%）。干燥失重率越高，水分越多（包括结晶水）。优秀的干燥培养基应该为滑动性强的粉末。而干燥失重率高的培养基在使用中则表现为培养基结块（使用时需配合榔头）。干燥培养基由于其易保存（室温保存）、保存时间长（一般可保存3年）、价格较低（相对成品培养基），因而始终占据着培养基应用的最大份额。

二、培养基的分类

（一）按照用途划分

培养基分为基础培养基、增菌培养基、选择培养基和鉴别培养基等。

1. 基础培养基

基础培养基是一类含有一般微生物生长繁殖所需要的基本营养物质的培养基，比如胰酪大豆胨琼脂培养基，适合大多数细菌的生长，多用于细菌计数和纯培养。

2. 增菌培养基

增菌培养基是一类在基础培养基的基础上加入血液、血清及动植物组织提取液等制成的培养基，用于培养要求比较苛刻的某些微生物。这类培养基一般是根据目的菌的特征和营养要求配制的，专一性强，有时为防止其他菌生长，加入选择菌抑制剂，使目的菌优势生长。

3. 选择培养基

选择培养基是根据某微生物的特殊营养要求或其对某化学、物理因素的抗性而设计的培养基，具有使混合菌样中的劣势菌变成优势菌的功能，广泛用于菌种筛选等领域。

4. 鉴别培养基

鉴别培养基是指一类在成分中加有某种能与目的菌的无色代谢产物发生显色反应的指示剂，从而达到只需用肉眼辨别颜色就能方便地从近似菌落中找出目的菌菌落的培养基，比如麦康凯琼脂培养基，就是大肠埃希菌的鉴别培养基。

（二）根据检测项目分类

根据药品生物检测的项目类型，培养基可分为无菌检查用培养基、药品微生物限度检查用培养基及抗生素微生物检定用培养基。

1. 无菌检查用培养基

《中国药典》（2020年版）四部通则1101无菌检查法中共用到7种培养基。

（1）硫乙醇酸盐流体培养基

胰酪胨 15.0g	氯化钠 2.5g
酵母浸出粉 5.0g	新配制的0.1%刃天青溶液 1.0ml
无水葡萄糖 5.0g	L-胱氨酸 0.5g
硫乙醇酸钠 0.5g	水 1000ml
（或硫乙醇酸）（0.3ml）	琼脂 0.75g

除葡萄糖和刃天青溶液外，取上述成分混合，微温溶解，调节 pH 为弱碱性，煮沸，滤清，加入葡萄糖和刃天青溶液，摇匀，调节 pH 使灭菌后在 25℃的 pH 值为 7.1±0.2。分装至适宜的容器中，其装量与容器高度的比例应符合培养结束后培养基氧化层（粉红色）不超过培养基深度的 1/2。灭菌。在供试品接种前，培养基氧化层的高度不得超过培养基深度的 1/3，否则，须经 100℃水浴加热至粉红色消失（不超过 20 分钟），迅速冷却，只限加热一次，并防止被污染。

除另有规定外，硫乙醇酸盐流体培养基置 30～35℃培养。

（2）胰酪大豆胨液体培养基

胰酪胨 17.0g	氯化钠 5.0g
大豆木瓜蛋白酶水解物 3.0g	磷酸氢二钾 2.5g
葡萄糖/无水葡萄糖 2.5g/2.3g	水 1000ml

除葡萄糖外，取上述成分，混合，微温溶解，滤过，调节 pH 使灭菌后在 25℃的 pH 值为 7.3±0.2，加入葡萄糖，分装，灭菌。

胰酪大豆胨液体培养基置 20～25℃培养。

（3）中和或灭活用培养基 按上述硫乙醇酸盐流体培养基或胰酪大豆胨液体培养基的处方及制法，在培养基灭菌前或使用前加入适宜的中和剂、灭活剂或表面活性剂，其用量同方法适用性试验。

（4）0.5％葡萄糖肉汤培养基（用于硫酸链霉素等抗生素的无菌检查）

胨 10.0g	氯化钠 5.0g
牛肉浸出粉 3.0g	水 1000ml
葡萄糖 5.0g	

除葡萄糖外，取上述成分混合，微温溶解，调节 pH 为弱碱性，煮沸，加入葡萄糖溶解后，摇匀，滤清，调节 pH 使灭菌后在 25℃的 pH 值为 7.2±0.2，分装，灭菌。

（5）胰酪大豆胨琼脂培养基

胰酪胨 15.0g	琼脂 15.0g
大豆木瓜蛋白酶水解物 5.0g	水 1000ml
氯化钠 5.0g	

除琼脂外，取上述成分，混合，微温溶解，调节 pH 使灭菌后在 25℃的 pH 值为 7.3±0.2，加入琼脂，加热溶化后，摇匀，分装，灭菌。

（6）沙氏葡萄糖液体培养基

动物组织胃蛋白酶水解物和胰酪胨等量混合物 10.0g	
葡萄糖 20.0g	水 1000ml

除葡萄糖外，取上述成分，混合，微温溶解，调节 pH 使灭菌后在 25℃的 pH 值为 5.6±0.2，加入葡萄糖，摇匀，分装，灭菌。

（7）沙氏葡萄糖琼脂培养基

动物组织胃蛋白酶水解物和胰酪胨等量混合物   10.0g

琼脂 15.0g   葡萄糖 40.0g   水 1000ml

除葡萄糖、琼脂外，取上述成分，混合，微温溶解，调节 pH 使灭菌后在 25℃的 pH 值为 5.6±0.2，加入琼脂，加热溶化后，再加入葡萄糖，摇匀，分装，灭菌。

2. 药品微生物限度检查用培养基

《中国药典》（2020 年版）四部收载的微生物限度检查法中包含计数用培养基与控制菌

检查用培养基,其制备方法如下。

(1) 胰酪大豆胨液体培养基(TSB)、胰酪大豆胨琼脂培养基(TSA)、沙氏葡萄糖液体培养基(SDB)、沙氏葡萄糖琼脂培养基(SDA)、硫乙醇酸盐流体培养基,照无菌检查法制备。如使用含抗生素的沙氏葡萄糖琼脂培养基,应确认培养基中所加的抗生素量不影响供试品中霉菌和酵母菌的生长。

(2) 马铃薯葡萄糖琼脂培养基(PDA)

马铃薯(去皮)200g   琼脂 14.0g
葡萄糖 20.0g   水 1000ml

取马铃薯,切成小块,加水 1000ml,煮沸 20~30 分钟,用 6~8 层纱布过滤,取滤液补水至 1000ml,调节 pH 使灭菌后在 25℃的 pH 值为 5.6±0.2,加入琼脂,加热溶化后,再加入葡萄糖,摇匀,分装,灭菌。

(3) 玫瑰红钠琼脂培养基

胨 5.0g   玫瑰红钠 0.0133g
葡萄糖 10.0g   琼脂 14.0g
磷酸二氢钾 1.0g   水 1000ml
硫酸镁 0.5g

除葡萄糖、玫瑰红钠外,取上述成分,混合,微温溶解,加入葡萄糖、玫瑰红钠,摇匀,分装,灭菌。

(4) 肠道菌增菌液体培养基

明胶胰酶水解物 10.0g   二水合磷酸氢二钠 8.0g
牛胆盐 20.0g   亮绿 15mg
葡萄糖 5.0g   水 1000ml
磷酸二氢钾 2.0g

除葡萄糖、亮绿外,取上述成分,混合,微温溶解,调节 pH 使加热后在 25℃的 pH 值为 7.2±0.2,加入葡萄糖、亮绿,加热至 100℃保持 30 分钟,立即冷却。

(5) 紫红胆盐葡萄糖琼脂培养基

酵母浸出粉 3.0g   中性红 30mg
明胶胰酶水解物 7.0g   结晶紫 2mg
脱氧胆酸钠 1.5g   琼脂 15.0g
葡萄糖 10.0g   水 1000ml
氯化钠 5.0g

除葡萄糖、中性红、结晶紫、琼脂外,取上述成分,混合,微温溶解,调节 pH 使加热后在 25℃的 pH 值为 7.4±0.2。加入葡萄糖、中性红、结晶紫、琼脂,加热煮沸(不能在高压灭菌器中加热)。

(6) 麦康凯液体培养基

明胶胰酶水解物 20.0g   溴甲酚紫 10mg
乳糖 10.0g   水 1000ml
牛胆盐 5.0g

除乳糖、溴甲酚紫外,取上述成分,混合,微温溶解,调节 pH 使灭菌后在 25℃的 pH 值为 7.3±0.2,加入乳糖、溴甲酚紫,分装,灭菌。

（7）麦康凯琼脂培养基

明胶胰酶水解物 17.0g　　　　　　　中性红 30.0mg

胨 3.0g　　　　　　　　　　　　　结晶紫 1mg

乳糖 10.0g　　　　　　　　　　　　琼脂 13.5g

脱氧胆酸钠 1.5g　　　　　　　　　　水 1000ml

氯化钠 5.0g

除乳糖、中性红、结晶紫、琼脂外，取上述成分，混合，微温溶解，调节 pH 使灭菌后在 25℃的 pH 值为 7.1±0.2，加入乳糖、中性红、结晶紫、琼脂，加热煮沸 1 分钟，并不断振摇，分装，灭菌。

（8）RV 沙门菌增菌液体培养基

大豆胨 4.5g　　　　　　　　　　　六水合氯化镁 29.0g

氯化钠 8.0g　　　　　　　　　　　孔雀绿 36mg

磷酸氢二钾 0.4g　　　　　　　　　水 1000ml

磷酸二氢钾 0.6g

除孔雀绿外，取上述成分，混合，微温溶解，调节 pH 使灭菌后在 25℃的 pH 值为 5.2±0.2。加入孔雀绿，分装，灭菌，灭菌温度不能超过 115℃。

（9）木糖赖氨酸脱氧胆酸盐琼脂培养基

酵母浸出粉 3.0g　　　　　　　　　氯化钠 5.0g

L-赖氨酸 5.0g　　　　　　　　　　硫代硫酸钠 6.8g

木糖 3.5g　　　　　　　　　　　　枸橼酸铁铵 0.8g

乳糖 7.5g　　　　　　　　　　　　酚红 80mg

蔗糖 7.5g　　　　　　　　　　　　琼脂 13.5g

脱氧胆酸钠 2.5g　　　　　　　　　水 1000ml

除三种糖、酚红、琼脂外，取上述成分，混合，微温溶解，调节 pH 使加热后在 25℃的 pH 值为 7.4±0.2，加入三种糖、酚红、琼脂，加热至沸腾，冷至 50℃倾注平皿（不能在高压灭菌器中加热）。

（10）三糖铁琼脂培养基（TSI）

胨 20.0g　　　　　　　　　　　　硫酸亚铁 0.2g

牛肉浸出粉 5.0g　　　　　　　　　硫代硫酸钠 0.2g

乳糖 10.0g　　　　　　　　　　　0.2％酚磺酞指示液 12.5ml

蔗糖 10.0g　　　　　　　　　　　琼脂 12.0g

葡萄糖 1.0g　　　　　　　　　　　水 1000ml

氯化钠 5.0g

除三种糖、0.2％酚磺酞指示液、琼脂外，取上述成分，混合，微温溶解，调节 pH 使灭菌后在 25℃的 pH 值为 7.3±0.1，加入琼脂，加热溶化后，再加入其余各成分，摇匀，分装，灭菌，制成高底层（2～3cm）短斜面。

（11）溴化十六烷基三甲铵琼脂培养基

明胶胰酶水解物 20.0g　　　　　　　溴化十六烷基三甲铵 0.3g

氯化镁 1.4g　　　　　　　　　　　硫酸钾 10.0g

琼脂 13.6g　　　　　　　　　　　甘油 10ml

水 1000ml

除琼脂外，取上述成分，混合，微温溶解，调节 pH 使灭菌后在 25℃的 pH 值为 7.4±0.2，加入琼脂，加热煮沸 1 分钟，分装，灭菌。

（12）甘露醇氯化钠琼脂培养基

胰酪胨 5.0g	氯化钠 75.0g
动物组织胃蛋白酶水解物 5.0g	酚红 25mg
琼脂 15.0g	牛肉浸出粉 1.0g
D-甘露醇 10.0g	水 1000ml

除甘露醇、酚红、琼脂外，取上述成分，混合，微温溶解，调节 pH 使灭菌后在 25℃的 pH 值为 7.4±0.2，加热并振摇，加入甘露醇、酚红、琼脂，煮沸 1 分钟，分装，灭菌。

（13）梭菌增菌培养基

胨 10.0g	盐酸半胱氨酸 0.5g
牛肉浸出粉 10.0g	乙酸钠 3.0g
酵母浸出粉 3.0g	氯化钠 5.0g
可溶性淀粉 1.0g	琼脂 0.5g
葡萄糖 5.0g	水 1000ml

除葡萄糖外，取上述成分，混合，加热煮沸使溶解，并不断搅拌。如需要，调节 pH 使灭菌后在 25℃的 pH 值为 6.8±0.2。加入葡萄糖，混匀，分装，灭菌。

（14）哥伦比亚琼脂培养基

胰酪胨 10.0g	氯化钠 5.0g
肉胃蛋白酶水解物 5.0g	琼脂 10.0～15.0g
心胰酶水解物 3.0g（依凝固力）	酵母浸出粉 5.0g
水 1000ml	玉米淀粉 1.0g

除琼脂外，取上述成分，混合，加热煮沸使溶解，并不断搅拌。如需要，调节 pH 使灭菌后在 25℃的 pH 值为 7.3±0.2，加入琼脂，加热溶化，分装，灭菌。如有必要，灭菌后，冷至 45～50℃加入相当于 20mg 庆大霉素的无菌硫酸庆大霉素，混匀，倾注平皿。

（15）念珠菌显色培养基

胨 10.2g	琼脂 15g
氢醌素 0.5g	水 1000ml
色素 22.0g	

除琼脂外，取上述成分，混合，微温溶解，调节 pH 使加热后在 25℃的 pH 值为 6.3±0.2。滤过，加入琼脂，加热煮沸，不断搅拌至琼脂完全溶解，倾注平皿。

3. 抗生素微生物检定用培养基

《中国药典》（2020 年版）四部通则 1201"抗生素微生物检定法"中收载的抗生素效价测定用培养基有 13 种。

（1）培养基 I

胨 5g	琼脂 15～20g
牛肉浸出粉 3g	水 1000ml
磷酸氢二钾 3g	

除琼脂外，混合上述成分，调节 pH 值使比最终的 pH 值略高 0.2～0.4，加入琼脂，加

热溶化后滤过，调节 pH 值使灭菌后为 7.8～8.0 或 6.5～6.6，在 115℃灭菌 30 分钟。

（2）培养基Ⅱ

胨 6g	葡萄糖 1g
牛肉浸出粉 1.5g	琼脂 15～20g
酵母浸出粉 6g	水 1000ml

除琼脂和葡萄糖外，混合上述成分，调节 pH 值使比最终的 pH 值略高 0.2～0.4，加入琼脂，加热溶化后滤过，加葡萄糖溶解后，摇匀，调节 pH 值使灭菌后为 7.8～8.0 或 6.5～6.6，在 115℃灭菌 30 分钟。

（3）培养基Ⅲ

胨 5g	磷酸氢二钾 3.68g
牛肉浸出粉 1.5g	磷酸二氢钾 1.32g
酵母浸出粉 3g	葡萄糖 1g
氯化钠 3.5g	水 1000ml

除葡萄糖外，混合上述成分，加热溶化后滤过，加葡萄糖溶解后，摇匀，调节 pH 值使灭菌后为 7.0～7.2，在 115℃灭菌 30 分钟。

（4）培养基Ⅳ

胨 10g	葡萄糖 10g
氯化钠 10g	琼脂 20～30g
枸橼酸钠 10g	水 1000ml

除琼脂和葡萄糖外，混合上述成分，调节 pH 值使比最终的 pH 值略高 0.2～0.4，加入琼脂，在 109℃加热 15 分钟，于 70℃以上保温静置 1 小时后滤过，加葡萄糖溶解后，摇匀，调节 pH 值使灭菌后为 6.0～6.2，在 115℃灭菌 30 分钟。

（5）培养基Ⅴ

胨 10g	琼脂 20～30g
麦芽糖 40g	水 1000ml

除琼脂和麦芽糖外，混合上述成分，调节 pH 值使比最终的 pH 值略高 0.2～0.4，加入琼脂，加热溶化后滤过，加麦芽糖溶解后，摇匀，调节 pH 值使灭菌后为 6.0～6.2，在 115℃灭菌 30 分钟。

（6）培养基Ⅵ

胨 8g	酵母浸出粉 5g
牛肉浸出粉 3g	磷酸二氢钾 1g
氯化钠 45g	琼脂 15～20g
磷酸氢二钾 3.3g	水 1000ml
葡萄糖 2.5g	

除琼脂和葡萄糖外，混合上述成分，调节 pH 值使比最终的 pH 值略高 0.2～0.4，加入琼脂，加热溶化后滤过，加葡萄糖溶解后，摇匀，调节 pH 值使灭菌后为 7.2～7.4，在 115℃灭菌 30 分钟。

（7）培养基Ⅶ

胨 5g	枸橼酸钠 10g
牛肉浸出粉 3g	琼脂 15～20g

磷酸氢二钾 7g   水 1000ml

磷酸二氢钾 3g

除琼脂外，混合上述成分，调节 pH 值使比最终的 pH 值略高 0.2～0.4，加入琼脂，加热溶化后滤过，调节 pH 值使灭菌后为 6.5～6.6，在 115℃灭菌 30 分钟。

（8）培养基Ⅷ

酵母浸出粉 1g   琼脂 15～20g

硫酸铵 1g   磷酸盐缓冲液（pH6.0）1000ml

葡萄糖 5g

混合上述成分，加热溶化后滤过，调节 pH 值使灭菌后为 6.5～6.6，在 115℃灭菌 30 分钟。

（9）培养基Ⅸ

蛋白胨 7.5g   氯化钠 5.0g

酵母膏 2.0g   葡萄糖 10.0g

牛肉浸出粉 1.0g   水 1000ml

除葡萄糖外，混合上述成分，加热溶化后滤过，加葡萄糖溶解后，摇匀，调节 pH 值使灭菌后为 6.5，在 115℃灭菌 30 分钟。

（10）营养肉汤培养基

胨 10g   氯化钠 5g

肉浸液 1000ml（也可用牛肉浸出粉 3g，加水 1000ml 配成溶液代替）

取胨和氯化钠加入肉浸液内，微温溶解后，调节 pH 值为弱碱性，煮沸，滤清，调节 pH 值使灭菌后为 7.2±0.2，在 115℃灭菌 30 分钟。

（11）营养琼脂培养基

胨 10g   琼脂 15～20g

氯化钠 5g   肉浸液 1000ml

除琼脂外，混合上述成分，调节 pH 值使比最终的 pH 值略高 0.2～0.4，加入琼脂，加热溶化后滤过，调节 pH 值使灭菌后为 7.0～7.2，分装，在 115℃灭菌 30 分钟，趁热斜放使凝固成斜面。

（12）改良马丁培养基

胨 5.0g   酵母浸出粉 2.0g

硫酸镁 0.5g   琼脂 15～20g

磷酸氢二钾 1.0g   水 1000ml

葡萄糖 20.0g

除葡萄糖外，混合上述成分，微温溶解，调节 pH 值约为 6.8，煮沸，加入葡萄糖溶解后，摇匀，滤过，调节 pH 值使灭菌后为 6.4±0.2，分装，在 115℃灭菌 30 分钟，趁热斜放使凝固成斜面。

（13）多黏菌素 B 用培养基

蛋白胨 6.0g   酵母浸膏 3.0g

牛肉浸膏 1.5g   琼脂 15～20g

胰消化酪素 4.0g   水 1000ml

葡萄糖 1.0g

除琼脂外，混合上述成分，调节 pH 值使比最终的 pH 值略高 0.2～0.4，加入琼脂，加热溶化后滤过，调节 pH 值使灭菌后为 6.5～6.7，在 115℃灭菌 30 分钟。

第二节　培养基的制备

《中国药典》（2020 年版）四部通则 9203《药品微生物实验室质量管理指导原则》中收载了有关培养基的各项规定。

一、培养基的配制

制备培养基时，应选择质量符合要求的脱水培养基或单独配方组分进行配制。不应使用结块、颜色发生变化或其他物理性状明显改变的脱水培养基。

制药企业的无菌检查、微生物限度检查等岗位一般均使用脱水培养基，配制简便，省时省力。脱水培养基的制备一般按图 2-1 培养基的制备流程进行操作。

视频 1　培养基的制备

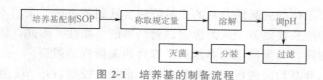

图 2-1　培养基的制备流程

脱水培养基或单独配方组分应在适当的条件下贮藏，如温度、干燥和避光，所有的容器应密封，尤其是盛放脱水培养基的容器。

为保证培养基质量的稳定可靠并符合要求，配制时，脱水培养基应按使用说明上的要求操作，自制培养基应按配方准确配制。各脱水培养基或各配方组分称量应达到相应的精确度。配制培养基最常用的溶剂是纯化水。应记录各称量物的重量和水的使用量。

配制培养基所用容器不得影响培养基质量，一般为玻璃容器，所用的容器和配套器具应洁净，可用纯化水冲洗玻璃器皿以消除清洁剂和外来物质的残留。对热敏感的培养基，如糖发酵培养基其分装容器一般应预先进行灭菌，以保证培养基的无菌性。

配制时，培养基应完全溶解混匀，再行分装与灭菌。若需要加热助溶，应注意不要过度加热，以避免培养基颜色变深。如需要添加其他组分时，加入后应充分混匀。

二、培养基的灭菌

培养基灭菌一般采用湿热灭菌技术，特殊培养基可采用薄膜过滤除菌等

视频 2　培养基的灭菌

技术，灭菌程序需经过验证，商品化的预制培养基必须附有所用灭菌方法的资料。

　　培养基如果采用不适当的加热和灭菌条件，有可能引起颜色变化、透明度降低、琼脂凝固力或 pH 值的改变。因此，培养基应采用验证的灭菌程序灭菌，灭菌方法和条件可通过无菌性试验和适用性检查（或灵敏度检查）试验进行验证。此外，对高压灭菌器的蒸汽循环系统也要加以验证，以保证在一定装载方式下的正常热分布。温度缓慢上升的高压灭菌器可能导致培养基的过热，过度灭菌可能会破坏绝大多数的细菌和真菌培养基促生长的质量。灭菌器中培养基的容积和装载方式也将影响加热的速度。此外还应关注灭菌后培养基体积的变化。

　　应确定每批培养基灭菌后的 pH 值（冷却至 25℃ 左右测定）。若培养基处方中未列出 pH 值的范围，除非经验证表明培养基的 pH 值允许的变化范围很宽，否则，pH 值的范围不能超过规定值±0.2。如需灭菌后进行调整，应使用灭菌或除菌的溶液。

三、培养基的储存

　　自配的培养基应标记名称、批号、配制日期、制备人等信息，并在已验证的条件下贮藏。商品化的预制培养基应按培养基使用说明书上的要求进行贮藏，所采用的贮藏和运输条件应使成品培养基最低限度地失去水分并提供机械保护。

　　培养基灭菌后不得贮藏在高压灭菌器中，琼脂培养基不得在 0℃ 或 0℃ 以下存放，因为冷冻可能破坏凝胶特性。培养基保存应防止水分流失，避光保存。琼脂平板最好现配现用，如置冰箱保存，一般不超过 1 周，且应密闭包装，若延长保存期限，保存期需经验证确定。

四、培养基的质量控制

　　实验室配制或商品化的成品培养基的质量依赖于其制备过程，采用不适宜方法制备的培养基将影响微生物的生长或复苏，从而影响试验结果的可靠性。因此，实验室应制定试验用培养基的质量控制程序，确保所用培养基质量符合相关检查的需要。

　　所有配制好的培养基均应进行质量控制试验，常规监控项目是 pH 值、适用性检查或灵敏度检查试验，定期的稳定性检查以确定有效期，有效期的长短取决于在一定存放条件下（包括容器特性及密封性）培养基组成成分的稳定性。

　　除药典通则另有规定外，在实验室中，若采用已验证的配制和灭菌程序制备培养基且过程受控，那么同一批脱水培养基的适用性检查试验可只进行 1 次。如果培养基的制备过程未经验证，那么每一批灭菌培养基均要进行适用性检查或灵敏度检查试验。试验的菌种可根据培养基的用途从相关通则中进行选择，也可增加生产环境及产品中常见的污染菌株。

　　培养基的质量控制试验若不符合规定，应寻找不合格的原因，以防止问题重复出现。任何不符合要求的培养基均不能使用。

　　固体培养基灭菌后的再融化只允许 1 次，以避免因过度受热造成培养基质量下降或微生物污染。培养基的再融化一般采用水浴或流通蒸汽加热，若采用其他溶解方法，应对其进行评估，确认溶解方法不影响培养基质量。融化的培养基应置于 45~50℃ 的环境中，不得超过 8 小时。使用过的培养基（包括失效的培养基）应按照国家污染废物处理相关规定进行。

　　制成平板或分装于试管的培养基应进行下列检查：容器和盖子不得破裂，装量应相同，尽量避免形成气泡，固体培养基表面不得产生裂缝或涟漪，在冷藏温度下不得形成结晶，不得污染微生物等。

用于环境监控的培养基须特别防护，以防止外来污染物的影响及避免出现假阳性结果。

实验室应有文件规定微生物实验用培养基、原材料及补充添加物的采购、验收、贮藏、制备、灭菌、质量检查与使用的全过程，并对培养基的验收、制备、灭菌、贮藏（包括灭菌后）、质量控制试验和使用情况等进行记录，包括培养基名称、制造商、批号、表观特性、配制日期和配制人员的标识、称量、配制及分装的体积、pH值、灭菌设备及程序等，按处方配制的培养基记录还应包括成分名称及用量。

第三节　岗位任务模拟

一、任务描述

某培养基配制岗位某天要配制无菌检查用培养基——硫乙醇酸盐流体培养基2500ml，请模拟完成配制工作。

二、任务实施

（一）查一查

查阅《中国药典》（2020年版）四部"无菌检查法"中培养基部分。

培养基可按以下处方制备，亦可使用按该处方生产的符合规定的脱水培养基或商品化的预制培养基。配制后应采用验证合格的灭菌程序灭菌。制备好的培养基若不即时使用，应置于无菌密闭容器中，在2～25℃、避光的环境下保存，并在经验证的保存期内使用。

（二）做一做

1. 设计工作流程

计算称取量→称取规定量→溶解→调pH→过滤→分装→灭菌→记录。

2. 工作准备

（1）设备　恒温水浴箱、冰箱、高压蒸汽灭菌器、天平（感量0.1g）。

（2）器材　口罩、乳胶帽、称量纸及不锈钢药匙、记号笔、锥形瓶、量筒、试管及塞子、刻度吸管（10ml）、线绳。

（3）培养基　硫乙醇酸盐流体脱水培养基。

3. 制备过程

（1）计算称取量　按照药典给定处方，配制1000ml硫乙醇酸盐流体培养基需要脱水培养基29.2g，故配制2500ml硫乙醇酸盐流体培养基需称取固体脱水培养基的量为29.2×2500/1000＝73g。

（2）称取规定量　用托盘天平称取硫乙醇酸盐流体脱水培养基73g至适宜的容器中。

（3）溶解　用量筒量取2500ml纯化水至容器中，加热煮沸使培养基完全溶解，在溶解过程中用玻璃棒不断搅拌。使用电炉时不可离开，严禁易燃物品（乙醇、棉衣等）靠近，使用完毕应立即拔下电源。

（4）调pH　干燥培养基一般已校正过pH，用时也必须再验证。若与所需pH不符，可用酸或碱液加以校正，校正时灭菌前的培养基 pH 可比最终 pH 高 0.2 左右。

（5）过滤　配制的培养基不应有沉淀。如有沉淀，应于熔化后趁热过滤，灭菌后使用。

（6）分装　将已经溶解过滤的培养基摇匀后分装于小试管，每管 15ml，塞紧塞子；或分装于 500ml 的输液瓶内，盖上橡皮塞，用线绳捆扎结实。培养基的分装量不得超过容器的 2/3，以免灭菌时溢出。包装时，塞子必须塞紧，以免松动或脱落造成染菌。

（7）灭菌　培养基配制后应在 2 小时内采用验证合格的灭菌程序灭菌，避免细菌繁殖。灭菌温度 121℃，灭菌时间 15 分钟。制备好的培养基若不即时使用，应置于无菌密闭容器中，在 2～25℃、避光的环境下保存，并在经验证的保存期内使用，以免水分散失及染菌。

4. 书写配制记录

正确书写配制记录，如名称、配制量、配制者、配制日期、复核者以及性能等（模板见附录1）。

5. 清理实验场所

（1）清理废弃物　实验后应妥善处理废弃、过期（或失效）培养基和有害废弃物，旨在减少环境和材料的污染。污染废弃物管理应符合国家和地方性法规的要求，并应交结有当地环保部门资质认定的单位进行最终处置，由专人负责并书面记录和存档。

（2）清洁　用清洁毛巾擦净台面、设备表面、地面直至干净。

三、注意事项

1. 培养基的选择

制备培养基时，应选择质量符合要求的脱水培养基或单独配方组分进行配制。不应使用结块、颜色发生变化或其他物理性状明显改变的脱水培养基。试剂要求使用化学纯（CP）以上的规格。

2. 准确配制

各脱水培养基或各配方组分称量应达到相应的精确度，溶解培养基最常用的溶剂是纯化水。

3. 配制所用容器不得影响培养基质量

配制培养基所用容器一般为玻璃容器，不宜使用金属类器具，以免影响微生物的生长。各类器具应洁净，可用纯化水冲洗玻璃器皿以消除清洁剂和外来物质的残留。

4. 培养基应完全溶解

配制时，培养基应完全溶解混匀，再行分装与灭菌。若需要加热助溶，应注意不要过度加热，以避免培养基颜色变深。如需要添加其他组分时，加入后应充分混匀。

5. 分装要求

根据需要可把培养基分装于锥形瓶、试管等容器中，或倾注平皿、制备斜面等。各种培养基的分装要求如下：

（1）液体培养基　一般灭菌前根据试验需要的培养基量分装，制备菌悬液的一般分装于试管，装量约为试管容积的 1/3。因灭菌过程水分蒸发，若装量按要求精确或灭菌后还要加入其他成分，应在灭菌后再分装于灭菌容器中。

（2）半固体培养基　一般灭菌前根据试验需要的培养基量分装于试管，装量约为试管容积的 1/3，若灭菌后还要加入其他成分，应在灭菌后再分装于灭菌容器中。

（3）固体培养基　一般分装于 250ml、500ml 的锥形瓶中，分装量不得超过容器的 2/3，以免灭菌时溢出。

6. 确定每批培养基灭菌后的 pH 值

若培养基处方中未列出 pH 值的范围，除非经验证表明培养基的 pH 值允许的变化范围很宽，否则，pH 值的范围不能超过规定值±0.2。如需灭菌后进行调整，应使用灭菌或除菌的溶液。

7. 已熔化的培养基的使用

为防止培养基中水分的流失，制备好的培养基在使用前应使用水浴加热熔化琼脂，已熔化的培养基应一次用完，剩余培养基不宜再用并且不能反复加热。

8. 贮藏

培养基灭菌后不得贮藏在高压灭菌器中，琼脂培养基不得在 0℃ 或 0℃ 以下存放，因为冷冻可能破坏凝胶特性。培养基保存应防止水分流失，避光保存。琼脂平板最好现配现用，如置冰箱保存，一般不超过 1 周，且应密闭包装，若延长保存期限，保存期需经验证确定。

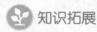 知识拓展

培养基的发展历史

一、国外

巴斯德用有机物水浸液作培养基所做的试验，成功地否定了"自然发生学说"，并建立了病原学，帮助微生物研究工作者正确地认识微生物的活动，推动了微生物学的发展。

柯赫用明胶作凝固剂，制作了固体培养基，该培养基培养微生物后可挑取单个菌落再接种，从而达到分离纯化菌种的目的。但明胶在 28℃ 以上就会熔化，对于培养人类病原菌（最适温度 35～37℃）极不合适。此外，有些细菌可以分解明胶，使其失去作为培养基支撑物的作用。于是，柯赫助手海塞在妻子的启发下，用她做果冻的琼脂作为固体培养基的支撑物。琼脂是从一种海藻中提取出来的，在水中加热可溶解，当溶液温度降至 42℃ 以下则凝固为胶体，且不为微生物所分解。

从 19 世纪末到 20 世纪中叶，贝格林克把蛋白胨混入土中，培养并分离到解脲杆菌。他用普通水加磷酸二氢钾作培养液可长出蓝藻。贝格林克的研究不仅推动了微生物学的发展，而且也带动了培养基的发展，使培养基的配制技术提到更高的水平，并对培养基的适用性提出了更高的要求。培养基配制和使用水平的不断提高和完善促进了微生物学研究工作的顺利开展。

二、国内

我国的培养基研究工作起步较晚，于 20 世纪 50 年代开始才有少量培养基原料和产品供应市场。上海市杨氏药厂（上海生物化学制药厂前身）于 1953 年首先生产了鱼粉胨。北京制药厂于 1956 年开始生产蛋白胨。在此期间，上海市医学化验所和上海市卫生防疫站研制成功了干燥培养基。1960 年卫生部药品生物制品检定所研制成功了"生检 7 号胆盐"。

卫生部药品生物制品检定所于 20 世纪 70 年代确立了灵敏度试验的方法，统一了无菌试验培养基的配方和质控标准。1981 年上海生物制品研究所研制成功了 7 种组织细胞干燥培养基。1980 年以来，已有十多个单位先后生产了牛肉浸粉、琼脂粉、胆盐、骨肉胨等培养基主要原材料，为培养基的商品化生产提供了必要的基础条件。

1982 年国家进出口商品检验局制定了食品沙门菌属检验方法,并由上海生物制品研究所提供了 15 种沙门菌系列干燥培养基。从此我国商检系统在培养基的使用方面得到了统一。1985 年版《中国药典》也列出了药品卫生检验用和抗生素效价测定用培养基品目,并有干燥培养基的处方。到了 20 世纪 80 年代中期国内已有多种干燥培养基生产,我国的培养基不仅在研究和生产技术上有了飞速的发展,而且在质量标准方面也在逐步趋向统一。

▶ 知识回顾

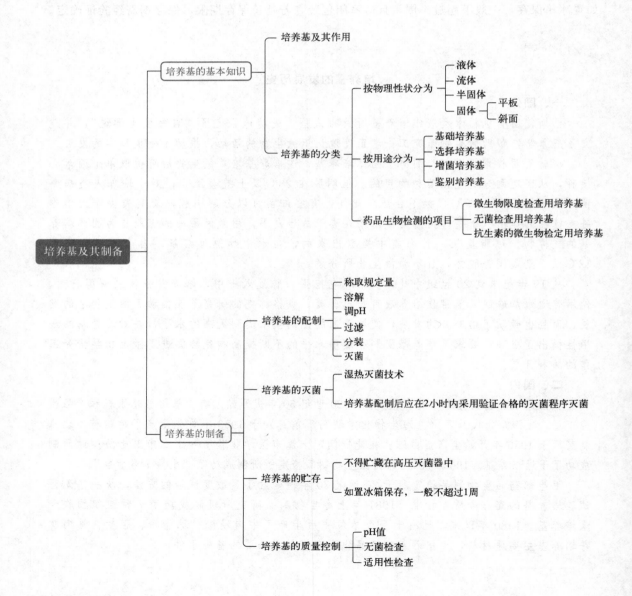

任务一　胰酪大豆胨琼脂培养基的制备

一、实训目的

1. 掌握培养基制备的基本步骤。

2. 熟悉操作流程及注意事项。

3. 能够树立起精益求精的大国工匠精神。

二、实训要求

1. 按照培养基制备岗位实际工作场景完成工作流程设计。

2. 自行准备所有实验物品。

3. 两人一组进行全过程实操训练。

三、实训内容

1. 配制胰酪大豆胨琼脂培养基 200ml。

2. 查阅《中国药典》（2020 年版）四部通则"微生物限度检查用培养基——胰酪大豆琼脂培养基"的制备处方及制备方法。

3. 观看"培养基的配制"视频，模拟操作过程。

4. 实验过程

（1）按表 2-1 列出实验物品清单。

表 2-1　胰酪大豆胨琼脂培养基物品准备清单

序号	实验物品名称	数量	规格	灭菌方式
1	三角瓶	1个	250ml	干热灭菌
2	胰酪大豆胨琼脂培养基	1瓶	100ml	湿热灭菌
3	……	……	……	……

（2）依据清单，自行准备实验物品。

（3）试验方法与步骤：称取胰酪大豆胨琼脂培养基 8.0g 至锥形瓶中，加 200ml 纯化水溶解，摇匀，用牛皮纸包扎瓶口，在 121℃高压灭菌 15 分钟，保存备用。

（4）填写配制记录。

四、实训评价

学生对标"培养基制备技能考核标准"自评；教师依据实验设计、准备、操作、记录、报告整个环节进行评价；实验员根据学生准备及清场情况进行评价，评价模式如表 2-2 所示。

表 2-2　培养基制备任务评价表

考核项目	预习 10 分	方案设计 20 分	准备 20 分	操作 30 分	实训结果 10 分	无菌意识 10 分	合计/分
组长评价							
学生自评							
教师评价							
实验员评价							
组长评价×20％＋学生自评×10％＋教师评价×40％＋实验员评价×30％							

任务二　沙氏葡萄糖琼脂培养基的制备

一、实训目的

1. 掌握培养基制备的基本步骤。

2. 熟悉操作流程及注意事项。

3. 能够树立起精益求精的大国工匠精神。

二、实训要求

1. 按照培养基制备岗位实际工作场景完成工作流程设计。

2. 自行准备所有实验物品。

3. 两人一组进行全过程实操训练。

三、实训内容

1. 配制沙氏葡萄糖琼脂培养基 200ml。

2. 查阅《中国药典》（2020 年版）四部通则"微生物限度检查用培养基——沙氏葡萄糖琼脂培养基"的制备处方及制备方法。

3. 观看"培养基制备"视频，模拟操作过程。

4. 实验过程

（1）试验前的准备同"任务一"。

（2）依据清单，自行准备实验物品。

（3）试验方法与步骤：称取沙氏葡萄糖琼脂培养基 6.0g 至锥形瓶中，加 200ml 纯化水，溶解，摇匀后用牛皮纸包扎瓶口，在 121℃高压灭菌 15 分钟，保存备用。

（4）填写检验记录，发放检验报告。

四、实训评价

同"任务一"。

一、单选题

1. 培养基的制备过程为（　　）。

A. 称量与溶解—校正 pH—灭菌—分装—贮存

B. 称量与溶解—校正 pH—分装—灭菌—贮存

C. 称量与溶解—分装—灭菌—校正 pH—贮存

D. 称量与溶解—分装—校正 pH—灭菌—贮存

E. 校正 pH—称量与溶解—分装—灭菌—贮存

2. 培养基高压灭菌前的 pH 应比最终 pH 高（　　）。

A. 0.1～0.2　　　　　　B. 0.2～0.3　　　　　　C. 0.3～0.4

D. 0.4～0.5　　　　　　E. 0.5～0.6

3. 倾注时培养基的温度应不超过（　　），以免杀灭微生物。

A. 30℃　　　　　　　　B. 37℃　　　　　　　　C. 45℃

D. 50℃　　　　　　　　E. 60℃

4. 培养基配制后应在（　　）内灭菌，避免细菌繁殖。

A. 1 小时　　　　　　　B. 2 小时　　　　　　　C. 3 小时

D. 4 小时　　　　　　　E. 5 小时

5. 制备好的一般培养基在（　　）内使用。

A. 半个月　　　　　　　B. 1 个月　　　　　　　C. 半年

D. 1 年　　　　　　　　E. 2 年

6. 胰酪大豆胨琼脂培养基按物理性状划分，属于（　　）。

A. 固体　　　　　　　　B. 液体　　　　　　　　C. 半固体

D. 流体　　　　　　　　E. 气体

7. 半固体培养基一般灭菌前根据试验需要的培养基量分装于试管，装量约为试管容积的（　　），若灭菌后还要加入其他成分，应在灭菌后再分装于灭菌容器中。

A. 1/2　　　　　　　　　B. 1/3　　　　　　　　C. 1/4

D. 1/5　　　　　　　　　E. 2/3

8. 固体培养基一般分装于 250ml、500ml 的锥形瓶中，分装量不得超过容器的（　　），以免灭菌时溢出。

A. 1/2　　　　　　　　　B. 1/3　　　　　　　　C. 1/4

D. 1/5　　　　　　　　　E. 2/3

9. 制备好的培养基应保存在（　　）℃避光的环境，有条件的以置冰箱（　　）℃冷藏为宜。

A. 2～25；4～8　　　　　B. 0～10；4～8　　　　　C. 2～25；0～10

D. 2～25；0～20　　　　　E. 2～25；0～15

10. 培养基灭菌一般采用（　　）灭菌技术。

A. 湿热　　　　　　　　B. 干热　　　　　　　　C. 消毒

D. 蒸煮　　　　　　　　E. 紫外线

11. 以下是微生物限度检查用培养基的是（　　　）。

A. 改良马丁培养基　　　　　　B. 多黏菌素 B 用培养基　　　　C. 胰酪大豆胨琼脂培养基

D. 胰酪大豆胨液体培养基　　　E. 硫乙醇酸盐流体培养基

12. 以下是无菌检查用培养基的是（　　　）。

A. 紫红胆盐葡萄糖琼脂培养基　　　　　　　　　　　B. 多黏菌素 B 用培养基

C. 木糖赖氨酸脱氧胆酸盐琼脂培养基　　　　　　　　D. 三糖铁琼脂培养基

E. 硫乙醇酸盐流体培养基

13. 以下是抗生素微生物检定用培养基的是（　　　）。

A. 紫红胆盐葡萄糖琼脂培养基　　　　　　　　　　　B. 多黏菌素 B 用培养基

C. 木糖赖氨酸脱氧胆酸盐琼脂培养基　　　　　　　　D. 三糖铁琼脂培养基

E. 硫乙醇酸盐流体培养基

14. 制备好的培养基 pH 值的范围不能超过规定值±（　　　）。

A. 1　　　　　　　　　　　　B. 0.5　　　　　　　　　　　C. 0.2

D. 2　　　　　　　　　　　　E. 1.5

15. 硫乙醇酸盐流体培养基按物理性状划分，属于（　　　）。

A. 固体　　　　　　　　　　　B. 液体　　　　　　　　　　　C. 半固体

D. 流体　　　　　　　　　　　E. 气体

二、多选题

1. 培养基按物理性状分为（　　　）。

A. 液体培养基　　　　　　　　B. 流体培养基　　　　　　　　C. 固体培养基

D. 半固体培养基　　　　　　　E. 增菌培养基

2. 关于培养基，下列说法错误的是（　　　）。

A. 配制培养基禁用金属容器

B. 使用干燥（脱水）培养基，不再校正 pH

C. 校正 pH 后再灭菌

D. 配制好的培养基不能有沉淀，如有沉淀必须过滤

E. 灭菌后再校正 pH

3. 培养基若采用不适当的加热和灭菌条件，有可能引起（　　　）。

A. 颜色变化　　　　　　　　　B. 透明度降低　　　　　　　　C. 琼脂凝固力改变

D. pH 值改变　　　　　　　　E. 体积减小

4. 自配的培养基应标记（　　　）。

A. 名称　　　　　　　　　　　B. 批号　　　　　　　　　　　C. 配制日期

D. 制备人　　　　　　　　　　E. 重量

5. 关于培养基，下列说法正确的是（　　　）。

A. 所有配制好的培养基均应进行质量控制试验

B. 每一灭菌批培养基均要进行适用性检查或灵敏度检查试验

C. 实验室应制定试验用培养基的质量控制程序

D. 同一批脱水培养基的适用性检查试验可只进行 1 次

E. 固体培养基灭菌后的再融化只允许 1 次

三、判断题

（　　）1. 称取培养基时称量可以不必准确。

（　　）2. 配制培养基时，需加热煮沸的应加热煮沸，需加热溶解的应加热溶解，在溶解过程中要不断地用玻璃棒搅拌。

（　　）3. 干燥培养基一般已校正过 pH，配制时可以不用再管 pH。

（　　）4. 配制的培养基不应有沉淀。如有沉淀，应于熔化后趁热过滤。

（　　）5. 使用电炉时不可离开，严禁易燃物品（乙醇、棉衣等）靠近，使用完毕应立即拔下电源。

（　　）6. 调 pH 宜为一次性，避免反复加酸、加碱，影响培养基质量。

（　　）7. 可以使用结块、颜色发生变化或其他物理性状明显改变的脱水培养基。

（　　）8. 配制培养基最常用的溶剂是注射用水。

（　　）9. 配制培养基所用容器不得影响培养基质量，一般为金属容器。

（　　）10. 培养基灭菌一般采用干热灭菌技术。

第三章　GMP中洁净室（区）的环境监测

【学习引导】

　　药品的质量是设计和生产出来的。药品在生产过程中污染了微生物，会引发严重的后果，尤其是注射剂，严重的可危及用药者的生命，比如"欣氟"事件。药品在生产过程中污染了不溶性微粒，尤其是静脉用注射剂，可导致静脉毛细血管堵塞继而引发栓塞或静脉炎等。因而GMP规定，不同给药途径的药品需要在不同的洁净区（室）内进行，以控制微生物及悬浮粒子的污染。小张为某制药企业的QC部员工，主要负责GMP车间以及无菌室的环境监控。小张的主要工作有哪些？不同洁净级别的洁净区（室）有哪些要求？本章将带领大家学习有关内容。

【学习目标】

　　1. 知识目标

　　掌握GMP空气洁净度的标准及环境监测的相关概念；熟悉悬浮粒子、浮游菌和沉降菌检查的方法及结果判断；了解无菌室的构造及运行。

　　2. 能力目标

　　熟悉悬浮粒子、浮游菌和沉降菌的检测流程，能够按照标准操作规程进行相关检测工作。

　　3. 素质目标

　　具备自觉严格遵守GMP规范的基本素质，在工作中养成自觉消毒、灭菌、清洁环境、防止污染的意识和习惯。

第一节　GMP中洁净室（区）环境监测基本知识

　　《药品生产质量管理规范》（good manufacturing practice of medical products，GMP）是药品生产和质量管理的基本准则，是为了最大限度地避免药品生产过程中的各种污染，降低各种差错的发生，是提高药品质量的重要措施。GMP洁净室（区）环境监测系指洁净室（区）在使用期间，定期对其温湿度、静压差、沉降菌、尘埃粒子数等项目进行监测并记录，以保证生产环境符合相应生产洁净级别的要求，降低药品生产过程中受空气微粒和微生物污染的风险。

一、基本概念

　　1. 洁净室（区）

　　系指对尘粒及微生物污染、温度、湿度、压力、噪声等参数根据需要都需进行控制的密闭性较好的房间或区域。

　　2. 局部空气净化

　　系指使室内工作区域或特定的局部空间的空气中含悬浮粒子浓度达到规定的空气洁净度

级别的方式。

3. 菌落

系指微生物培养后，由 1 个或几个微生物繁殖而形成的微生物集落，简称 cfu。

4. 浮游菌

系指悬浮在空气中的活的微生物粒子，可采用一定的方法通过专门的培养基收集，在适宜的生长条件下可繁殖到可见的菌落数，是评价空气受微生物污染程度的重要指标。

5. 浮游菌浓度

系指单位体积空气中含浮游菌菌落数的多少，以计数浓度表示，单位是个/m³ 或个/L。

6. 悬浮粒子

系指空气中存在的粒子直径当量在 $0.1 \sim 5 \mu m$ 的固体和液体粒子，可用于空气洁净度分级，是评价空气洁净度的重要指标。

7. 沉降菌

系指空气中存在的活的微生物粒子，可采用一定的方法通过专门的培养基收集，在适宜的生长条件下繁殖到可见的菌落数，是评价空气受微生物污染程度的重要指标。

8. 沉降菌菌落数

系指规定时间内每个平板培养皿收集到的空气中沉降菌的数目，以个/皿表示。

9. 单向流

系指沿单一方向呈平行流线并且与气流方向垂直的断面上风速均匀的气流。与水平面垂直的叫垂直单向流，与水平面平行的叫水平单向流。

10. 置信上限 (95%UCL)

系指从正态分布抽样得到的实际均值按给定的置信度（此处为 95%）计算得到的估计上限将大于此实际均值，则称计算得到的这一均值估计上限为置信上限。

11. 空态

系指洁净室（区）在净化空气调节系统已安装完毕且完备的情况下，但是没有生产设备、原材料或人员的状态。

12. 静态

(1) 静态 a　系指洁净室（区）在净化空气调节系统已安装完毕且完备的情况下，生产工艺设备已安装、洁净室（区）内没有生产人员的状态。

(2) 静态 b　系指洁净室（区）在生产操作完全结束，生产操作人员撤离现场并经过 20 分钟自净后的状态。

13. 动态

系指洁净室（区）已处于正常生产状态，设备在指定的方式下运行，并且现场有指定的人员按照规范在操作的状态。

14. 洁净工作台

系指一种工作台或者与之类似的一个封闭围挡工作区，其特点是自身能够供给经过过滤的空气或气体，按气流形式分为垂直单向流工作台、水平单向流工作台等。

二、空气洁净度标准

目前，现有的药品生产企业包括新建药品生产企业及药品生产企业改、扩建车间均应符合新版药品 GMP 的要求。GMP 中对厂房与设施等都有明确的规定，生产区、仓储区、质量控制区及辅助区等不同区域最大的区别是空气洁净度不同。

什么是空气洁净度？空气洁净度（air cleanliness）是指洁净环境空气中含尘（微粒）量的程度，含尘浓度高则洁净度低，含尘浓度低则洁净度高。空气洁净度的高低可用空气洁净度级别来区分。空气洁净度级别是指洁净空间单位体积空气中，以大于或等于被考虑粒径的粒子最大浓度限值进行划分的等级标准。不同洁净度级别，允许存在的尘粒数和微生物数量不同。尘粒指的是悬浮粒子，微生物主要包括浮游菌与沉降菌。控制生产环境的微生物数和尘粒数对控制产品的微生物污染十分重要，特别是不能采用终端灭菌处理的产品（例如蛋白质类等）和不含防腐剂的产品，合理控制生产环境变得更为重要。

根据 2011 年 3 月 1 日起正式施行的 GMP（2010 年版），我国药品生产所需洁净室（区）划分为 A、B、C 和 D 四个等级。

A 级，高风险操作区，如灌装区、放置胶塞桶和与无菌制剂直接接触的敞口包装容器的区域及无菌装配或连接操作的区域，应当用单向流操作台（罩）维持该区的环境状态。单向流系统在其工作区域必须均匀送风，风速为 0.36～0.54m/s（指导值），且应当有数据证明单向流的状态并经过验证。在密闭的隔离操作器或手套箱内，可使用较低的风速。

B 级，指无菌配制和灌装等高风险操作，是 A 级洁净区所处的背景区域。

C 级和 D 级，指无菌药品生产过程中重要程度较低操作步骤的洁净区。不同级别洁净区（室）空气中悬浮粒子的标准规定见表 3-1；不同级别洁净区（室）微生物监测的动态标准见表 3-2。

表 3-1　不同级别洁净区（室）空气悬浮粒子的标准规定

洁净度级别	悬浮粒子最大允许数/m³			
	静态		动态	
	≥0.5μm	≥5.0μm	≥0.5μm	≥5.0μm
A 级	3520	20	3520	20
B 级	3520	29	352000	2900
C 级	352000	2900	3520000	29000
D 级	3520000	29000	不作规定	不作规定

表 3-2　不同级别洁净区（室）微生物监测的动态标准

洁净度级别	浮游菌/(cfu/m³)	沉降菌(φ90mm)/(cfu/4 小时)	表面微生物	
			接触(φ55mm)/(cfu/碟)	5 指手套/(cfu/手套)
A 级	<1	<1	<1	<1
B 级	10	5	5	5
C 级	100	50	25	—
D 级	200	100	50	—

注：1. 表中各数值均为平均值。

2. 单个沉降碟的暴露时间可以少于 4 小时，同一位置可使用多个沉降碟连续进行监测并累计计数。

药品管理的"6P"

药品管理的"6P"是指从中药材种植、药品生产、药理实验、临床试验、药品经营到临床使用的 GAP、GMP、GLP、GCP、GSP、GPP。

GAP（good agricultural practice）《中药材生产质量管理规范》

GCP（good clinical practice）《药物临床试验质量管理规范》

GLP（good laboratory practice）《药物非临床研究质量管理规范》

GMP（good manufacturing practice）《药品生产质量管理规范》

GSP（good supplying practice）《药品经营质量管理规范》

GPP（good preparation practice）《医疗机构制剂配制质量管理规范》

三、无菌实验室的构造及运行

药品无菌检查应在隔离系统或 B 级背景下的 A 级单向流洁净区域中进行，药品微生物限度检查应在不低于 D 级背景下的生物安全柜或 B 级洁净区域内进行；药品细菌内毒素检查、抗生素效价测定等项目需要在半无菌的条件下进行。因此，本部分内容主要介绍药品生物检测工作所需要的洁净实验室，通常也称为无菌实验室。

无菌实验室应具有进行微生物检测所需的适宜、充分的设施条件，并与生产、办公等其他区域分开，实验环境应保证不影响检验结果的准确性。

（一）无菌实验室的构造及要求

一般情况下，无菌实验室除具备独立设置的无菌操作间或隔离系统，还应配备相应的缓冲间、阳性操作间、培养室、实验结果观察室、培养基及实验用具准备（包括灭菌）室、样品接收和贮藏室、标准菌株贮藏室、污染物处理区和文档处理区等辅助区域，各功能区域标识要明确。微生物检验的各项工作应在专属的实验室进行，以降低交叉污染、假阳性结果和假阴性结果出现的风险。

无菌实验室应采光良好，避免潮湿，远离厕所和污染区。操作间与缓冲间之间应有样品传递窗，出入操作间和缓冲间的门不应直对。实验室内应六面光滑平整，能耐受清洗消毒。墙面与地面、天花板连接处应呈凹弧形，无缝隙，不留死角。操作间内不应安装下水道。室内的照明灯应嵌在天花板内，室内光照应分布均匀，光照度不低于 300lx。室内温度控制 18～26℃，相对湿度 40%～60%。

操作间应安装空气除菌过滤层流装置，环境洁净度不应低于 B 级，局部洁净度为 A 级，一般放置隔离操作系统（或同等级净化工作台）。操作间或净化工作台的洁净空气应保持对环境形成正压，不低于 10Pa，操作间与缓冲间也应保持相对正压，不低于 5Pa。

缓冲间内应设有洗手盆、无菌衣、帽、口罩、拖鞋、消毒设施等，不得放置培养箱和其他杂物。

（二）无菌实验室的运行

无菌实验室应制定《进出洁净区域的人和物的控制程序》和《标准操作规程》，对可能影响检验结果的工作（如洁净度验证及监测、消毒、清洁、维护等）或涉及生物安全的设施和环境条件的技术要求能够有效地控制、监测并记录，当条件满足检测方法要求后方可进行样品检测工作。无菌实验室使用权限应限于经授权的工作人员，实验人员应了解洁净区域的洁净级别及正确进出的程序，包括更衣流程、该洁净区域的预期用途、使用时的限制及限制原因等。

1. 无菌实验室的环境监控

无菌实验室环境监测的依据是《中国药典》（2020 年版）四部通则 9205 "药品洁净实验室微生物监测和控制指导原则"，制药企业依据该指导原则制定本企业无菌实验室环境监测的管理规程，规定无菌实验室环境监测的项目、监测频率以及对超标结果的处理。无菌实验室环境监测的项目一般包括空气悬浮粒子、浮游菌、沉降菌、表面微生物及物理参数（温度、相对湿度、换气次数、气流速度、压差、噪声等）的有效控制和监测。其中悬浮粒子、沉降菌、浮游菌的监测分别按照《医药工业洁净室（区）悬浮粒子的测试方法》《医药工业洁净室（区）沉降菌的测试方法》和《医药工业洁净室（区）浮游菌的测试方法》的现行国家标准进行。

表面微生物测定是对环境、设备和人员的表面微生物进行监测，方法包括接触碟法和擦拭法。接触碟法是用充满规定的琼脂培养基的接触碟对规则表面或平面进行取样，然后置于合适的温度下培养一定时间并计数，每碟取样面积约为 $25cm^2$，微生物计数结果以 cfu/碟报告。擦拭法是接触碟法的补充，用于不规则表面的微生物监测，特别是设备的不规则表面。

视频 3　表面微生物检测

擦拭法的擦拭面积应采用合适尺寸的无菌模板或标尺确定，取样后，将拭子放置在合适的缓冲液或培养基中，充分振荡，然后采用适宜的方法计数，每个拭子取样面积约为 $25cm^2$，微生物计数结果以 cfu/拭子报告。接触碟法和擦拭法采用的培养基、培养温度和时间同浮游菌或沉降菌监测。表面菌测定应在实验结束后进行。目前，试剂公司可以制备出用于不规则表面微生物测定的特殊预制培养基碟，故岗位上一般使用接触碟法测表面微生物。

环境浮游菌、沉降菌及表面微生物监测用培养基一般采用胰酪大豆胨琼脂培养基（TSA），培养温度为 30～35℃，时间为 3～5 天，必要时可加入适宜的中和剂。当监测结果有疑似真菌或考虑季节因素影响时，可增加沙氏葡萄糖琼脂培养基（SDA），培养温度为 20～25℃，时间为 5～7 天。如需要，应根据环境污染微生物种群特性选择特定的培养条件和培养时间。不同级别洁净实验室环境监测频次及监测项目见表 3-3。

表 3-3　不同级别洁净实验室环境监测频次及监测项目

受控区域		采样频次	监测项目
无菌隔离系统		每次实验	空气悬浮粒子、浮游菌、沉降菌、表面微生物（含手套）
洁净 实验室	A 级	每次实验	空气悬浮粒子、浮游菌、沉降菌、表面微生物（含手套及操作服）
	B 级	每周一次	空气悬浮粒子、浮游菌、沉降菌、表面微生物（含手套及操作服）
	C 级	每季度一次	空气悬浮粒子、浮游菌、沉降菌、表面微生物
	D 级	每半年一次	空气悬浮粒子、浮游菌、沉降菌、表面微生物

2. 无菌实验室的清洁、消毒和卫生

无菌实验室在使用前和使用后应进行消毒，并定期监测消毒效果，要有足够的洗手和手消毒设施。实验室应有对有害微生物发生污染的处理规程，所用的消毒剂种类应满足洁净实验室相关要求并定期更换。对所用消毒剂和清洁剂的微生物污染状况应进行监测，并在确认的有效期内使用，A 级和 B 级洁净区应当使用无菌的或经灭菌处理的消毒剂和清洁剂。

3. 出入无菌实验室的管理规定

进入无菌实验室应按规定换鞋，坐在双面鞋橱上，将工作鞋按鞋橱编号存放在外橱。转身向里按鞋橱编号从内橱取出拖鞋穿上，进入第一更衣室。将自己的隔离工作服脱下，在缓冲间，先用纯化水湿润双手，将手伸到洗液盒下，洗液滴入手中，手离开洗液盒，双手揉擦至产生泡沫，清洁每一手指和手指之间，去除手掌心中的污迹，用毛刷剔除指甲污垢，用纯化水冲尽手上的泡沫、污垢、皮屑，仔细检查手的各部位，并对可能遗留的污渍重新洗涤，再清洗脸及手腕的卫生，用无菌毛巾擦干脸、手腕，用毛巾蘸 75% 乙醇进行手消毒，再将手伸到烘手器下烘干，进入第二更衣室。

视频 4　出入无菌实验室操作

在换鞋区换上已消毒的鞋，手在消毒液洗手盆中浸泡 1 分钟后，用 75% 乙醇进行手消毒，在无菌衣存放柜内取出无菌衣，先戴好衬帽，再穿无菌衣，穿戴整齐后，用 75% 乙醇进行手消毒，在烘手器下将手烘干，从无菌衣袋中取出 PE 手套戴好，进入无菌操作间。

4. 注意事项

（1）无菌衣帽应整洁卫生，头发全部塞入帽中，领、袖口扎好，不露内衣，戴口罩应符合要求。

（2）工作人员的隔离衣要保持清洁卫生，定期进行清洗、灭菌。

（3）洁净区域工作服不得穿离本区域，工作人员在离开无菌室时，按相反的更衣顺序执行更衣程序。

（4）若有特殊情况佩戴眼镜进入洁净区的工作人员，眼镜必须在消毒液中浸泡 10 分钟，再用 75% 乙醇进行擦拭、消毒。

（5）擦脸、擦手用的无菌毛巾不得重复使用，一次用完后重新洗涤、灭菌。

第二节　空气洁净度的测试方法

一、空气中悬浮粒子的测定

测定依据为中华人民共和国国家标准《医药工业洁净室（区）悬浮粒子的测试方法》（GB/T 16292—2010）。该标准适用于医药工业洁净室和洁净区、无菌室或局部空气净化区域（包括洁净工作台）的空气悬浮粒子测试和环境验证。

（一）测试方法

悬浮粒子的测试采用计数浓度法，即通过测试洁净环境内单位体积空气中含大于或等于某粒径的悬浮粒子数，来评定洁净室（区）的悬浮粒子洁净度级别。

1. 测试仪器

通常采用粒子计数器测试空气中的悬浮粒子。

（1）常用粒子计数器　常用的粒子计数器包括光散射粒子计数器和激光粒子计数器。

① 光散射粒子计数器（用于粒径≥0.5μm的悬浮粒子计数）　该类型计数器的计数原理是利用空气中的悬浮粒子在光的照射下产生光散射现象，且散射光的强度与悬浮粒子的表面积成正比。

② 激光粒子计数器（用于粒径≥0.1μm的悬浮粒子计数）　该类型计数器的计数原理是利用空气中的悬浮粒子在激光束的照射下产生衍射现象，且衍射光的强度与悬浮粒子的体积成正比。对于医药工业洁净室来说，由于仅控制≥0.5μm和≥5.0μm的悬浮粒子，故上述两种原理的仪器采用任意一种均可。

（2）粒子计数器的使用　使用粒子计数器时应严格按照仪器说明书操作。仪器开机，预热至稳定后，方可按测试仪器说明书的规定对仪器进行校正，同时检查采样流量和等动力采样头。采样管口置于采样点采样时，在计数趋于稳定后，开始连续读数。采样管必须干净，严禁渗漏。采样管的长度应符合仪器的允许长度。除另有规定外，长度不得大于1.5m。粒子计数器采样口和仪器工作位置宜处在同一气压和温度下，以免产生测量偏差。

2. 测试人员

洁净室（区）的测试人员应进行包括卫生知识和基本的微生物知识的培训并获得相应资格后才能履行对洁净室（区）测试的职责。操作人员在进行悬浮粒子采样时应该选择与生产操作的空气洁净度级别要求相适应的穿戴方式。

3. 测试规则

（1）测试条件　在测试之前，一般要对洁净室（区）相关参数进行预先测试，这类测试将会提供测试悬浮粒子的环境条件。例如，洁净室（区）的温度和相对湿度应与其生产及工艺要求相适应（无特殊要求时，以温度在18～26℃、相对湿度在45%～65%为宜），同时应满足测试仪器的使用范围。此外，室内送风量或风速的测试、压差的测试、高效过滤器的泄漏测试等，也属于预先测试的内容。

（2）测试状态　空态、静态和动态均要进行测试。空态、静态测试时，室内测试人员不得多于2人。测试报告中应标明所采用的状态和室内测试人员数。

（3）测试时间　在空态或静态a测试时，对单向流洁净室（区）而言，测试宜在净化空气调节系统正常运行时间不少于10分钟后开始；对非单向流洁净室（区），测试宜在净化空气调节系统正常运行时间不少于30分钟后开始。在静态b测试时，对单向流洁净室（区），测试宜在生产操作人员撤离现场并经过10分钟自净后开始；对非单向流洁净室（区），测试宜在生产操作人员撤离现场并经过20分钟自净后开始。在动态测试时，则须记录生产开始的时间及测试时间。

（4）采样点数量及其布置　在空态或静态测试时，悬浮粒子采样点数目及其布置应力求均匀，并不得少于最少采样点数目。在动态测试时，悬浮粒子采样点数目及其布置应根据产品的生产及工艺关键操作区设置。

① 最少采样点数目　悬浮粒子洁净度测试的最少采样点数目可在以下两种方法中任选一种。

方法一：按下式计算。

$$N_L = \sqrt{A} \tag{3-1}$$

式中，N_L为最少采样点；A为洁净室或被控洁净区的面积，单位为平方米（m²）。

方法二：最少采样点数目可以查表3-4确定。

表 3-4 最少采样点数目

面积 S/m^2	洁净度级别			
	A	B	C	D
$S<10$	2~3	2	2	2
$10\leqslant S<20$	4	2	2	2
$20\leqslant S<40$	8	2	2	2
$40\leqslant S<100$	16	4	2	2
$100\leqslant S<200$	40	10	3	3
$200\leqslant S<400$	80	20	6	6
$400\leqslant S<1000$	160	40	13	13
$1000\leqslant S<2000$	400	100	32	32
$S\geqslant 2000$	800	200	63	63

注：对于 A 级单向流洁净室，包括 A 级洁净工作台，面积指的是送风口表面积；对于 B 级以上非单向流洁净室，面积指的是房间面积。

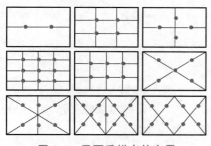

图 3-1 平面采样点的布置

② 采样点的位置　采样点一般在离地面 0.8m 高度的水平面上均匀布置。采样点多于 5 个时，也可以在离地面 0.8~1.5m 高度的区域内分层布置，但每层不少于 5 个。采样点的布置还可以根据需要在生产及工艺关键操作区增加。平面采样点的布置见图 3-1。A 级单向流区域、洁净工作台或局部空气净化设施的采样点宜布置在正对气流方向的工作台面上，气流形式可参考图 3-2、图 3-3。

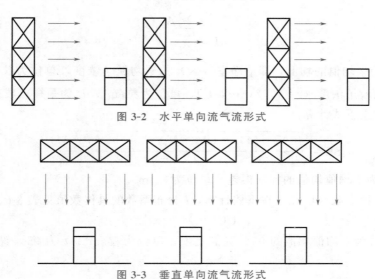

图 3-2　水平单向流气流形式

图 3-3　垂直单向流气流形式

（5）采样次数　对任何小洁净室（区）或局部空气净化区域，采样点的数目不得少于 2 个，总采样次数不得少于 5 次。每个采样点的采样次数可以多于 1 次，且不同采样点的采样次数可以不同。

（6）采样量　不同洁净度级别的测试区域，采样量要求不同，具体见表3-5。

表3-5　不同洁净度级别空气中悬浮粒子测试每次最小采样量

洁净度级别	采样量/（L/次）	
	≥0.5μm	≥5μm
A	5.66	8.5
B	2.83	8.5
C	2.83	8.5
D	2.83	8.5

（7）采样注意事项　对于单向流洁净室（区），粒子计数器的采样管口应正对气流方向；对于非单向流洁净室（区），粒子计数器的采样管口宜向上。布置采样点时，应尽量避开回风口。采样时，测试人员应在采样口的下风侧，并尽量少活动。采样完毕后，需对粒子计数器进行自净。

（二）测试结果

1. 结果计算

（1）采样点的平均悬浮粒子浓度按下式计算。

$$A = \frac{\sum_{i=1}^{n} c_i}{n} \tag{3-2}$$

式中，A 为某一采样点的平均粒子浓度，单位为粒/m³；c 为某采样点的粒子浓度（$i=1$，2，$\cdots$，n），单位为粒/m³；n 为某一采样点上的采样次数，单位为次。

（2）洁净室平均粒子浓度按下式计算。

$$M = \frac{\sum_{i=1}^{L} A_i}{L} \tag{3-3}$$

式中，M 为平均值的均值，即洁净室（区）的平均粒子浓度，单位为粒/m³；A_i 为某一采样点的平均粒子浓度（$i=1$，2，$\cdots$，L），单位为粒/m³；L 为采样点数目。

（3）标准差按下式计算。

$$SE = \sqrt{\frac{(A_1-M)^2+(A_2-M)^2+\cdots+(A_L-M)^2}{L(L-1)}} \tag{3-4}$$

式中，SE 为平均值均值的标准误差，单位为粒/m³。

（4）95％置信上限（UCL）按下式计算，t 分布系数的具体数值见表3-6。

$$UCL = M + tSE \tag{3-5}$$

式中，UCL 为平均值均值的95％置信上限，单位为粒/m³；t 为95％置信上限的 t 分布系数（表3-6）。

表3-6　95％置信上限的 t 分布系数

采样点数	2	3	4	5	6	7	8	9	＞9
t	6.31	2.92	2.35	2.13	2.02	1.94	1.90	1.86	—

注：当采样点数＞9个时，不需要计算95％置信上限。

2. 结果评定

判断悬浮粒子洁净度级别应依据下述两个条件：

（1）每个采样点的平均粒子浓度必须不大于规定的级别界限，即 $A_i \leqslant$ 级别界限；

（2）全部采样点的粒子浓度平均值的均值的 95％置信上限必须不大于规定的级别界限，即 UCL ≤ 级别界限。

（三）测试报告

从每一个洁净室（区）得到的测试结果均应当被记录，计算一致或不一致的报告也要提交。测试报告应包括以下内容：

（1）测试者的名称和地址，测试日期。

（2）测试依据。

（3）被测洁净室（区）的平面位置（必要时标注相邻区域的平面位置）。

（4）悬浮粒子的粒径。

（5）有关测试仪器及其方法的描述，包括测试环境条件、采样点数目及布置图、测试次数、采样流量，或可能存在的测试方法的变更、测试仪器的检定证书等；若为动态测试，则还应记录现场操作人员的数量及位置、现场运转设备的数量及位置。

（6）测试结果，包括所有统计计算资料。

📚 **案例分析1**

> 某 GMP 车间（C 级）面积为 $50m^2$，小张要进行悬浮粒子测试，请问：
>
> （1）该洁净区最少采样点数目应是多少？
>
> （2）若选取 A、B 两个采样点，每个点采样 3 次。其中 A 点 3 次测得的粒子（$\geqslant 0.5\mu m$）浓度分别为 258107 粒/m^3、246394 粒/m^3 和 283642 粒/m^3，B 点 3 次测得的粒子浓度分别为 273542 粒/m^3、269714 粒/m^3 和 257962 粒/m^3。
>
> 判断该 GMP 车间 $0.5\mu m$ 以上悬浮粒子是否符合 C 级洁净标准。

二、空气中沉降菌的测定

依据中华人民共和国国家标准《医药工业洁净室（区）沉降菌的测试方法》（GB/T 16294—2010）对空气中沉降菌进行监测。

（一）测试方法

本测试采用沉降法，即通过自然沉降原理收集空气中的微生物粒子于培养基平皿，在适宜的条件下培养适宜时间让其繁殖到肉眼可见的菌落进行计数，以平板培养基中的菌落数来判定洁净室（区）内的活微生物数，并以此来评定洁净室（区）的洁净度是否符合相应洁净级别要求。

1. 测试人员

洁净室（区）的测试人员应进行本专业的培训并获得相应资格后才能担任对洁净室（区）测试的职责，其中包含涉及的卫生知识和基本微生物知

视频 5　无菌室
沉降菌检测

识。洁净室（区）的测试人员应选择与生产操作的空气洁净度级别要求相适应的穿戴方式。

2. 仪器、辅助设备和培养基

（1）培养皿　一般采用 90mm×15mm 规格的培养皿。

（2）培养基　TSA 或 SDA 或其他用户认可并经验证了的培养基。

（3）恒温培养箱　必须定期对恒温培养箱进行校验。

3. 测试规则

（1）测试条件　在测试之前，要对洁净室（区）相关参数进行预先测试，这类测试将会提供测试沉降菌的环境条件。例如，洁净室（区）的温度和相对湿度应与其生产及工艺要求相适应（无特殊要求时，以温度在 18~26℃、相对湿度在 45%~65% 为宜），同时应满足测试仪器的使用范围。

（2）测试状态　静态和动态两种状态均可进行测试。静态测试时，室内测试人员不得多于 2 人。沉降菌测试前，被测洁净室（区）由用户决定是否需要预先消毒。测试报告中应标明测试时洁净室（区）所处的状态和室内测试人员数。

（3）测试时间　在空态或静态 a 测试时，对单向流洁净室（区）而言，测试宜在净化空气调节系统正常运行不少于 10 分钟后开始；对非单向流洁净室（区），测试宜在净化空气调节系统正常运行时间不少于 30 分钟后开始。在静态 b 测试时，对单向流洁净室（区），测试宜在生产操作人员撤离现场并经过 10 分钟自净后开始；对非单向流洁净室（区）测试宜在生产操作人员撤离现场并经过 20 分钟自净后开始；在动态测试时，则须记录生产开始的时间及测试时间。

（4）采样点数量及其布置　最少采样点数目和采样点的位置可参照本章第二节"空气中悬浮粒子的测定"，工作区采样点位置离地 0.8~1.5m（略高于工作面），可在关键设备或关键工作活动范围处增加测试点。

（5）最少培养皿数　在满足最少采样点数目的同时，宜满足最少培养皿数，见表 3-7。

表 3-7　不同洁净度级别沉降菌测试最少培养皿数

洁净度级别	最少培养皿数
A 级	14
B 级	2
C 级	2
D 级	2

（6）采样次数　每个采样点一般采样一次。

4. 采样测试

（1）采样　测试前培养皿表面必须严格消毒。将已制备好的培养皿按采样点布置图逐个放置，然后从里到外逐个打开培养皿盖，使培养基表面暴露在空气中。静态测试时，培养基暴露时间为 30 分钟以上；动态测试时，培养基暴露时间不超过 4 小时。

（2）培养　全部采样结束后，将培养皿倒置于恒温培养箱中培养。采用 TSA 配制的培养皿经采样后，在 30~35℃ 培养箱中培养不少于 2 天；采用 SDA 配制的培养皿经采样后，在 20~25℃ 培养箱中培养不少于 5 天。每批培养基应有对照试验，检验培养基本身是否污染。可每批选定 3 个培养皿做对照培养。

（3）菌落计数　用肉眼对培养皿上所有的菌落直接计数、标记或在菌落计数器上点计，然后用 5~10 倍放大镜检查有无遗漏。若平板上有 2 个或 2 个以上的菌落重叠，可分辨时仍以 2 个或 2 个以上菌落计数。

（4）注意事项　测试用具要作灭菌处理，以确保测试的可靠性、正确性。采取一切措施防止人为对样本的污染。对培养基、培养条件及其他参数作详细记录。由于细菌种类繁多、差别较大，计数时一般用透射光于培养皿背面或正面仔细观察，不要漏计培养皿边缘生长的菌落，并须注意细菌菌落与培养基沉淀物的区别，必要时用显微镜鉴别。采样前应仔细检查每个培养皿的质量，如发现变质、破损或污染的应剔除。

（二）测试结果

1. 结果计算

用计数方法得出各个培养皿的菌落数，然后按下式计算平均菌落数。

$$\overline{M} = \frac{M_1 + M_2 + \cdots M_n}{n}$$

（3-6）

式中，$\overline{M}$ 是平均菌落数；M_1 为 1 号培养皿菌落数；M_2 为 2 号培养皿菌落数；M_n 为 n 号培养皿菌落数；n 为培养皿总数。

2. 结果判定

如果每个测试点的平均菌落数均低于所选定的评定标准，则判定该洁净室（区）空气中的沉降菌符合该洁净级别标准。在静态测试时，如果某测试点的沉降菌平均菌落数超过评定标准，则应重新采样两次，两次测试结果均合格才能判定为合格。

（三）测试报告

测试报告应包含以下内容：

（1）测试者的名称和地址，测试日期。

（2）测试依据。

（3）被测洁净室（区）的平面位置（必要时标注相邻区域的平面位置）。

（4）有关测试仪器及其测试方法的描述，包括测试环境条件、采样点数目及布置图、测试次数、采样流量，或可能存在的测试方法的变更、测试仪器的检定证书等；若为动态测试，则还应记录现场操作人员的数量及位置、现场运转设备的数量及位置。

（5）测试结果，包括所有统计计算资料。

案例分析2

某 GMP 车间（B 级）进行沉降菌测试，其中 1 个测试点放置的 2 个平皿经培养后，菌落数分别为 4 个和 3 个，求该测试点沉降菌平均菌落数并判断该车间沉降菌是否符合 B 级洁净标准。

（四）日常监控

对于沉降菌的监控，宜设定纠偏限度和警戒限度，以保证洁净室（区）的微生物浓度受到控制。应定期监测以检查微生物负荷以及消毒剂的效力，并作倾向分析。静态和动态的监控都可以采用该方法。

对于沉降菌的取样频次，如果出现下列情况应考虑修改，在评估以下情况后，也应确定其他项目的监测频次：

① 连续超过纠偏限度和警戒限度；

② 停用时间比预计延长；

③ 关键区域内发现有污染存在；

④ 在使用期间，空气净化系统进行任何重大的维修；

⑤ 日常操作记录反映出倾向性的数据；

⑥ 消毒规程改变；

⑦ 引起生物污染的事故等；

⑧ 当设备有重大维修或增加设备时；

⑨ 当洁净室（区）结构或区域分布有重大变动时。

📖 **知识链接**

　　1. 纠偏限度对于受控的洁净室（区），由使用者自行设定微生物含量等级。当检测结果超过该等级时，应启动监测程序对该区域的微生物污染情况立即进行跟踪。

　　2. 警戒限度对于受控的洁净室（区），由使用者自行设定一个微生物含量等级，从而给定一个与正常状态相比最早警戒的偏差值。当超过该最早警戒的偏差值时，应启动保证工艺或环境不受影响的程序及相关措施。

三、空气中浮游菌的测定

　　依据中华人民共和国国家标准《医药工业洁净室（区）浮游菌的测试方法》（GB/T 16293—2010）对空气中浮游菌进行监测。

（一）测试方法

　　浮游菌测试采用的方法是计数浓度法，即通过收集浮游在空气中的生物性粒子于专门的培养基（选择能证实其能够支持微生物生长的培养基）内，经若干时间和适宜的生长条件让其繁殖到可见的菌落进行计数，以判定该洁净室的微生物浓度。

1. 测试人员

测试人员的要求同"悬浮粒子测试"。

2. 仪器、辅助设备和培养基

（1）浮游菌采样器　一般采用撞击法机制，可分为狭缝式采样器、离心式采样器或针孔式采样器。采用的浮游菌采样器必须要有流量计和定时器。

（2）培养皿　一般采用 90mm×15mm 规格的培养皿。

（3）培养基　胰酪大豆胨琼脂培养基（TSA）或沙氏葡萄糖琼脂培养基（SDA）或其他用户认可并经验证了的培养基。

（4）恒温培养箱　必须定期对培养箱的温度计进行检定。

3. 测试规则

（1）测试条件　在测试之前，要对洁净室（区）相关参数进行预先测试，这类测试将会提供测试浮游菌的环境条件。

（2）测试状态　静态和动态两种状态均需进行测试。静态测试时，室内测试人员不得多于 2 人。浮游菌测试前，被测洁净室（区）由用户决定是否需要预先消毒。测试报告中应标明测试时洁净室（区）所处的状态和室内测试人员数。

（3）测试时间　在空态或静态 a 测试时，对单向流洁净室（区）而言，测试宜在净化空气调节系统正常运行时间不少于 10 分钟后开始；对非单向流洁净室（区），测试宜在净化空气调节系统正常运行时间不少于 30 分钟后开始。在静态 b 测试时，对单向流洁净室（区），测试宜在生产操作人员撤离现场并经过 10 分钟自净后开始；对非单向流洁净室（区），测试宜在生产操作人员撤离现场并经过 20 分钟自净后开始。在动态测试时，则须记录生产开始的时间及测试时间。

（4）采样点数量及其布置　最少采样点数目和采样点的位置可参照本章第二节"空气中悬浮粒子的测定"。工作区测试点位置离地 0.8～1.5m（略高于工作面）；送风口测试点位置离开送风面 30cm 左右；可在关键设备或关键工作活动范围处增加测试点。

（5）最小采样量　不同洁净度级别浮游菌测试每次最小采样量见表 3-8。

表 3-8　不同洁净度级别浮游菌测试每次最小采样量

洁净度级别	采样量/（L/次）
A	1000
B	500
C	100
D	100

（6）采样次数　每个采样点一般采样一次。

4. 采样测试

（1）采样　测试前，仪器的采样口及采样管必须经高温灭菌；仪器、培养皿表面须严格消毒；采样仪器进入被测房间前先用清毒房间的消毒剂对其进行消毒灭菌，用于 A 级洁净室的采样器宜预先放在被测房间内。采样前，先用消毒剂清洗采样顶盖、转盘及罩子的内外面，然后将管中的残留液倒掉并晾干，先不放入培养皿，开启浮游菌采样器，使仪器中的残余消毒剂蒸发，时间不少于 5 分钟，检查流量并根据采样量调整设定采样时间。关闭浮游菌采样器放入培养皿，盖上盖子，置采样口于采样点后，开启浮游菌采样器进行采样。采样结束后，再用消毒剂轻轻喷射罩子的内壁和转盘。

（2）培养　全部采样结束后，将培养皿倒置于恒温培养箱中培养。采用 TSA 配制的培养皿经采样后，在 30～35℃培养箱中培养不少于 2 天；采用 SDA 配制的培养皿经采样后，在 20～25℃培养箱中培养不少于 5 天。每批培养基应有对照试验，检验培养基本身是否污染。可每批选定 3 个培养皿做对照培养。

（3）菌落计数　同"沉降菌测试"。

（4）注意事项　采样者应穿戴与被测洁净区域相应的工作服；在转盘上放入或调换培养皿前，双手需用消毒剂消毒或戴无菌手套。

（二）测试结果

1. 结果计算

用计数方法得出各个培养皿的菌落数，每个测试点的浮游菌平均浓度的计算见下式。

$$平均浓度（个/m^3）=\frac{菌落数}{采样量} \tag{3-7}$$

2. 结果判定

如果每个测试点的浮游菌平均浓度低于所选定评定标准，则判定该区域的浮游菌检测结果符合相应洁净级别标准。在静态测试时，若某测试点的浮游菌平均浓度超过评定标准，则应重新采样两次，两次测试结果均合格才能判为符合规定。

（三）测试报告

测试报告应包含以下内容：

（1）测试者的名称和地址，测试日期。

（2）测试依据。

（3）被测洁净室（区）的平面位置（必要时标注相邻区域的平面位置）。

（4）有关测试仪器及其测试方法的描述，包括测试环境条件、采样点数目及布置图、测试次数、采样流量，或可能存在的测试方法的变更、测试仪器的检定证书等；若为动态测试，则还应记录现场操作人员的数量及位置、现场运转设备的数量及位置。

（5）测试结果，包括所有统计计算资料。

📚 **案例分析3**

> 某 GMP 车间进行浮游菌测试，其中 1 个测试点的采样量为 500L，菌落数为 1 个，求该测试点浮游菌平均浓度。

（四）日常监控

对于浮游菌的监控，宜设定纠偏限度和警戒限度，以保证洁净室（区）的微生物浓度受到控制。应定期监测以检查微生物负荷以及消毒剂的效力，并作倾向分析。静态和动态的监控都可以采用该方法。

对于浮游菌的取样频次，如果出现下列情况应考虑修改，在评估以下情况后，也应确定其他项目的监测频次：①连续超过纠偏限度和警戒限度；②停用时间比预计延长；③关键区域内发现有污染存在；④在使用期间，空气净化系统进行任何重大的维修；⑤日常操作记录反映出倾向性的数据；⑥消毒规程改变；⑦引起微生物污染的事故等；⑧当设备有重大维修或增加设备时；⑨当洁净室（区）结构或区域分布有重大变动时。

➡️ **知识积累**

> 1. 悬浮粒子的测试采用计数浓度法。采样须满足规定的最少采样点数目、采样次数、采样量及采样点布置方法。每个采样点的平均粒子浓度必须不大于规定的级别界限，且全部采样点的粒子浓度平均值的 95% 置信上限必须不大于规定的级别界限。
>
> 2. 沉降菌的测试采用沉降法。培养基为胰酪大豆胨琼脂培养基（30～35℃，≥2 天）或沙氏葡萄糖琼脂培养基（20～25℃，≥5 天）。采样须满足规定的最少采样点数目、采样次数、培养皿数及采样点布置方法。平均菌落数必须低于所选定的评定标准。
>
> 3. 浮游菌的测试采用计数浓度法。培养基为胰酪大豆胨琼脂培养基（30～35℃，≥2 天）或沙氏葡萄糖琼脂培养基（20～25℃，≥5 天）。采样须满足规定的最少采样点数目、采样次数、采样量及采样点布置方法。每个测试点的平均菌落数必须低于所选定的评定标准。

第三节　岗位任务模拟

一、任务描述

×××注射剂生产企业灌装岗位进行日常环境监测，向公司质量检验部生物检测室请验"浮游菌检测"项目，请跟随检验员小李一起来完成这项工作。已知本注射剂车间为冻干粉针生产车间，分为 A 级区（面积约为 16m² ）和 B 级区域（面积约为 100m² ）。

二、任务实施

（一）查一查

查阅《中国药典》（2020 年版）四部指导原则（9205）"药品洁净实验室微生物监测和控制指导原则"中微生物监测标准及《医药工业洁净室（区）浮游菌的测试方法》（GB/T 16293—2010）部分。

（二）做一做

1. 设计工作流程

接收请验单→实验前准备→消毒→采样→培养→菌落计数→结果计算→结果判定→记录与报告。

2. 检验准备

（1）根据式（3-1）计算 B 级区域最少采样点数为 10 个；A 级区域最少采样点数为 4 个。

（2）查得最小采样量为 500L/次。

（3）实验物品的准备

① 设备　浮游菌采样器、恒温培养箱、菌落计数器、放大镜。

② 器材　无菌衣、裤、帽、口罩，75％乙醇、剪刀等。

③ 培养基　30 个预制的胰酪大豆胨琼脂培养基（TSA）平板。

3. 浮游菌的检测过程

（1）测试条件　在测试之前，要对洁净室（区）相关参数进行预先测试，温度在 22℃，相对湿度在 55％，符合浮游菌测试要求。

（2）测试状态　浮游菌测试前，被测洁净室（区）预先消毒，选取静态 b 进行测试。

（3）测试时间　本测试区域为单向流洁净室（区），测试的是动态条件下，故在生产操作人员撤离现场并经过 10 分钟自净后开始测试。

（4）采样点布置　在工作区离地 1m 处；送风口测试点位置离开送风面 30cm 左右。

（5）采样次数　每个采样点采一次。

（6）采样、培养及菌落计数　照浮游菌"采样测试"项下依法操作。

（7）结果判定　照浮游菌"测试结果"项下依法操作。

（8）给出检验结论，发放检验报告。

三、注意事项

同本章第二节"浮游菌检测"项下。

预灌装培养基

随着科技的发展，预灌装培养基（皿）可以取代实验室关于培养基的一切工作，例如原材料的购买、配制、灭菌到浇制。

预灌装培养基（皿）可用于实验室微生物限度的测定（水中微生物检测、包装材料表面检测等）、洁净环境微生物状态的检测（浮游菌、沉降菌、表面微生物的测定等）等。

目前部分公司可以按照用户指定的专用培养基进行定制。例如营养琼脂、玫瑰红钠琼脂等国产培养基。还有 Merck、BD 等进口品牌的培养基，例如胰蛋白大豆琼脂、含卵磷脂及吐温 80 胰蛋白大豆琼脂、沙堡氏琼脂、麦康凯、MSA、PA、PBA，等等。其中 90mm 预灌装培养基平皿在各大实验室被使用，用于空气中浮游菌及沉降菌等的测定以及实验室相关微生物指标的测定等。

预灌装培养基（皿）的质量至少有三重保障：一是在生产过程中，使用高压蒸汽灭菌；二是在 B 级洁净环境全封闭自动灌装、A 级环境下半自动灌装；三是使用钴 60 辐射灭菌。相信在不久的未来，预灌装培养基（皿）会给广大实验人员带来更大的便捷。

🌱 知识拓展

《洁净室及相关受控环境 第 1 部分：按粒子浓度划分空气洁净度等级》简介

国家标准委员会发布了 GB/T 25915.1—2021《洁净室及相关受控环境 第 1 部分：按粒子浓度划分：空气洁净度等级》。该文件采用 ISO 14644-1：2015《洁净室及相关受控环境 第 1 部分：按粒子浓度划分空气洁净度等级》，代替 GB/T 25915.1—2010《洁净室及相关受控环境 第 1 部分：空气洁净度等级》并于 2022 年 3 月 1 日实施，主要有以下 3 个变化。

1. 关于洁净度测试采样点数量的要求

文件删除基于面积计算采样点数量的计算公式，对于房间面积≥636m²（ISO 14644：2015 为＞1000m²）的，通过下列公式计算（公式与 ISO 14644：2015 不同）：

$$N_L = \sqrt{A}$$

式中，N_L 为最小采样点数量，带小数点时向上进位取整数；A 为待测洁净室的面积，单位为平方米（m²）。

注：可和用户协商增加关键工艺部位采样点。

2. 删除对粒子浓度进行 UCL/LCL 计算的要求

文件给出了确定单次采样量和各点的采样时间的方法，所选最大粒径的粒子浓度恰好为规定的 ISO 级别上限时，在各采样点所采的空气量足以检测到至少 20 个粒子。每个采样点的单次采样量（V_S），按下列公式计算。

$$V_S = \left(\frac{20}{c_{n,m}}\right) \times 1000$$

式中，V_s 为每个采样点的最小单次采样量，单位为升（L）；$c_{n,m}$ 为相应洁净度级别最大关注粒径的浓度上限，单位为粒每立方米（粒/m³）；20 为粒子浓度恰好为级别上限时，能计数到的粒子数目。

每一采样点的采样量至少为 2L，每一采样点单次采样的最小采样时间为 1 分钟，每一采样点的每次采样量应一致。

3. 删除 ISO5（A 级）5.0μm 粒子的限度标准。

知识回顾

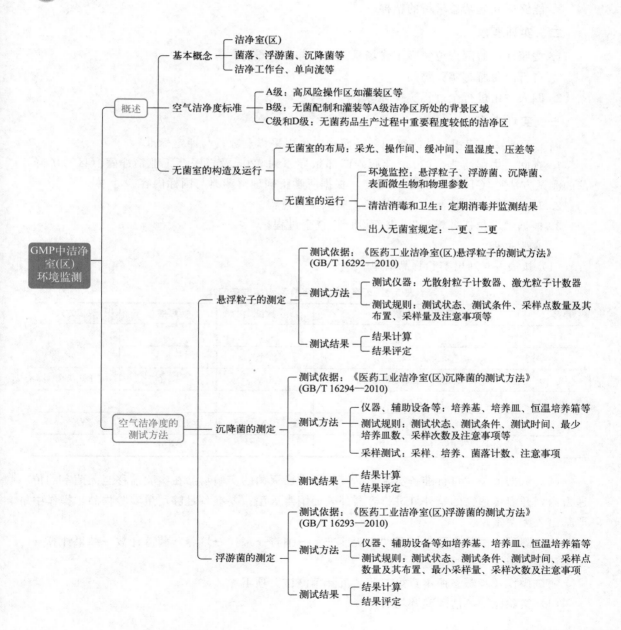

任务三　无菌室沉降菌的检测

一、实训目的

1. 掌握沉降菌检测的操作流程与工作思路。
2. 熟悉沉降菌检测的操作技能。
3. 能够树立起精益求精的精神。

二、实训要求

1. 按照环境监测岗位实际工作场景完成工作流程设计。
2. 自行准备所有实验物品。
3. 四人一组进行全过程实操训练。

三、实训内容

确定无菌室的面积与洁净级别，从而确定最少采样点数量与评定标准。

1. 查阅《中国药典》（2020 年版）四部指导原则 9205 及《医药工业洁净室（区）沉降菌的测试方法》（GB/T 16294—2010），根据所学正确理解药典与国标内容。

2. 观看"沉降菌检测"操作视频，模拟操作过程。

3. 根据"岗位任务模拟"，书面设计检查全过程。

4. 实验过程

（1）按表 3-9 列出实验物品清单。

表 3-9　无菌室沉降菌检测物品准备清单

序号	实验物品名称	数量	规格	灭菌方式
1	剪刀	1个		消毒
2	沉降菌支架	2个		
3	预灌装的胰酪大豆胨琼脂培养基	3包	10个	干热灭菌
4	75％乙醇	1瓶		
5	培养箱	2		
6	……	……	……	……

（2）依据清单，自行准备实验物品。将所有已灭菌的实验物品在实验前移至无菌室的传递窗内，开启传递窗的紫外灯进行容器外表面消毒灭菌。要准备足够用量实验物品，操作中严禁出入无菌室。

（3）测试方法与步骤。按照"实验前准备→消毒→采样→培养→菌落计数→结果计算→结果评定→记录与报告"进行实验。

测试操作及步骤参照本章第二节"沉降菌测试"项下。

（4）实验完毕，清理实验场所。

（5）结果计算与判断，参照本章第二节"沉降菌测试"项下。

（6）规范书写检验记录，发放检验报告。

四、实训评价

学生对标"沉降菌检测技能考核标准"自评；教师依据实验设计、准备、操作、记录、报告整个环节进行评价；实验员根据学生准备及清场情况进行评价，评价模式如表3-10所示。

表3-10 沉降菌检测任务评价表

考核项目	预习 10分	方案设计 20分	准备 20分	操作 30分	实训结果 10分	无菌意识 10分	合计/分
组长评价							
学生自评							
教师评价							
实验员评价							
组长评价×20%＋学生自评×10%＋教师评价×40%＋实验员评价×30%							

目标检测

一、选择题

（一）单选题

1. GMP 即（　　）。

A. 中药材生产质量管理规范

B. 药物临床试验质量管理规范

C. 药物非临床研究质量管理规范

D. 药品生产质量管理规范

E. 药品经营质量管理规范

2. A级洁净室（区）≥$0.5\mu m$ 尘粒的最大允许数为（　　）。

A. 0　　　　　　　　　　B. 20　　　　　　　　　　C. 3520

D. 352000　　　　　　　E. 3520000

3. 对洁净室沉降菌进行测试时，应严格控制人数，静态测试时，室内测试人员不得多于（　　）人。

A. 6　　　　　　　　　　B. 5　　　　　　　　　　C. 4

D. 3　　　　　　　　　　E. 2

4. 无特殊要求时，无菌洁净室温度和湿度以控制在（　　）为宜。

A. 18～26℃，45%～65%　　B. 16～26℃，45%～65%　　C. 18～26℃，40%～65%

D. 16～26℃，40%～65%　　E. 18～28℃，45%～65%

5. A级洁净室空气中的浮游菌平均浓度应小于（　　）个/m^3。

A. 100　　　　　　　　　B. 50　　　　　　　　　　C. 10

D. 5　　　　　　　　　　E. 1

6. 沉降菌静态测试时，培养皿暴露时间最少为（　　）分钟以上。

A. 15　　　　　　　　　　B. 30　　　　　　　　　　C. 50

D. 60   E. 120

7. 高风险操作区例如灌装区属于（　　）洁净区。

A. A级　　　　　　　　　　B. B级　　　　　　　　　　C. C级

D. D级　　　　　　　　　　E. E级

8. 沉降菌测试时，制备好的培养皿适宜的存放温度为（　　）。

A. 0℃以下　　　　　　　　B. 2～8℃　　　　　　　　C. 18～26℃

D. 20～25℃　　　　　　　E. 冷处

9. UCL是指（　　）。

A. 标准差　　　　　　　　B. 95%置信上限　　　　　C. 相对标准差

D. 粒子标准差　　　　　　E. 80%置信下限

10. B级洁净室（区）测试浮游菌，最小采样量为（　　）L/次。

A. 100　　　　　　　　　　B. 200　　　　　　　　　　C. 300

D. 500　　　　　　　　　　E. 800

（二）多选题

1. 药品微生物检验的实验室应有开展无菌检查、微生物限度检查、无菌采样等检测工作的、独立设置的洁净室（区）或隔离系统，并配备相应的（　　）、样品接收和贮藏室（区）、污染物处理区和文档处理区等辅助区域。

A. 阳性菌实验室

B. 培养室

C. 实验结果观察区

D. 培养基及实验用具准备（包括灭菌）区

E. 标准菌株贮藏室（区）

2. GMP（2010年版）规定，药品洁净实验室的洁净级别按空气悬浮粒子大小和数量的不同分为（　　）4个级别。

A. A级　　　　　　　　　　B. B级　　　　　　　　　　C. C级

D. D级　　　　　　　　　　E. E级

3. 洁净室浮游菌测试需要使用的设备为（　　）。

A. 尘埃粒子计数器　　　　B. 浮游菌采样器　　　　　C. 高压蒸汽灭菌锅

D. 恒温培养箱　　　　　　E. 培养皿

4. 洁净室沉降菌测试可以在（　　）状态下进行。

A. 空态　　　　　　　　　B. 静态a　　　　　　　　C. 静态b

D. 动态　　　　　　　　　E. 自净

5. 微生物监测内容包括非生物活性的空气悬浮粒子数和有生物活性的微生物监测，其中微生物监测包括（　　）的微生物监测。

A. 浮游菌　　　　　　　　B. 沉降菌　　　　　　　　C. 关键的检测台面

D. 人员操作服表面　　　　E. 5指手套

二、判断题

（　　）1. GMP车间沉降菌测试可选用改良马丁培养基。

（　　）2. GMP沉降菌测试中采样点一般在离地面0.8m高度的水平面上均匀布置。

（　　　）3. 悬浮粒子的测试主要采用粒子计数器，包括光散射粒子计数器和激光粒子计数器。

（　　　）4. 悬浮粒子测试状态在空态、静态和动态均可测试。

（　　　）5. 采样时测试人员应站在采样口的上风侧。

（　　　）6. 沉降菌测试前每个培养基表面必须严格消毒，以保证无菌。

（　　　）7. 沉降菌采样静态测试时，培养皿暴露时间为 30 分钟以上。

（　　　）8. 采样前应仔细检查每个培养皿的质量，如发现有变质、破损或污染的应剔除。

（　　　）9. 浮游菌的培养皿一般采用 90mm×18mm 规格的培养皿。

（　　　）10. 浮游菌采用 TSA 配制的培养皿经采样后，培养时间不少于 2 天。

三、简答题

车间工作人员依据《医药工业洁净室（区）沉降菌的测试方法》（GB/T 16294—2010）对 GMP 洁净区进行沉降菌检测。采样时，应如何布置采样点？

第四章　微生物限度检查

【学习引导】

　　小明最近眼睛红肿，分泌物较多，于是就去药店购买了某药厂生产的红霉素软膏，每天按照说明书的要求按时用药。治疗两天后症状加重，眼睛周边出现溃疡，视力模糊。紧急送往医院后，医生初步判断可能为铜绿假单胞菌感染，并且预言这种情况如处理不及时有可能导致失明。后将未用完的药品送往检测机构检测，产品中检出铜绿假单胞菌。

　　由此可以看出，药品被微生物污染尤其是致病微生物污染引发的后果非常严重。如何控制药品中的微生物，本章将带领大家学习和掌握这种技能。

【学习目标】

　　1. 知识目标

　　掌握微生物限度检查法的概念、检查项目、检查方法、限度及结果判断；了解控制菌的检查项目及不同项目的检查方法。

　　2. 能力目标

　　能够按照岗位要求自行准备实验物品，独立完成一个常规固体制剂的微生物总数的检查和大肠埃希菌的检查。

　　3. 素质目标

　　具有较强的无菌意识和微生物污染的防范意识，能够正确处理染菌物品，防止污染环境和交叉污染；具备一丝不苟、精操细作的工匠精神和生命至上的质量意识。

第一节　微生物限度检查基本知识

一、微生物概述

　　微生物（micro-organism）系指肉眼难以看清，需要借助光学显微镜或电子显微镜才能观察到的一切微小生物的总称，包括细菌、病毒、真菌以及一些小型的原生生物及显微藻类等在内的一大类生物群体。它个体微小，与人类关系密切，涵盖了有益跟有害的众多种类，广泛涉及食品、医药、工农业、环保、体育等诸多领域。在教科书中，一般将微生物划分为细菌、病毒、真菌、放线菌、立克次体、支原体、衣原体及螺旋体 8 大类，下面主要介绍一下细菌和病毒。

（一）细菌及其分类

1. 细菌的概念

　　细菌（bacteria）是生物的主要类群之一，属于细菌域，是所有生物中数量最多的一类。细菌的个体非常小，目前已知最小的细菌只有 0.2μm 长，因此大多数细菌只能在显微镜下被看到。它的形状多样，主要有球状、杆状以及螺旋状等。细菌一般是单细胞，细胞结构简单，缺乏细胞核、细胞骨架以及膜状胞器，例如线粒体和叶绿体。基于这些特征，细菌属于原核生物（prokaryote）。细菌对人类活动有很大的影响。一方面，细菌是许多疾病的病原体，可以通过各种方式，如接触、消化道、呼吸道、昆虫叮咬等在正常人体间传播疾病，具有较强的传染性；另一方面，人类也时常利用细菌，例如乳酪及酸奶和酒酿的制作、部分抗生素的生产、废水的处理等。在生物科技领域中，细菌也有着广泛的应用。

2. 细菌的分类

按照不同的分类方式，细菌可以分为不同的种类。下面主要介绍三种细菌分类方式。

（1）按照细菌的生活方式分类　分为自养菌和异养菌。生长时能以简单的无机物作为营养物质的细菌称为自养型细菌；生长时需要复杂的有机物作为营养物质的细菌称为异养型细菌。

（2）按照细菌对氧气的需求分类　分为需氧菌、厌氧菌和兼性厌氧菌三类。

① 需氧菌　具有较完善的呼吸酶系统，需分子氧作受氢体，只能在有氧条件下生长繁殖。

② 厌氧菌　缺乏完善的呼吸酶系统，受氢体为有机物，只能在无氧条件下生长繁殖。

③ 兼性厌氧菌　具有完善的呼吸酶系统，在有氧或无氧环境中都能生长。

（3）按照细菌生存温度分类　细胞生长的温度极限为 −7～90℃。各类细菌对温度的要求不同，可分为嗜冷菌（psychrophiles）、嗜温菌（sophiles）和嗜热菌（thermophiles）。

① 嗜冷菌　这类菌一般在 −15～20℃ 之间最适宜生长，由于这个温度范围与其他细菌最适宜生长的温度范围相比要冷很多（普通细菌适宜生长温度为 25～40℃），故此得名嗜冷菌。嗜冷菌最常见的品种有耶氏菌、李斯特菌和假单胞菌。嗜冷菌之所以可以在冰点下存活与繁殖，是因为它们有一种特殊的脂类细胞膜。这种细胞膜在化学上可以抵御由极寒带来的硬化，使得其蛋白质呈现出"抗冻能力"，在水的熔点以下仍然能够保持其内环境为液态并且保护其 DNA 免受伤害。

② 嗜温菌　这类菌一般在 20～40℃ 之间最适宜生长。病原菌均为嗜温菌，最适温度为人体的体温，即 37℃，故实验室一般采用 37℃ 培养细菌。

③ 嗜热菌　在高至 56～60℃ 时生长最好。

（二）病毒

病毒（biological virus）是一种个体微小、结构简单，只含一种核酸（DNA 或 RNA），必须在活细胞内寄生并以复制方式增殖的非细胞型生物。病毒是一种非细胞生命形态，它由一个核酸长链和蛋白质外壳构成，病毒没有自己的代谢机构，没有酶系统。病毒的复制、转录和转译都是在宿主细胞中进行，当它进入宿主细胞后，就可以利用细胞中的物质和能量完成生命活动，按照它自己的核酸所包含的遗传信息产生和它一样的新一代病毒，因此病毒离不开宿主细胞。

微生物具有极高的生长繁殖速度。大肠杆菌能够在 12.5～20 分钟内繁殖 1 次。不妨计算一下，1 个大肠杆菌假设 20 分钟分裂 1 次，1 小时 3 次，1 昼夜 24 小时分裂 72 次，大概可以产生 4722366500 万亿个（2 的 72 次方）大肠杆菌，这是非常巨大的数字。但事实上，由于各种条件的限制，如营养缺失、竞争加剧、生存环境恶化等原因，微生物无法完全达到这种指数级增长。但如果药品受到有害微生物的污染，用药后在体内就会迅速繁殖，给人体带来巨大危害，因此应控制微生物的污染。

二、微生物限度检查法

（一）概念及意义

微生物限度检查法系检查非规定灭菌制剂及其原料、辅料、内包装材料受微生物污染程度的方法。非无菌药品中污染的某些微生物可能导致药物活性降低，甚至使药品丧失疗效，从而对患者健康造成潜在的危害，因此必须进行微生物限度的控制。

微生物限度检查结果是评价药品生产企业所用原料、辅料、内包装材料、水质、设备、器具、工艺流程、生产环境及操作者卫生状况的重要手段和依据。依据检验结果，可以加强药品生产全过程的卫生监控及质量管理，提高药品生产质量。我们国家规定，所有的非规定灭菌制剂及其原料、辅料、内包装材料在出厂前均应进行微生物限度检查，以保证药品质量，保障人民的用药安全。除另有规定外，本法不适用于活菌制剂的检查。

（二）检查项目及结果要求

1. 微生物总数检查

微生物计数法适用于能在有氧条件下生长的嗜温细菌和真菌的计数，包括需氧菌总数、霉菌和酵母菌总数检查。结果要求需氧菌总数、霉菌和酵母菌总数不超过规定的限度即可。

微生物计数法测定结果只反映在规定条件下所生长的需氧菌（为一群嗜中温、需氧和兼性厌氧菌）、霉菌和酵母菌的菌落数。不包括对营养、氧气、温度、pH 值和其他因素有特殊要求的细菌、霉菌和酵母菌。

2. 控制菌检查

包括耐胆盐革兰阴性菌、大肠埃希菌、沙门菌、铜绿假单胞菌、金黄色葡萄球菌、梭菌及白色念珠菌检查。控制菌检查结果要求不得检出。

对于一个非无菌产品，上述两项的检查结果只要有一项不符合要求，微生物限度检查结果为不符合规定。

（三）环境要求

微生物限度检查应在不低于 D 级背景下的生物安全柜或 B 级洁净区域内进行，检验全过程需严格遵守无菌操作，防止再污染。洁净工作区域、工作台面及环境应定期按《医药工业洁净室（区）悬浮粒子、浮游菌和沉降菌测试方法》的现行国家标准进行洁净度验证并定期进行监测。除另有规定外，本检查法中需氧菌及控制菌的增菌培养温度均为 30～35℃，控制菌的分离培养温度分别见各控制菌检查项下，霉菌和酵母菌培养温度为 20～25℃。

🌐 **点滴积累**

1. 微生物限度检查的项目包括需氧菌总数、霉菌和酵母菌总数及控制菌检查。

2. 微生物限度检查的环境要求：微生物限度检查应在不低于 D 级背景下的生物安全柜或 B 级洁净区域内进行，检验全过程必须严格遵守无菌操作。

3. 除另有规定外，需氧菌及控制菌的增菌培养温度均为 30～35℃，霉菌和酵母菌培养温度为 20～25℃。

（四）限度标准

《中国药典》（2020 年版）四部通则收载了该标准（通则 1107）。

非无菌药品的微生物限度标准是基于药品的给药途径和对患者健康潜在的危害以及药品的特殊性而制定的。药品生产、贮存、销售过程中的检验，药用原料、辅料及中药提取物的检验，新药标准制定，进口药品标准复核，考察药品质量及仲裁等，除另有规定外，其微生物限度均以本标准为依据。

1. 非无菌化学药品制剂、生物制品制剂、不含药材原粉中药制剂

非无菌化学药品制剂、生物制品制剂、不含药材原粉中药制剂微生物限度标准见表 4-1。

表 4-1　非无菌化学药品制剂、生物制品制剂、不含药材原粉中药制剂微生物限度标准

给药途径	需氧菌总数 /(cfu/g、cfu/ml 或 cfu/10cm²)	霉菌、酵母菌总数 /(cfu/g、cfu/ml 或 cfu/10cm²)	控制菌
口服固体制剂	10^3	10^2	不得检出大肠埃希菌(1g 或 1ml)；含脏器提取物的制剂还不得检出沙门菌(10g 或 10ml)
口服液体及半固体制剂	10^2	10^1	
口腔黏膜给药制剂 齿龈给药制剂 鼻用制剂	10^2	10^1	不得检出大肠埃希菌、金黄色葡萄球菌、铜绿假单胞菌(1g、1ml 或 10cm²)
耳用制剂 皮肤给药制剂	10^2	10^1	不得检出金黄色葡萄球菌、铜绿假单胞菌(1g、1ml 或 10cm²)
呼吸道吸入给药制剂	10^2	10^1	不得检出大肠埃希菌、金黄色葡萄球菌、铜绿假单胞菌、耐胆盐革兰阴性菌(1g 或 1ml)
阴道给药制剂 尿道给药制剂	10^2	10^1	不得检出金黄色葡萄球菌、铜绿假单胞菌、白色念珠菌；中药制剂还不得检出梭菌(1g、1ml 或 10cm²)
直肠给药固体制剂	10^3	10^2	不得检出金黄色葡萄球菌、铜绿假单胞菌(1g 或 1ml)
直肠给药液体制剂	10^2	10^2	
其他局部给药制剂	10^2	10^2	不得检出金黄色葡萄球菌、铜绿假单胞菌(1g、1ml 或 10cm²)

注：化学药品制剂和生物制品制剂若含有未经提取的动植物来源的成分或矿物质，还不得检出沙门菌（10g 和 10ml）。

2. 非无菌含药材原粉的中药制剂

非无菌含药材原粉的中药制剂微生物限度标准见表 4-2。

表 4-2　非无菌含药材原粉的中药制剂微生物限度标准

给药途径	需氧菌总数 /(cfu/g、cfu/ml 或 cfu/10cm²)	霉菌、酵母菌总数 /(cfu/g、cfu/ml 或 cfu/10cm²)	控制菌
口服固体制剂（不含豆豉、神曲等发酵原粉）	10^4（丸剂 $3×10^4$）	10^2	不得检出大肠埃希菌(1g)；不得检出沙门菌(10g)；耐胆盐革兰阴性菌应小于 10^2 cfu(1g)
口服固体制剂（含豆豉、神曲等发酵原粉）	10^5	$5×10^2$	

给药途径	需氧菌总数 /(cfu/g、cfu/ml 或 cfu/10cm²)	霉菌、酵母菌总数 /(cfu/g、cfu/ml 或 cfu/10cm²)	控制菌
口服液体制剂(不含豆豉、神曲等发酵原粉)	5×10^2	10^2	不得检出大肠埃希菌(1ml);不得检出沙门菌(10ml);耐胆盐革兰阴性菌应小于 10^1cfu(1ml)
口服液体制剂(含豆豉、神曲等发酵原粉)	10^3	10^2	
局部给药固体制剂(用于表皮或黏膜不完整)	10^3	10^2	不得检出金黄色葡萄球菌、铜绿假单胞菌(1g 或 10cm²);阴道、尿道给药制剂还不得检出白色念珠菌、梭菌(1g 或 10cm²)
局部给药固体制剂(用于表皮或黏膜完整)	10^4	10^2	
液体局部给药制剂(用于表皮或黏膜不完整)	10^2	10^2	不得检出金黄色葡萄球菌、铜绿假单胞菌(1ml);阴道、尿道给药制剂还不得检出白色念珠菌、梭菌(1ml)
液体局部给药制剂(用于表皮或黏膜完整)	10^2	10^2	

3. 非无菌药用原料及辅料

非无菌药用原料及辅料微生物限度标准见表4-3。

表 4-3 非无菌药用原料及辅料微生物限度标准

需氧菌总数 /(cfu/g、cfu/ml 或 cfu/10cm²)	霉菌、酵母菌总数 /(cfu/g、cfu/ml 或 cfu/10cm²)	控制菌
10^3	10^2	未做统一规定

4. 中药提取物及中药饮片

中药提取物及中药饮片微生物限度标准见表4-4。

表 4-4 中药提取物及中药饮片微生物限度标准

项目	需氧菌总数 /(cfu/g、cfu/ml 或 cfu/10cm²)	霉菌、酵母菌总数 /(cfu/g、cfu/ml 或 cfu/10cm²)	控制菌
中药提取物	10^3	10^2	未做统一规定
研粉口服用贵细饮片、直接口服及泡服饮片	未做统一规定	未做统一规定	不得检出沙门菌(10g);耐胆盐革兰阴性菌应小于 10^4cfu(1g)

5. 有兼用途径的制剂

应符合各给药途径的标准。

📖 案例分析1

布洛芬片为口服固体制剂,应符合"口服固体制剂"项下的限度标准,即需氧菌总数为 10^3cfu/g;霉菌和酵母菌总数为 10^2cfu/g;控制菌为不得检出大肠埃希菌(1g)。

讨论 实际检验过程中,该产品的微生物限度检查结果应控制在什么范围?

第二节　微生物计数法

《中国药典》（2020 年版）四部通则收载了该方法（通则 1105，通则 1107）。

一、检查原理

除另有规定外，微生物计数法均采用平板菌落计数法，这是活菌计数的方法之一，也是目前国际上常用的一种方法。

该法系将供试品制备成一定浓度的溶液，在无菌条件下采用无菌的操作技术转移至平皿中，倾注适量规定培养基，在规定温度下培养规定的时间，以琼脂平板上的需氧菌、霉菌和酵母菌形成的一个独立可见的菌落为计数依据，与药典规定的相应品种的微生物限度标准进行比较，以判定供试品中所含微生物是否符合规定。该法测定结果只反映在规定条件下所生长的细菌、霉菌和酵母菌的菌落数，不包括对营养、氧气、温度、pH 和其他因素有特殊要求的细菌、霉菌和酵母菌。

除另有规定外，本法不适用于活菌制剂的检查。

 知识链接

> 一个细菌、霉菌或酵母菌的菌落均可由一个或多个菌细胞生长繁殖而成。因此供试品中所测得的菌落数，实际为菌落形成单位数（colony forming unity，cfu），不应理解为细菌、霉菌、酵母菌的个数。

二、计数方法

计数方法包括平皿法、薄膜过滤法和最可能数法（most-probable-number method，简称 MPN 法）。MPN 法用于微生物计数时精确度较差，但对于某些微生物污染量很小的供试品，MPN 法比较适合。

供试品检查时，应根据供试品理化特性和微生物限度标准等因素选择计数方法，检测的样品量应能保证所获得的试验结果能够判断供试品是否符合规定。

三、检查步骤

（一）计数培养基适用性检查

实验室配制或商品化的成品培养基的质量依赖于其制备过程，采用不适宜方法制备的培养基将影响微生物的生长或复苏，从而影响试验结果的可靠性。因此，供试品微生物计数中所使用的培养基应进行适用性检查，以确定培养基质量在有效期内是否符合要求。有效期的长短取决于在一定存放条件下（包括容器特性及密封性）的培养基其组成成分的稳定性。任何不符合要求的培养基均不能使用。

除药典通则另有规定外，在实验室中，若采用已验证的配制和灭菌程序制备培养基且过程受控，那么同一批脱水培养基的适用性检查试验可只进行1次。如果培养基的制备过程未经验证，那么每一灭菌批培养基均要进行适用性检查或灵敏度检查试验。试验的菌种可根据培养基的用途从相关通则中进行选择，也可增加生产环境及产品中常见的污染菌株。

1. 菌种及菌液制备

试验用菌株的传代次数不得超过5代（从菌种保存中心获得的干燥菌种为第0代），并采用适宜的菌种保藏技术进行保存，以保证试验菌株的生物学特性。

（1）菌种　计数培养基适用性检查和计数方法适用性试验用菌株包括以下五种：

金黄色葡萄球菌（*Staphylococcus aureus*）［CMCC（B）26003］

铜绿假单胞菌（*Pseudomonas aeruginosa*）［CCMCC（B）10104］

枯草芽孢杆菌（*Bacillus subtilis*）［CMCC（B）63501］

白色念珠菌（*Candida albicans*）［CMCC（F）98001］

黑曲霉（*Aspergillus niger*）［CMCC（F）98003］

（2）菌液制备　接种金黄色葡萄球菌、铜绿假单胞菌、枯草芽孢杆菌的新鲜培养物至胰酪大豆胨琼脂培养基或胰酪大豆胨液体培养基中，在30～35℃条件下培养18～24小时；接种白色念珠菌的新鲜培养物至沙氏葡萄糖琼脂培养基或沙氏葡萄糖液体培养基中，在20～25℃条件下培养2～3天；取黑曲霉的新鲜培养物至沙氏葡萄糖琼脂培养基或马铃薯葡萄糖琼脂培养基中，在20～25℃条件下培养5～7天或直到获得丰富的孢子。按以上条件培养各试验菌株。

取金黄色葡萄球菌、铜绿假单胞菌、枯草芽孢杆菌、白色念珠菌的新鲜培养物，用pH7.0无菌氯化钠-蛋白胨缓冲液或0.9%无菌氯化钠溶液制成适宜浓度的菌悬液；取黑曲霉的新鲜培养物加入适量含0.05%（ml/ml）聚山梨酯80的pH7.0无菌氯化钠-蛋白胨缓冲液或含0.05%（ml/ml）聚山梨酯80的0.9%无菌氯化钠溶液，将孢子洗脱。然后，采用适宜的方法吸出孢子悬液至无菌试管内，用含0.05%（ml/ml）聚山梨酯80的pH7.0无菌氯化钠-蛋白胨缓冲液或含0.05%（ml/ml）聚山梨酯80的0.9%无菌氯化钠溶液制成适宜浓度的黑曲霉孢子悬液。

菌液制备后若在室温下放置，应在2小时内使用；若保存在2～8℃，可在24小时内使用。黑曲霉孢子悬液可保存在2～8℃，在验证过的贮存期内使用。

（3）阴性对照　为确认试验条件是否符合要求，应进行阴性对照试验，阴性对照试验应无菌生长。如阴性对照有菌生长，应进行偏差调查。

2. 培养基适用性检查

微生物计数用的商品化的预制培养基、由脱水培养基或按处方配制的培养基均应进行培养基适用性检查。

分别接种不大于100cfu的金黄色葡萄球菌、铜绿假单胞菌、枯草芽孢杆菌的菌液至胰酪大豆胨液体培养基管和无菌平皿中，平皿中立即倾注胰酪大豆胨琼脂培养基，混匀，凝固，置30～35℃培养不超过3天，每株试验菌平行制备2管或2个平皿；分别接种不大于100cfu的白色念珠菌、黑曲霉注入无菌平皿中，立即倾注胰酪大豆胨琼脂培养基和沙氏葡萄糖琼脂培养基，分别置30～35℃与20～25℃培养不超过5天，每株试验菌、每种培养基均平行制备2个平皿。同时，用相应的对照培养基替代被检培养基进行上述试验。被检固体培养基上的菌落平均数与对照培养基上的菌落平均数的比值应在0.5～2范围内，且菌落形态大小应与对照培养基上的菌落一致；被检液体培养基管与对照培养基管比较，试验菌应生长良好。

（二）供试品计数方法适用性试验

供试品的微生物计数方法应进行方法适用性试验，以确认所采用的方法适合于该产品的微生物计数。若检验程序或产品发生变化可能影响检验结果时，计数方法应重新进行适用性试验。计数方法适用性试验采用的是微生物回收试验法。

1. 供试液制备

根据供试品的理化特性与生物学特性，采取适宜的方法制备供试液。供试液制备若需加温时，应均匀加热，且温度不应超过45℃。供试液从制备至加入检验用培养基，不得超过1小时。常用的供试液制备方法如下。如果下列供试液制备方法经确认均不适用，应建立其他适宜的方法。

（1）水溶性供试品　取供试品，用pH7.0无菌氯化钠-蛋白胨缓冲液，或pH7.2磷酸盐缓冲液，或胰酪大豆胨液体培养基溶解或稀释制成1：10供试液。若需要，调节供试液pH值至6～8。必要时，用同一稀释液将供试液进一步10倍系列稀释。水溶性液体制剂也可用混合的供试品原液作为供试液。

视频6　供试液的制备

（2）水不溶性非油脂类供试品　取供试品，用pH7.0无菌氯化钠-蛋白胨缓冲液，或pH7.2磷酸盐缓冲液，或胰酪大豆胨液体培养基制备成1：10供试液。分散力较差的供试品，可在稀释液中加入表面活性剂如0.1%（ml/ml）的聚山梨酯80，使供试品分散均匀。若需要，调节供试液pH值至6～8。必要时，用同一稀释液将供试液进一步10倍系列稀释。

（3）油脂类供试品　取供试品，加入无菌十四烷酸异丙酯使溶解，或与最少量并能使供试品乳化的无菌聚山梨酯80或其他无抑菌性的无菌表面活性剂充分混匀。表面活性剂的温度一般不超过40℃（特殊情况下，最多不超过45℃），小心混合，若需要可在水浴中进行，然后加入预热的稀释液使成1：10供试液，保温，混合，并在最短时间内形成乳状液。必要时，用稀释液或含上述表面活性剂的稀释液进一步10倍系列稀释。

（4）膜剂供试品　取供试品，剪碎，加pH7.0无菌氯化钠-蛋白胨缓冲液，或pH7.2磷酸盐缓冲液，或胰酪大豆胨液体培养基，浸泡，振摇，制成1：10的供试液。若需要，调节供试液pH值至6～8。必要时，用同一稀释液将供试液进一步10倍系列稀释。

（5）肠溶及结肠溶制剂供试品　取供试品，加入pH6.8无菌磷酸盐缓冲液（用于肠溶制剂）或pH7.6无菌磷酸盐缓冲液（用于结肠溶制剂），置45℃水浴中，振摇，使溶解，制成1：10的供试液。必要时，用同一稀释液将供试液进一步10倍系列稀释。

（6）气雾剂供试品　取供试品，置-20℃或其他适宜温度冷冻约1小时，取出，迅速消毒供试品开启部位或阀门。正置容器，用无菌钢锥或针样设备在与阀门结构相匹配的适宜位置钻一小孔，供试品各容器的钻孔大小和深度应尽量保持一致，拔出钢锥时应无明显抛射剂抛射，轻轻转动容器，使抛射剂缓缓释出。亦可采用专用设备释出抛射剂。释放抛射剂后再无菌开启容器，并将供试品转移至无菌容器中混合，必要时用冲洗液冲洗容器内壁。供试品亦可采用其他适宜的方法取出，然后取样检查。

（7）贴剂、贴膏剂供试品　取供试品，去掉防粘层，将粘贴面朝上放置在无菌玻璃或塑料器皿上，在粘贴面上覆盖一层适宜的无菌多孔材料（如无菌纱布），避免供试品粘贴在一起。将处理后的供试品放入盛有适宜体积并含有表面活性剂（如聚山梨酯80或卵磷脂）稀释液的容器中，振荡至少30分钟。必要时，用同一稀释液将供试液进一步10倍系列稀释。

2. 接种和稀释

按下列要求进行供试液的接种和稀释，制备微生物回收试验用供试液。所加菌液的体积应不超过供试液体积的1%，所用试验菌菌种及菌液制备同"计数培养基的适用性检查"。为确认供试品中的微生物能被充分检出，首先应选择最低稀释级的供试液进行计数方法适用性试验。

（1）试验组　取上述制备好的供试液，加入试验菌液，混匀，使每1ml供试液或每张滤膜所滤过的供试液中含菌量不大于100cfu。

（2）供试品对照组　取制备好的供试液，以稀释液代替菌液同试验组操作。

（3）菌液对照组　取不含中和剂及灭活剂的相应稀释液替代供试液，按试验组操作加入试验菌液并进行微生物回收试验。

若因供试品抗菌活性或溶解性较差的原因导致无法选择最低稀释级的供试液进行方法适用性试验时，应采用适宜的方法对供试液进行进一步的处理。如果供试品对微生物生长的抑制作用无法以其他方法消除，供试液可经过中和、稀释或薄膜过滤处理后再加入试验菌悬液进行方法适用性试验。

3. 抗菌活性的去除或灭活

供试液接种后，按下列"微生物回收"规定的方法进行微生物计数。若试验组菌落数减去供试品对照组菌落数的值小于菌液对照组菌落数值的50%，可采用下述方法消除供试品的抑菌活性。

（1）增加稀释液或培养基体积。

（2）加入适宜的中和剂或灭活剂　中和剂或灭活剂（表4-5）可用于消除干扰物的抑菌活性，最好在稀释液或培养基灭菌前加入。若使用中和剂或灭活剂，试验中应设中和剂或灭活剂对照组，即取相应量含中和剂或灭活剂的稀释液替代供试品同试验组操作，以确认其有效性和对微生物无毒性。中和剂或灭活剂对照组的菌落数与菌液对照组的菌落数的比值应在0.5～2范围内。

表4-5　常见干扰物的中和剂或灭活剂及灭活方法

干扰物	可选用的中和剂或灭活剂及灭活方法
戊二醛、汞制剂	亚硫酸氢钠
酚类、乙醇、醛类、吸附物	稀释法
醛类	甘氨酸
季铵化合物、对羟基苯甲酸、双胍类化合物	卵磷脂
季铵化合物、对羟基苯甲酸、碘	聚山梨酯
水银	巯基醋酸盐
水银、汞化合物、醛类	硫代硫酸盐
EDTA、喹诺酮类抗生素	镁或钙离子
磺胺类	对氨基苯甲酸
β-内酰胺抗生素	β-内酰胺酶

（3）采用薄膜过滤法。

（4）上述几种方法的联合使用。

若没有适宜消除供试品抑菌活性的方法，对特定试验菌回收的失败，表明供试品对该试验菌具有较强抗菌活性，同时也表明供试品不易被该类微生物污染。但是，供试品也可能仅对特定试验菌株具有抑制作用，而对其他菌株没有抑制作用。因此，根据供试品须符合的微生物限度标准和菌数报告规则，在不影响检验结果判断的前提下，应采用能使微生物生长的更高稀释级的供试液进行计数方法适用性试验。若方法适用性试验符合要求，应以该稀释级供试液作为最低稀释级的供试液进行供试品检查。

4. 供试品中微生物的回收

微生物的回收可采用平皿法、薄膜过滤法或 MPN 法，各试验菌应逐一进行微生物回收试验。

（1）平皿法　平皿法包括倾注法和涂布法。每株试验菌每种培养基至少制备 2 个平皿，以算术平均值作为计数结果。

① 倾注法　取按要求制备好的供试液 1ml，置直径 90mm 的无菌平皿中，立即倾注约 15～20ml 温度不超过 45℃熔化的胰酪大豆胨琼脂培养基或沙氏葡萄糖琼脂培养基，混匀，凝固，其中含金黄色葡萄球菌、铜绿假单胞菌、枯草芽孢杆菌的平皿置 30～35℃培养不超过 3 天；含白色念珠菌、黑曲霉的平皿置 20～25℃培养不超过 5 天，计数。同法测定供试品对照组及菌液对照组菌数。计算各试验组的平均菌落数。

② 涂布法　取适量（通常为 15～20ml）温度不超过 45℃的胰酪大豆胨琼脂或沙氏葡萄糖琼脂培养基，注入直径 90mm 的无菌平皿，凝固，制成平板，采用适宜的方法使培养基表面干燥。若使用直径较大的平皿，培养基用量也应相应增加。每一平板表面接种不少于 0.1ml 的供试液。按与"倾注法"相同条件培养、计数。同法测定供试品对照组及菌液对照组菌数。计算各试验组的平均菌落数。

（2）薄膜过滤法　薄膜过滤法所采用的滤膜孔径应不大于 0.45μm，直径一般为 50mm，若采用其他直径的滤膜，冲洗量应进行相应的调整。供试品及其溶剂应不影响滤膜材质对微生物的截留。滤器及滤膜使用前应采用适宜的方法灭菌。使用时，应保证滤膜在过滤前后的完整性。水溶性供试液过滤前先将少量的冲洗液过滤以润湿滤膜。油类供试品，其滤膜和滤器在使用前应充分干燥。为发挥滤膜的最大过滤效率，应注意保持供试品溶液及冲洗液覆盖整个滤膜表面。供试液经薄膜过滤后，若需要用冲洗液冲洗滤膜，每张滤膜每次冲洗量一般为 100ml。总冲洗量一般不超过 500ml，最多不得超过 1000ml，以避免滤膜上的微生物受损伤。

视频 7　薄膜过滤系统的使用

取供试液适量（一般取相当于每张滤膜含 1g、1ml 或 10cm^2 的供试品，若供试品含菌数较多时，供试液可酌情减量），加至适量的稀释剂中，混匀，过滤。用适量的冲洗液冲洗滤膜。冲洗后取出滤膜，若测定需氧菌总数，转移滤膜菌面朝上贴于胰酪大豆胨琼脂培养基平板上；若测定霉菌和酵母菌总数，转移滤膜菌面朝上贴于沙氏葡萄糖琼脂培养基平板上。每种培养基至少制备 1 张滤膜。同法测定供试品对照组及菌液对照组菌数。计算各试验组的平均菌落数。

（3）MPN 法　MPN 法的精密度和准确度不及薄膜过滤法和平皿计数法，仅在供试品需氧菌总数没有适宜计数方法的情况下使用，本法不适用于霉菌计数。若使用 MPN 法，按下列步骤进行。

取至少 3 个连续稀释级供试液，每一稀释级取 3 份 1ml 分别接种至 3 管装有 9～10ml 胰酪大豆胨液体培养基中，同法测定菌液对照组菌数。必要时可在培养基中加入表面活性剂、中和剂或灭活剂。接种管置 30～35℃ 培养不超过 3 天，逐日观察各管微生物生长情况。如果由于供试品的原因使得结果难以判断，可将该管培养物转种至胰酪大豆胨液体培养基或胰酪大豆胨琼脂培养基，在相同条件下培养 1～2 天，观察是否有微生物生长。根据微生物生长的管数从表 4-6 查被测供试品 1g、1ml 或 10cm^2 中需氧菌总数的最可能数。

表 4-6　微生物最可能数检索表

生长管数			需氧菌总数	95%置信限	
每管含样品的质量数(g)或体积数(ml)			MPN/g 或 MPN/ml	上限	下限
0.1	0.01	0.001			
0	0	0	<3	0	9.4
0	0	1	3	0.1	9.5
0	1	0	3	0.1	10
0	1	1	6.1	1.2	17
0	2	0	6.2	1.2	17
0	3	0	9.4	3.5	35
1	0	0	3.6	0.2	17
1	0	1	7.2	1.2	17
1	0	2	11	4	35
1	1	0	7.4	1.3	20
1	1	1	11	4	35
1	2	0	11	4	35
1	2	1	15	5	38
1	3	0	16	5	38
2	0	0	9.2	1.5	35
2	0	1	14	4	35
2	0	2	20	5	38
2	1	0	15	4	38
2	1	1	20	5	38
2	1	2	27	9	94
2	2	0	21	5	40
2	2	1	28	9	94
2	2	2	35	9	94
2	3	0	29	9	94
2	3	1	36	9	94
3	0	0	23	9	94
3	0	1	38	9	104
3	0	2	64	16	181

生长管数			需氧菌总数	95％置信限	
每管含样品的质量数(g)或体积数(ml)			MPN/g 或 MPN/ml	上限	下限
0.1	0.01	0.001			
3	1	0	43	9	181
3	1	1	75	17	199
3	1	2	120	30	360
3	1	3	160	30	380
3	2	0	93	18	360
3	2	1	150	30	380
3	2	2	210	30	400
3	2	3	290	90	990
3	3	0	240	40	990
3	3	1	460	90	1980
3	3	2	1100	200	4000
3	3	3	>1100		

注：表内所列检验量如改用 1g（或 ml）、0.1g（或 ml）和 0.01g（或 ml）时，表内数字应相应降低 10 倍；如改用 0.01g（或 ml）、0.001g（或 ml）和 0.0001g（或 ml）时，表内数字应相应增加 10 倍，其余类推。

5. 结果判断

计数方法适用性试验中，采用平皿法或薄膜过滤法时，试验组菌落数减去供试品对照组菌落数的值与菌液对照组菌落数的比值应在 0.5～2 范围内；采用 MPN 法时，试验组菌数应在菌液对照组菌数的 95％置信限内。若各试验菌的回收试验均符合要求，照所用的供试液制备方法及计数方法进行该供试品的需氧菌总数、霉菌和酵母菌总数计数。方法适用性确认时，若采用上述方法还存在一株或多株试验菌的回收达不到要求，那么选择回收最接近要求的方法和试验条件进行供试品的检查。

点滴积累

1. 微生物计数法验证的目的：确认所采用的方法适合于该药品的需氧菌总数、霉菌及酵母菌总数的测定，即有无抑菌性。

2. 验证的范围：新建立药品的微生物限度检查法时，应进行需氧菌总数、霉菌及酵母菌总数计数方法的验证；若药品的组分或原检验条件发生改变可能影响检验结果时，计数方法应重新验证。

3. 验证方法：采用的是微生物回收试验法。按供试液的制备和需氧菌、霉菌及酵母菌计数所规定的方法及要求进行试验，对各试验菌逐一进行验证。

4. 结果判断：采用平皿法或薄膜过滤法时，试验组菌落数减去供试品对照组菌落数的值与菌液对照组菌落数的比值应在 0.5～2 范围内；采用 MPN 法时，试验组菌数应在菌液对照组菌数的 95％置信限内。

（三）供试品检查

1. 检验量

即一次试验所用的供试品量（g、ml 或 cm²）。

一般应随机抽取不少于 2 个最小包装的供试品，混合，取规定量供试品进行检验。除另有规定外，一般供试品的检验量为 10g 或 10ml；膜剂、贴剂和贴膏剂为 100cm²。检验时，应从 2 个以上最小包装单位中抽取供试品，大蜜丸还不得少于 4 丸，膜剂、贴剂和贴膏剂还不得少于 4 片。

贵重药品、微量包装药品的检验量可以酌减。若供试品处方中每一剂量单位（如片剂、胶囊剂）活性物质含量小于或等于 1mg，或每 1g 或每 1ml（指制剂）活性物质含量低于 1mg 时，检验量应不少于 10 个剂量单位或 10g 或 10ml 供试品；样品量有限或批产量极小（如：小于 1000ml 或 1000g）的活性物质供试品，除另有规定外，其检验量最少为批产量的 1%，检验量更少时需要进行风险评估；批产量少于 200 的供试品，检验量可减少至 2 个单位；批产量少于 100 的供试品，检验量可减少至 1 个单位。

2. 供试品的检查

按计数方法适用性试验确认的计数方法进行供试品中需氧菌总数、霉菌和酵母菌总数的测定。胰酪大豆胨琼脂培养基或胰酪大豆胨液体培养基用于测定需氧菌总数；沙氏葡萄糖琼脂培养基用于测定霉菌和酵母菌总数。

（1）平皿法　包括倾注法和涂布法。除另有规定外，取规定量供试品，按方法适用性试验确认的方法进行供试液制备和菌数测定，每稀释级每种培养基至少制备 2 个平板。

① 培养和计数　除另有规定外，胰酪大豆胨琼脂培养基平板在 30～35℃培养 3～5 天，沙氏葡萄糖琼脂培养基平板在 20～25℃培养 5～7 天，观察菌落生长情况，点计平板上生长的所有菌落数，计数并报告。菌落蔓延生长成片的平板不宜计数。点计菌落数后，计算各稀释级供试液的平均菌落数，按菌数报告规则报告菌数。若同稀释级两个平板的菌落数平均值不小于 15，则两个平板的菌落数不能相差 1 倍或以上。

② 菌数报告规则　需氧菌总数测定宜选取平均菌落数小于 300cfu 的稀释级、霉菌和酵母菌总数测定宜选取平均菌落数小于 100cfu 的稀释级，作为菌数报告的依据。取最高的平均菌落数，计算 1g、1ml 或 10cm² 供试品中所含的微生物数，取两位有效数字报告。如各稀释级的平板均无菌落生长，或仅最低稀释级的平板有菌落生长，但平均菌落数小于 1 时，以<1 乘以最低稀释倍数的值报告菌数。

（2）薄膜过滤法　除另有规定外，按计数方法适用性试验确认的方法进行供试液制备。取相当于 1g、1ml 或 10cm² 供试品的供试液，若供试品所含的菌数较多时，可取适宜稀释级的供试液，照方法适用性试验确认的方法加至适量稀释液中，立即过滤，冲洗，冲洗后取出滤膜，菌面朝上贴于胰酪大豆胨琼脂培养基或沙氏葡萄糖琼脂培养基上培养。

视频 8　平皿计数法操作　　　视频 9　培养与计数　　　视频 10　薄膜过滤法操作

① 培养和计数　培养条件和计数方法同平皿法，每张滤膜上的菌落数应不超过100cfu。

② 菌数报告规则　以相当于1g、1ml 或 10cm^2 供试品的菌落数报告菌数；若滤膜上无菌落生长，以＜1报告菌数（每张滤膜过滤1g、1ml 或 10cm^2 供试品），或＜1乘以最低稀释倍数的值报告菌数。

（3）MPN 法　取规定量供试品，按方法适用性试验确认的方法进行供试液制备和供试品接种，所有试验管在 30～35℃ 培养 3～5 天，如果需要确认是否有微生物生长，按方法适用性试验确定的方法进行。记录每一稀释级微生物生长的管数，从表 4-6 查每 1g、1ml 或 10cm^2 供试品中需氧菌总数的最可能数。

3. 阴性对照试验

以稀释液代替供试液进行阴性对照试验，阴性对照试验应无菌生长。如果阴性对照试验有菌生长，应进行偏差调查。

视频 11　阴性
对照试验

4. 结果判断

需氧菌总数是指胰酪大豆胨琼脂培养基上生长的总菌落数（包括真菌菌落数）；霉菌和酵母菌总数是指沙氏葡萄糖琼脂培养基上生长的总菌落数（包括细菌菌落数）。若因沙氏葡萄糖琼脂培养基上生长的细菌使霉菌和酵母菌的计数结果不符合微生物限度要求，可使用含抗生素（如氯霉素、庆大霉素）的沙氏葡萄糖琼脂培养基或其他选择性培养基（如玫瑰红钠琼脂培养基）进行霉菌和酵母菌总数测定。使用选择性培养基时，应进行培养基适用性检查。若采用 MPN 法，测定结果为需氧菌总数。

《中国药典》（2020 年版）对各品种项下规定的需氧菌总数、霉菌和酵母菌总数标准的解释如下：

10^{1}cfu：可接受的最大菌数为 20；

10^{2}cfu：可接受的最大菌数为 200；

10^{3}cfu：可接受的最大菌数为 2000，依此类推。

若供试品的需氧菌总数、霉菌和酵母菌总数的检查结果均符合该品种项下的规定，判供试品符合规定；若其中任何一项不符合该品种项下的规定，判供试品不符合规定。

🌐 **点滴积累**

1. 微生物总数检查方法包括平皿法、薄膜过滤法和 MPN 法。

2. 一般胰酪大豆胨琼脂培养基用于需氧菌总数计数；沙氏葡萄糖琼脂培养基用于霉菌和酵母菌总数计数。

第三节　岗位任务模拟

一、任务描述

×××制药股份有限公司新进维生素 C 原料药 1 批，向公司质量检验部生物检测室请

验"微生物限度检查"项目。检验员小张接受任务后，该如何完成这项工作？（该检品无抑菌性、培养基已做过适用性试验）

二、任务实施

（一）查一查

查阅《中国药典》（2020年版）第四部通则（通则1105、通则1106、通则1107）。

> 维生素C为非无菌药用原料，检验项目及限度标准为：需氧菌总数 10^3，霉菌、酵母菌总数 10^2；控制菌检查未做统一规定。
>
> 根据本批原料药的实际用途，用来生产口服维生素C片，故确定控制菌检查项目与片剂相同，为"大肠埃希菌"检查，不得检出。

（二）做一做

1. 设计工作流程

接收请验单→取样→留样→检验准备→检验→结果判断→记录与报告。

2. 取样与留样

药品的微生物限度检查和无菌检查产品必须按相应质量标准批批取样检验。QC人员接到车间或物资管理部门的请验通知后，根据样品的性质准备适宜的取样器皿、器具，如不锈钢镊子、剪刀、手套、无菌取样袋、笔、标签、取样证等，取样及盛放样品的器皿需要提前灭菌处理并密闭保存。制剂与原辅料的取样方式不同。

（1）原辅料、包装材料取样

① 取样前　先领取请验单，核对请验单的品名、规格、数量、进厂编号是否与实物相符，是否具有供应商检验报告单，检测项目及结果是否符合本公司原辅料、包装材料质量标准。请验物品应置待验区内，有黄色的待验标识。现场核对请验物品的状态标识，包装的完整性，无破损、混杂、污染、启动痕迹；请验单的内容与实物标记应相符，内容为品名、批号、数量、规格、产地、来源，标记清楚完整，内包装材料应有供应商药包材注册证号。现场检查如不符合要求，应拒绝取样，向仓库保管员询问清楚情况报质量保证部QA人员。

② 计算取样量　指一次抽取的样品总量，一般为一次全检量的3~5倍；贵细药材取一次全检量的2~3倍。需要留样物料的取样量、特殊留样物料的取样量可执行相应的取样操作规程。

举例1：本药品一次检验量为10g，故可确定取样量为30~50g。

③ 计算取样件数　即应开几个包装取样，取决于物料的总包装件数。设物料总包装件数为 n，当 $n \leqslant 3$ 时，每件抽取；当 $3 < n \leqslant 300$ 时，按 $\sqrt{n+1}$ 件抽取；当 $n > 300$ 时，按 $\dfrac{\sqrt{n}}{2} + 1$ 件抽取，具体规定见表4-7。

表 4-7　最小抽样量检索表

总件数	最小抽样量	总件数	最小抽样量
1	1	145～169	14
2	2	170～196	15
3～4	3	197～225	16
5～9	4	226～256	17
10～16	5	257～289	18
17～25	6	290～300	19
26～36	7	301～324	10
37～49	8	325～400	11
50～64	9	401～484	12
65～81	10	485～576	13
82～100	11	577～676	14
101～121	12	677～784	15
122～144	13	785～900	16

举例 2：本药品进货件数为 110 件，取样件数应为 12 件。即应打开 12 个包装，取样 30～50g，混匀，供检验和留样用。

④ 取样地点　在生产车间内包装材料暂存室内取样，或者在仓库取样车上按照取样车标准操作规程取样，要保证所有取样工器具均是无菌的。

本药品应在仓库取样车上（A 级层流罩下）取样。

⑤ 取样操作　将外包装清洁后，经传递窗，紫外灯照射 15 分钟后，传入洁净区内包装材料暂存室或放在取样车内，打开内包装，带上洁净手套，用已灭菌的不锈钢剪刀等器具在每一包件的不同部位按无菌操作法取样，放入灭菌的样品盛装容器内，封口，贴上取样标签（品名、规格、批号等）。

⑥ 取样结束　封好已打开的样品包件，每一包件上贴上取样证，填写取样记录。协助仓库保管员将样品包件送回库内待验区。

⑦ 取样器具的处理　取样器具、器皿首先用饮用水冲洗三遍，接着用适宜的毛刷沾清洁剂反复刷洗；然后用饮用水冲净，使之洁净光亮；最后，再用纯化水清洗三遍。清洁后的器皿应不挂水珠，经检查未洗干净的器皿、器具按如下方法洗涤：不锈钢器具，将其放入热的（40～70℃）洗涤液中浸泡 30 分钟后，用饮用水冲净泡沫，使之洁净光亮，最后再用纯化水冲洗三遍；玻璃器具，将其用重铬酸钾洗液浸泡过夜，倾去洗液后，用饮用水冲净泡沫，使之洁净光亮，再用纯化水冲洗三遍。

洗涤后的容器、器具一般应放在 160℃烘箱中灭菌 2 小时备用。灭菌后的器具包好存放于专用柜或盒中保存，做好灭菌标记。再使用时如超过 72 小时，应重新灭菌。

（2）制剂的取样　一般由在线 QA 员在包装流水线上随机抽取已包装好的制剂产品，取样量为三倍全检量，全检量至少取自 2 个以上独立包装单位，计算所取制剂的数量，按每个批号取样。取好后存放于 QA，化验员去车间 QA 领取请验单，核对请验单与药品信息，填写取样登记交接记录。留样观察及稳定性试验的样品，按规定检验样品量抽取。

（3）药品微生物检验的留样　样品取来之后，留 1 份（原辅料 10g 以上，包装材料大于

100cm²，制剂 10g 以上且至少 2 个包装）于无菌室内进行正常的微生物限度检查，其余两份放置于无菌室留样间以备复查。在检验周期结束后，如样品微生物限度检查符合规定，留样处理掉；若不符合规定，取留样 2 份进行复查。

3. 检验准备

准备好实验所用的器具、试剂、培养基等；按照无菌室的清洁要求清洁消毒微生物限度检查实验室；开启净化工作台、紫外灯进行消毒灭菌。

（1）填写取样登记记录。

（2）无菌室的清洁与消毒　常用 0.2% 苯扎溴铵、75% 乙醇（制乙醇棉球用）、3%～5% 甲酚、5% 甲醛、高锰酸钾等溶液作为消毒剂。

用无菌纱布浸渍消毒液清洁超净台的整个内表面、顶面，无菌室、人流、物流、缓冲间的地板、传递窗、门把手。清洁消毒程序应从上到下、由内向外、从高洁净区到低洁净区，逐步向外退出洁净区域。开启无菌空气过滤器及紫外灯杀菌 1～2 小时，以杀灭存留微生物。

视频 12　无菌室的清洁与消毒

（3）实验物品的准备　所有物品均需无菌。消毒灭菌的方式有干热灭菌（160℃、2 小时）、湿热灭菌（除另有规定外，为 121℃、15 分钟）、消毒液表面消毒、紫外线空气消毒等方式。

① 设备　无菌室超净工作台、恒温培养箱或生化培养箱、匀浆仪、恒温水浴箱、电热干燥箱、冰箱、高压蒸汽灭菌器、菌落计数器、天平（感量 0.1g）等。

② 器材　无菌衣、裤、帽、口罩、橡皮乳头、称量纸及不锈钢药匙、酒精灯、乙醇棉球、乳胶手套、试管架、火柴、记号笔；锥形瓶、研钵（直径 10～12cm）、量筒、试管及塞子、刻度吸管（1ml、10ml）、培养皿、玻璃或搪瓷消毒缸（带盖）。玻璃器皿均于 160℃ 干热灭菌 2 小时备用。

③ 培养基　微生物计数法用的培养基主要为胰酪大豆胨琼脂培养基或胰酪大豆胨液体培养基、沙氏葡萄糖琼脂培养基。

④ 稀释液　pH7.0 无菌氯化钠-蛋白胨缓冲液、pH7.2 磷酸盐缓冲液。

培养基与稀释液制备好后均需采用验证合格的灭菌程序灭菌后备用。

将供试品及所有已灭菌的实验物品在实验前移至无菌室的传递窗内，开启传递窗的紫外灯进行容器外表面消毒灭菌。要准备足够用量，操作中严禁出入无菌室。

4. 样品的检验过程

（1）检验人员进入无菌室　进入无菌室按规定换鞋，坐在双面鞋橱上，将工作鞋按鞋橱编号存放在外橱。转身向里按鞋橱编号从内橱取出拖鞋穿上，进入第一更衣室。将自己的隔离工作服脱下；在缓冲间，先用纯化水湿润双手，将手伸到洗液盒下，洗液滴入手中，手离开洗液盒，双手揉搓至产生泡沫，清洁每一手指和手指之间，去除手掌心中的污迹，用毛刷剔除指甲污垢，用纯化水冲尽手上的泡沫、污垢、皮屑，仔细检查手的各部位，并对可能遗留的污渍重新洗涤，再清洗脸及手腕的卫生，用无菌抹布擦干脸、手腕，用 75% 乙醇进行手消毒，再将手伸到烘手器下将手烘干，进入第二更衣室。在换鞋区换上已消毒的鞋，手在盛消毒液的洗手盆中浸泡 1 分钟后，用 75% 乙醇进行手消毒，在无菌衣存放柜内取出无菌衣，先戴好衬帽，再穿无菌衣，穿戴整齐后，用无菌纱布蘸 75% 乙醇进行手消毒，在烘手器下将手烘干，从无菌衣袋中取出 PE 手套戴好进入无菌检验室。

视频 13　实验物品准备

（2）检验过程　操作前先用乙醇棉球擦手，再用碘伏棉球（也可用乙醇棉球）擦拭供试品瓶、盒、袋等的开口处周围，待干后用灭菌的手术镊或剪将供试品启封。

① 供试液的制备　用无菌操作技术称取供试品 10g，至 100ml 灭菌稀释液中，振摇，混匀，作为 1∶10 供试液。取 1∶10 供试液 1ml，加入含 9ml 稀释液的试管中，试管塞应立即塞上，摇匀，制成 1∶100 供试液。

一般情况下连续稀释 2 个稀释级就可以，如有需要，可依此法继续稀释成 1∶1000 等供试液。

② 检查（平皿法）　吸取 1∶10 供试液 1ml 至直径 90mm 的灭菌平皿中（一般为左手执平皿，将盖半开，右手执吸管），每一稀释级每种培养基平行注 2 个平皿，注皿时将 1ml 供试液全部注入，管内无残留液体，防止反流到吸管尖端部。更换刻度吸管，取 1∶100 供试液依法操作。

③ 阴性对照　待各级稀释液注皿完毕后，用 1 支 1ml 吸管吸取稀释剂 1ml，分别注入 4 个平皿中。其中 2 个做需氧菌阴性对照，另两个作霉菌、酵母菌阴性对照。

④ 倾注培养基　取出事先融化并冷至约 45℃ 的胰酪大豆胨琼脂培养基和沙氏葡萄糖琼脂培养基，倾注上述各个平皿约 15ml，以顺时针或逆时针方向快速旋转平皿，使供试液或稀释液与培养基混匀，置操作台上待凝。在旋转平皿时切勿将培养基溅到皿边及皿盖上。

⑤ 培养　需氧菌计数平板倒置于 30～35℃ 培养箱中培养 3～5 天。霉菌、酵母菌计数平板倒置于 20～25℃ 培养箱中培养 5～7 天。观察计数，填写微生物限度检查记录，进行结果判断，见表 4-8。

表 4-8　平皿法菌数报告示例

菌数报告示例	各稀释级(供试液 1ml/皿)平均菌落计数/cfu		菌数报告数 /(cfu/g, cfu/ml, cfu/10cm²)
	1∶10	1∶100	
1	64	8	640
2	420	64	6400
3	0	0.5	50
4	0	0	<10

5. 给出检验结论，发放检验报告。

三、注意事项

（1）供试品检验全过程必须符合无菌技术要求。

（2）倾注和摇动应尽量平稳，勿使培养基外溢，确保细菌分散均匀。

（3）倾注时培养基温度不得超过 45℃，以防损伤细菌或真菌。

（4）移液管管尖不接触任何可能污染的容器或用具。

（5）稀释时每一级换管（原吸管不要吹吸），不能接触下一级稀释液。

（6）吸管快速吹打，不能用嘴吹吸，吸管内放棉花。

（7）取液要准确，尽量减少误差。

（8）每吸取 1 个稀释度样液，必须更换 1 支吸管或吸头。

（9）所有带菌的物品均需要灭菌后再处理，包括一次性的培养皿和移液管、口罩、一次性隔离衣等。

第四节 控制菌检查

控制菌检查法系用于在规定的试验条件下，检查供试品中是否存在特定的微生物。控制菌检查包括耐胆盐革兰阴性菌、大肠埃希菌、沙门菌、铜绿假单胞菌、金黄色葡萄球菌、梭菌、白色念珠菌的检查。

供试品检出控制菌或其他致病菌时，按一次检出结果为准，不再复试。供试液制备及实验环境要求同"微生物计数法"。所用培养基及检查方法均需进行适用性检查，以确认检查方法适合供试品的控制菌检查。

一、培养基适用性检查与控制菌检查方法适用性试验

（一）控制菌检查用培养基的适用性检查

控制菌检查用培养基包括商品化的预制培养基、由脱水培养基或按培养基处方配制的培养基均应进行培养基的适用性检查，检查项目包括培养基的促生长能力、抑制能力和指示特性。

1. 菌种

对试验菌种的要求同计数培养基的适用性检查。

金黄色葡萄球菌（*Staphylococcus aureus*）[CMCC(B)26003]

铜绿假单胞菌（*Pseudomonas aeruginosa*）[CMCC(B)10104]

大肠埃希菌（*Escherichia coli*）[CMCC(B)44102]

乙型副伤寒沙门菌（*Salmonella paratyphi* B）[CMCC(B)50094]

白色念珠菌（*Candina albicans*）[CMCC(F)98001]

生孢梭菌（*Clostridium sporogenes*）[CMCC(B)64941]

2. 菌液制备

将金黄色葡萄球菌、铜绿假单胞菌、大肠埃希菌、乙型副伤寒沙门菌接种至胰酪大豆胨液体培养基中或胰酪大豆胨琼脂培养基上，30～35℃培养18～24小时；将白色念珠菌接种至沙氏葡萄糖琼脂培养基上或沙氏葡萄糖液体培养基中，20～25℃培养2～3天；将生孢梭菌接种至梭菌增菌培养基中置厌氧条件下30～35℃培养24～48小时或接种于硫乙醇酸盐流体培养基中30～35℃培养18～24小时。上述培养物用pH7.0无菌氯化钠-蛋白胨缓冲液或0.9%无菌氯化钠溶液制成适宜浓度的菌悬液。

菌悬液若在室温下放置，应在2小时内使用；若保存在2～8℃，可在24小时内使用。生孢梭菌孢子悬液可替代新鲜的菌悬液，孢子悬液可保存在2～8℃，在验证过的贮存期内使用。

3. 阴性对照试验

为确认试验条件是否符合要求，应进行阴性对照试验，阴性对照试验应无菌生长。如阴性对照有菌生长，应进行偏差调查。

4. 培养基适用性检查

控制菌检查用培养基的促生长能力、抑制能力和指示特性见表4-9。

表 4-9　控制菌检查用培养基的促生长能力、抑制能力和指示特性

控制菌	培养基	特性	试验菌株
耐胆盐革兰阴性菌	肠道增菌液体培养基	促生长能力	大肠埃希菌、铜绿假单胞菌
		抑制能力	金黄色葡萄球菌
	紫红胆盐葡萄糖琼脂培养基	促生长能力＋指示特性	大肠埃希菌、铜绿假单胞菌
大肠埃希菌	麦康凯液体培养基	促生长能力	大肠埃希菌
		抑制能力	金黄色葡萄球菌
	麦康凯琼脂培养基	促生长能力＋指示特性	大肠埃希菌
沙门菌	RV沙门菌增菌液体培养基	促生长能力	乙型副伤寒沙门菌
		抑制能力	金黄色葡萄球菌
	木糖赖氨酸脱氧胆酸盐琼脂培养基	促生长能力＋指示特性	乙型副伤寒沙门菌
	三糖铁琼脂培养基	指示特性	乙型副伤寒沙门菌
铜绿假单胞菌	溴化十六烷基三甲铵琼脂培养基	促生长能力	铜绿假单胞菌
		抑制能力	大肠埃希菌
金黄色葡萄球菌	甘露醇氯化钠琼脂培养基	促生长能力＋指示特性	金黄色葡萄球菌
		抑制能力	大肠埃希菌
梭菌	梭菌增菌培养基	促生长能力	生孢梭菌
	哥伦比亚琼脂培养基	促生长能力	生孢梭菌
白色念珠菌	沙氏葡萄糖液体培养基	促生长能力	白色念珠菌
	沙氏葡萄糖琼脂培养基	促生长能力＋指示特性	白色念珠菌
	念珠菌显色培养基	促生长能力＋指示特性	白色念珠菌
		抑制能力	大肠埃希菌

（1）液体培养基促生长能力检测　分别接种不大于 100cfu 的试验菌（表 4-9）于被检测培养基和对照培养基中，在相应控制菌检查规定的培养温度及最短培养时间下培养。与对照培养基比较，被检测培养基试验菌应生长良好。

（2）固体培养基促生长能力检测　用涂布法分别接种不大于 100cfu 的试验菌（表 4-9）于被检测培养基和对照培养基平板上，在相应控制菌检查规定的培养温度及最短培养时间下培养。被检培养基和对照培养基生长的菌落大小、形态特征应一致。

（3）培养基抑制能力检查　接种不少于 100cfu 的试验菌（表 4-9）于被检测培养基和对照培养基中，在相应控制菌检查规定的培养温度及不小于规定的最长培养时间下培养，试验菌应不得生长。

（4）培养基指示特性检查　用涂布法分别接种不大于 100cfu 的试验菌（表 4-9）于被检测培养基和对照培养基平板上，在相应控制菌检查规定的培养温度及不大于规定的最短培养时间下培养。被检培养基中试验菌生长的菌落大小、形态特征、指示剂反应情况等应与对照培养基一致。

（二）控制菌检查方法适用性试验

当建立药品的微生物限度检查法时，应进行控制菌检查方法的验证，以确认所采用的方法适合于该药品的控制菌检查。若药品的组分或原检验条件发生改变可能影响检验结果时，

检查方法应重新验证。

1. 供试液的制备

按"供试品控制菌的检查"中的规定制备供试液。

2. 试验菌

根据各品种项下微生物限度标准中规定检查的控制菌选择相应试验菌株，确认耐胆盐革兰阴性菌检查方法时，采用大肠埃希菌和铜绿假单胞菌为试验菌株。菌液的制备同"控制菌检查用培养基的适用性检查"。

3. 适用性试验

按控制菌检查法取规定量供试液及不大于 100cfu 的试验菌接入规定的培养基中；采用薄膜过滤法时，取规定量供试液，过滤，冲洗，在最后一次冲洗液中加入试验菌，过滤后注入规定的培养基或取出滤膜接入规定的培养基中。依相应的控制菌检查方法，在规定的温度和最短时间下培养，应能检出所加试验菌相应的反应特征。

4. 结果判断

上述试验若检出试验菌，按此供试液制备法和控制菌检查法进行供试品检查；若试验组未检出试验菌，应采用培养基稀释法、离心沉淀集菌法、薄膜过滤法、中和法等方法或联合使用这些方法消除供试品的抑菌活性，并重新进行适用性试验。如果经过试验确证供试品对试验菌的抗菌作用无法消除，可认为受抑制的微生物不易存在于该供试品中，选择抑菌成分消除相对彻底的方法进行供试品的检查。

二、对照试验

本节所有的控制菌检查项目均需做阳性对照试验和阴性对照试验。阳性对照呈阳性、阴性对照呈阴性是保证控制菌检查试验有效的前提，有一项不符合要求，则试验无效。

1. 阴性对照试验

阴性对照试验是用稀释剂代替供试液，其他完全按照与相应控制菌检查法相同的操作进行检查。阴性对照试验的主要目的是检验操作环境、试验物品、操作技术是否符合无菌要求，所以阴性对照试验的结果应无菌生长。如有菌生长，应进行偏差调查。

2. 阳性对照试验

阳性对照试验的方法同供试品的控制菌检查，只是在培养前移入阳性接种间，加入不大于 100cfu 的阳性对照菌。阳性对照试验的主要目的是检查供试品是否有抑菌作用及培养条件是否适宜。阳性对照试验应检出相应的控制菌。需要注意的是：阳性对照菌液的制备、计数及加入含供试品的培养基中等操作不能在检测供试品的无菌室或超净工作台上进行，必须在单独的阳性接种间操作，以免污染供试品及操作环境。

三、耐胆盐革兰阴性菌检查

耐胆盐革兰阴性菌是指在胆汁酸中可以存活并繁殖的微生物，主要包含肠杆菌科（来源于人畜粪便）、假单胞菌属（存在于土壤、水、空气及人体皮肤、肠道、呼吸道）、气单胞菌属（来源于土壤及人类粪便）。大肠菌群是指在 37℃ 条件下生长时能发酵乳糖，24 小时内能产酸产气的革兰阴性、氧化酶阴性、需氧或兼性厌氧的无芽孢杆菌，主要包括埃希菌属、肠杆菌属、枸橼酸菌属及克雷伯菌属，均来自于人及温血动物的肠道。

耐胆盐革兰阴性菌检查法在检出率和准确率上均比大肠菌群检查法高，检测的菌种范围更广，实验结果易于判断，并与国外药典接轨。

1. 供试液的制备及预培养

取供试品，用胰酪大豆胨液体培养基作为稀释剂制成 1∶10 供试液（供试液的制备方法参照"微生物计数法"），混匀，在 20～25℃培养，培养时间应使供试品中的细菌充分恢复但不增殖（约 2 小时）。同时做阴性对照试验和阳性对照试验。

2. 定性试验

除另有规定外，取相当于 1g 或 1ml 供试品的上述预培养物接种至适宜体积（经方法适用性试验确定）的肠道菌增菌液体培养基中，30～35℃培养 24～48 小时后，划线接种于紫红胆盐葡萄糖琼脂培养基平板上，30～35℃培养 18～24 小时。如平板上无菌落生长，判供试品未检出耐胆盐革兰阴性菌。

3. 定量试验

（1）选择和分离培养　取相当于 0.1g、0.01g 和 0.001g（或 0.1ml、0.01ml 和 0.001ml）供试品的预培养物或其稀释液，分别接种至适宜体积（经方法适用性试验确定）的肠道菌增菌液体培养基中，30～35℃培养 24～48 小时。上述每一培养物分别划线接种于紫红胆盐葡萄糖琼脂培养基平板上，30～35℃培养 18～24 小时。

（2）结果判断　若紫红胆盐葡萄糖琼脂培养基平板上有菌落生长，则对应培养管为阳性，否则为阴性。根据各培养管检查结果，从表 4-10 中查 1g 或 1ml 供试品中含有耐胆盐革兰阴性菌的可能菌数。

表 4-10　耐胆盐革兰阴性菌的可能菌数（N）

各供试品的检查结果			每 1g(或 1ml)供试品中可能的菌数/cfu
0.1g 或 0.1ml	0.01g 或 0.01ml	0.001g 或 0.001ml	
＋	＋	＋	$N > 10^3$
＋	＋	－	$10^2 < N < 10^3$
＋	－	－	$10 < N < 10^2$
－	－	－	$N < 10$

注：1. ＋代表紫红胆盐葡萄糖琼脂平板上有菌落生长；－代表紫红胆盐葡萄糖琼脂平板上无菌落生长。
2. 若供试品量减少 10 倍（如 0.01g 或 0.01ml，0.001g 或 0.001ml，0.0001g 或 0.0001ml），则每 1g（或 1ml）供试品中可能的菌数（N）应相应增加 10 倍。

耐胆盐革兰阴性菌的检测流程见图 4-1。

四、大肠埃希菌检查

大肠埃希菌是肠杆菌科埃希菌属细菌，是人和温血动物肠道内栖居菌，在肠道中可合成维生素 B 和维生素 K。但有些菌株可感染人和动物，引起腹泻、化脓或败血症。本菌随粪便排出体外，可直接或间接污染药物及药品生产的各个环节，服用后有可能被粪便中存在的肠道致病菌或寄生虫卵等病原体感染。因此，大肠埃希菌被列为粪便污染指示菌，是非规定灭菌口服药品的常规必检项目。眼部给药制剂、鼻及呼吸道给药制剂也不得检出大肠埃希菌。

1. 供试液制备及增菌培养

取供试品，照"微生物计数法"制成 1∶10 供试液，取相当于 1g 或 1ml 供试品的供试液，接种至适宜体积（经方法适用性试验确定）的胰酪大豆胨液体培养基中，混匀，30～

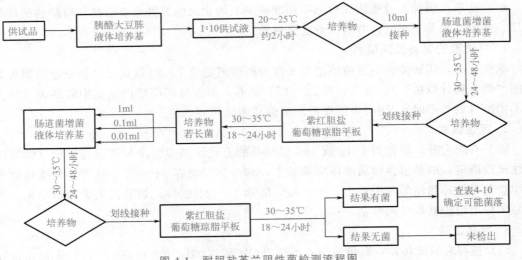

图 4-1 耐胆盐革兰阴性菌检测流程图

35℃培养 18～24 小时。

2. 选择和分离培养

取上述预培养物 1ml 接种至 100ml 麦康凯液体培养基中，42～44℃培养 24～48 小时。取麦康凯液体培养物划线接种于麦康凯琼脂培养基平板上，30～35℃培养 18～72 小时。

3. 结果判断

如麦康凯琼脂培养基平板上有菌落生长，应进行分离、纯化及适宜的鉴定试验，确证是否为大肠埃希菌；若麦康凯琼脂培养基平板上没有菌落生长，或有菌落生长但鉴定结果为阴性，判供试品未检出大肠埃希菌。

大肠埃希菌的检测流程见图 4-2。

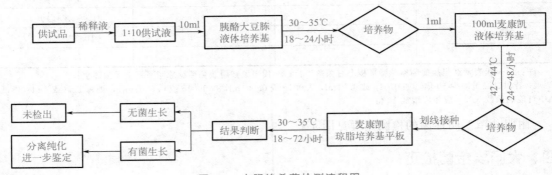

图 4-2 大肠埃希菌检测流程图

五、沙门菌检查

沙门菌为肠杆菌科沙门菌属细菌，广泛分布于自然界，是人畜共患的肠道病原菌，常引起伤寒、肠炎、肠热症和食物中毒，危害人类健康。沙门菌可通过人、畜、禽的粪便或带菌者直接或间接地污染药品原料、辅料及生产的各个环节，特别是以动物组织、脏器为来源的药物，污染概率更高。因此，自 2015 年版药典起，药品微生物限度标准规定含动物组织（包括提取物）来源的口服给药制剂、动物类原药材粉（蜂蜜、蜂王浆、动物角、阿胶除外）

等不得检出沙门菌。

1. 供试液制备及增菌培养

取 10g 或 10ml 供试品直接或处理后接种至适宜体积（经方法适用性试验确定）的胰酪大豆胨液体培养基中，混匀，30～35℃培养 18～24 小时。

2. 选择和分离培养

取上述预培养物 0.1ml 接种至 10ml RV 沙门菌增菌液体培养基中，30～35℃培养 18～24 小时。取少量 RV 沙门菌增菌液体培养物划线接种于木糖赖氨酸脱氧胆酸盐琼脂培养基平板上，30～35℃培养 18～48 小时。

沙门菌在木糖赖氨酸脱氧胆酸盐琼脂培养基平板上生长良好，菌落为淡红色或无色、透明或半透明、中心有或无黑色。用接种针挑选疑似菌落于三糖铁琼脂培养基高层斜面上进行斜面和高层穿刺接种，培养 18～24 小时，或采用其他适宜方法进一步鉴定。

3. 结果判断

若木糖赖氨酸脱氧胆酸盐琼脂培养基平板上有疑似菌落生长，且三糖铁琼脂培养基的斜面为红色、底层为黄色或斜面为黄色、底层为黄色或黑色，应进一步进行适宜的鉴定试验，确证是否为沙门菌；若平板上没有菌落生长，或有菌落生长但鉴定结果为阴性，或三糖铁琼脂培养基的斜面未见红色、底层未见黄色，或斜面黄色、底层未见黄色或黑色，判供试品未检出沙门菌。

沙门菌的检测流程见图 4-3。

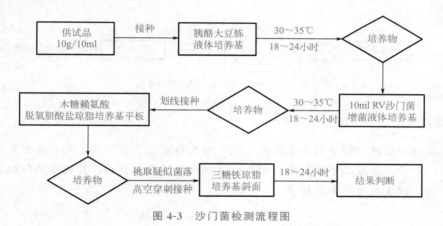

图 4-3　沙门菌检测流程图

六、铜绿假单胞菌检查

铜绿假单胞菌为假单胞菌属，又称绿脓杆菌。本菌对人类有致病力，并对许多药物具有天然的耐药性。烧伤、烫伤、眼科疾患和其他创伤常因铜绿假单胞菌引起继发感染，是常见的化脓性感染菌，可造成眼角膜溃疡、失明，引起败血症等严重疾患。本菌在自然界分布广泛，土壤、空气、水以及人和动物皮肤、肠道、呼吸道均有存在，可通过生产各个环节污染药品。因此，一般眼科用制剂和外用药品规定不得检出铜绿假单胞菌。

1. 供试液制备及增菌培养

取供试品，照"微生物计数法"制成 1:10 供试液，取相当于 1g 或 1ml 供试品的供试液，接种至适宜体积（经方法适用性试验确定）的胰酪大豆胨液体培养基中，混匀，30～35℃培养 18～24 小时。

2. 选择和分离培养

取上述预培养物划线接种至溴化十六烷基三甲铵琼脂培养基平板上，30～35℃ 培养 18～72 小时。

取上述平板上生长的菌落进行氧化酶试验，或采用其他适宜方法进一步鉴定。

3. 氧化酶试验

将洁净滤纸片置于平皿内，用无菌玻璃棒取上述平板上生长的菌落涂于滤纸片上，滴加新配制的 1% 二盐酸 N,N-二甲基对苯二胺试液，在 30 秒内若培养物呈粉红色并逐渐变为紫红色为氧化酶试验阳性，否则为阴性。

4. 结果判断

若溴化十六烷基三甲铵琼脂培养基平板上有菌落生长，且氧化酶试验阳性，应进行适宜的鉴定试验，确证是否为铜绿假单胞菌；若平板上没有菌落生长，或虽有菌落生长但鉴定结果为阴性，或氧化酶试验为阴性，判供试品未检出铜绿假单胞菌。

铜绿假单胞菌的检测流程见图 4-4。

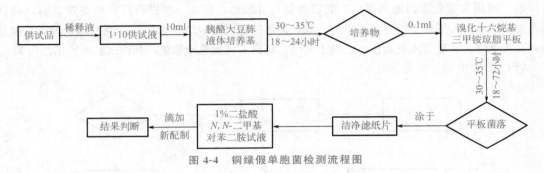

图 4-4 铜绿假单胞菌检测流程图

📖 **知识链接**

氧化酶试验原理：铜绿假单胞菌具有氧化酶或细胞色素氧化酶，在有分子氧和细胞色素存在时，可将二盐酸二甲基对苯二胺氧化成红色的醌类化合物，其他革兰阳性菌也能呈现颜色反应，但反应速度要慢得多。

5. 氧化酶试验注意事项

（1）试验菌落（菌苔）必须新鲜，陈旧培养物反应不可靠。

（2）试验避免与铁、镍等金属接触，不可用普通接种针（环）（铂金材料外）挑取菌落（菌苔），否则易出现假阳性，宜用玻璃棒或木棒。

（3）试剂宜新鲜配制，放置过久时二盐酸二甲基对苯二胺氧化变色，不可用。

（4）反应需在有氧条件下进行，勿滴加试剂过多，以免浸泡培养物使之与空气隔绝，造成假阴性反应。

（5）麦康凯琼脂、SS 琼脂培养基（Salmonella-Shigella agar）等含糖培养基上的菌落不适于做氧化酶试验，因为糖分解产酸，抑制氧化酶活性。

七、金黄色葡萄球菌检查

金黄色葡萄球菌为葡萄球菌属中的一种，在自然界广泛分布。空气、土壤、水和日常用具以及人的皮肤、鼻咽腔、痰液、鼻涕、毛囊等中常可发现，故在生产各环节中极易引入。金黄色葡萄球菌是葡萄球菌中致病力最强的一种，可经皮肤、黏膜侵入人体引起化脓性病变等局部及全身化脓性炎症，严重时可导致败血症。外用药品和一般滴眼剂、眼膏剂、软膏剂等规定不得检出金黄色葡萄球菌。

1. 供试液制备及增菌培养

取供试品，照"微生物计数法"制成1：10供试液，取相当于1g或1ml供试品的供试液，接种至适宜体积（经方法适用性试验确定）的胰酪大豆胨液体培养基中，混匀，30～35℃培养18～24小时。

2. 选择和分离培养

取上述预培养物划线接种于甘露醇氧化钠琼脂培养基平板上，30～35℃培养18～72小时。

3. 结果判断

若甘露醇氧化钠琼脂培养基平板上有黄色菌落或外周有黄色环的白色菌落生长，应进行分离、纯化及适宜的鉴定试验，确证是否是金黄色葡萄球菌；若平板上没有与上述形态特征相符或疑似的菌落生长，或虽有相符或疑似的菌落生长但鉴定结果为阴性，判供试品未检出金黄色葡萄球菌。

金黄色葡萄球菌检测流程见图4-5。

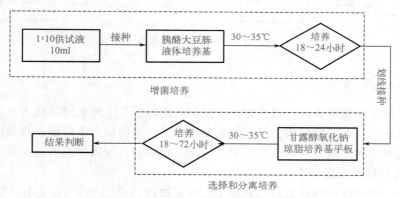

图 4-5　金黄色葡萄球菌检测流程图
上方虚线框表示细菌培养；下方虚线框表示选择和分离培养

八、梭菌检查

梭菌为梭状芽孢杆菌属细菌，广泛分布于土壤及人、畜的粪便中。梭菌的芽孢对热抵抗力很强，湿热100℃ 1小时、干热150℃ 1小时均能存活，在尘埃和土壤中可存活10余年。以根茎类植物为原料的药品常可受到本菌污染，并可经伤口感染，如在外用药中存在，特别是用于深部组织的药品污染梭菌，可导致破伤风病，死亡率很高。因此，对于某些用于阴道、创伤、溃疡的药品必须控制梭菌。

1. 供试液制备及热处理

取供试品，照"微生物计数法"制成1：10供试液，取相当于1g或1ml供试品的供试液2份，其中1份置80℃保温10分钟迅速冷却。

2. 增菌、选择和分离培养

将上述2份供试液分别接种至适宜体积（经方法适用性试验确定）的梭菌增菌培养基

中，置厌氧条件下 30～35℃培养 48 小时。取上述每一培养物少量，分别涂抹接种于哥伦比亚琼脂培养基平板上，置厌氧条件下 30～35℃培养 48～72 小时。

3. 过氧化氢酶试验

取上述平板上生长的菌落，置洁净玻璃片上，滴加 3％过氧化氢试液，若菌落表面有气泡产生，为过氧化氢酶试验阳性，否则为阴性。

4. 结果判断

若哥伦比亚琼脂培养基平板上有厌氧杆菌生长（有或无芽孢），且过氧化氢酶反应阴性的，应进一步进行适宜的鉴定试验，确证是否为梭菌；如哥伦比亚琼脂培养基平板上没有厌氧杆菌生长，或虽有相符或疑似的菌落生长但鉴定结果为阴性，或过氧化氢酶反应为阳性，判供试品未检出梭菌。

梭菌检测流程见图 4-6。

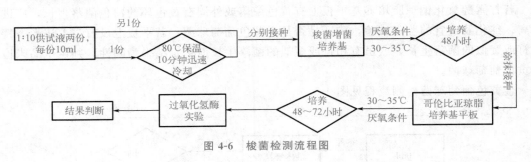

图 4-6　梭菌检测流程图

九、白色念珠菌检查

白色念珠菌是单细胞真菌，通常存在于正常人的口腔、上呼吸道、肠道及阴道，一般在正常机体中数量少，不引起疾病。当机体免疫功能或一般防御力下降或正常菌群相互制约作用失调时，则本菌大量繁殖并改变生长形式(芽生菌丝相)，侵入细胞引起疾病。

1. 供试液制备及增菌培养

取供试品，照"微生物计数法"制成 1：10 供试液，取相当于 1g 或 1ml 供试品的供试液，接种至适宜体积（经方法适用性试验确定）的沙氏葡萄糖液体培养基中，混匀，30～35℃培养 3～5 天。

2. 选择和分离

取上述预培养物划线接种于沙氏葡萄糖琼脂培养基平板上，30～35℃培养 24～48 小时。

白色念珠菌在沙氏葡萄糖琼脂培养基上生长的菌落呈乳白色，偶见淡黄色，表面光滑有浓酵母气味，培养时间稍久则菌落增大，颜色变深、质地变硬或有皱褶。挑取疑似菌落接种至念珠菌显色培养基平板上，培养 24～48 小时（必要时延长至 72 小时），或采用其他适宜方法进一步鉴定。

3. 结果判断

若沙氏葡萄糖琼脂培养基平板上有疑似菌落生长，且疑似菌在念珠菌显色培养基平板上生长的菌落呈阳性反应，应进一步进行适宜的鉴定试验，确证是否为白色念珠菌；若沙氏葡萄糖琼脂培养基平板上没有菌落生长，或有菌落生长但鉴定结果为阴性，或疑似菌在白色念珠菌显色培养基平板上生长的菌落呈阴性反应，判供试品未检出白色念珠菌。

白色念珠菌检测流程见图 4-7。

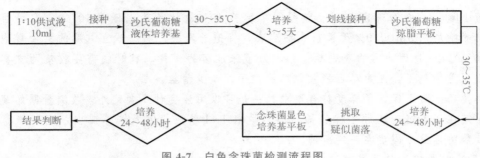

图 4-7　白色念珠菌检测流程图

🌱 知识拓展

健脑补肾丸微生物计数法及控制菌检查法适用性试验

一、健脑补肾丸微生物计数法适用性试验

（一）实验前期准备

1. 稀释液

胰酪大豆胨液体培养基（TSB）、0.9%无菌氯化钠溶液、pH7.0 无菌氯化钠-蛋白胨缓冲液。

2. 计数用培养基

（1）需氧菌总数：胰酪大豆胨琼脂培养基（TSA）。

（2）霉菌和酵母菌总数：沙氏葡萄糖琼脂培养基（SDA）。

（二）菌种及菌液准备

1. 计数用菌种

金黄色葡萄球菌 CMCC(B)26003

铜绿假单胞菌 CMCC(B)10104

枯草芽孢杆菌 CMCC(B)63501

白色念珠菌 CMCC(F)98001

黑曲霉 CMCC(F)98003

2. 菌液制备

取金黄色葡萄球菌、铜绿假单胞菌、枯草芽孢杆菌斜面培养基，用一次性接种针接取一环，放入 TSB 培养基（5～10ml），培养 24 小时；白色念珠菌放入沙氏葡萄糖液体培养基，培养温度 20～25℃、培养时间 2～3 天，用 0.9%无菌氯化钠溶液梯度稀释（金黄色葡

萄球菌 10^{-7}、白色念珠菌 10^{-5}、铜绿假单胞菌 10^{-7}、枯草芽孢杆菌 10^{-5}）；取黑曲霉的新鲜培养物加入 5ml 0.9% 无菌氯化钠溶液，将孢子洗脱，制成适宜浓度的黑曲霉孢子悬液（10^{-4}）。注意黑曲霉的洗脱要充分，为了保证菌的含量，有时候需要收集两支甚至更多支斜面里的孢子，注意尽可能收集多的孢子，减少菌丝。

小技巧：为了保证稀释度符合要求，一是可以用浊度计或者紫外吸收测量原始菌液浓度，固定在一定值，然后才梯度稀释；二是取 1ml 菌液，倒入培养皿内，倒入培养基培养，计数菌落数，固定在一定范围。

（三）计数方法适用性试验

1. 供试液制备

取外表面经紫外灯照射消毒的健脑补肾丸适量，用消毒毛巾擦拭外部，拆开，取样，用研钵磨碎，取 10g，加入到 90ml TSB 培养基中，稀释成 1∶10 供试液，再依次梯度稀释制成 1∶100、1∶1000 供试液备用。

2. 接种和稀释

（1）试验组　准备 7 只无菌空试管，5 只（需氧组）内均加入 1∶100 稀释梯度的供试液 10ml，然后分别加入上述对应的 5 种菌液各 0.1ml 混匀；另外两只（霉菌和酵母菌组）加入 1∶10 供试液 10ml，再分别加入白色念珠菌与黑曲霉菌试验菌液各 0.1ml，混匀。（建议同时做两个连续的稀释级）

（2）供试品对照组　取制备好的供试液 1∶100、1∶1000（相当于供试品做了两个梯度）各 10ml，以 TSB 代替菌液同试验组操作（0.1ml TSB 培养基可以忽略不加）。另外两只加入 1∶10、1∶100 供试液（两个梯度）各 10ml。

（3）菌液对照组　5 只无菌空试管内，加入 0.9% 无菌氯化钠溶液 10ml，在各试管内对应加入 5 种试验菌液 0.1ml，混匀。

3. 供试品中微生物的回收

微生物的回收可采用平皿法。（1∶100 的稀释度回收率达到要求，那么 1∶1000 的肯定达标，供试品检查的时候设置两个梯度是为了更好地计数，比如 1∶100 的稀释梯度菌落数超过 100，那么误差太大，则选用 1∶1000 的稀释梯度来计数）"接种和稀释"里面的三组试管（试验组、供试品对照组、菌液对照组）一共 23 只试管，"供试品制备"组 1∶100、1∶1000 两个梯度的供试液，一共 23 份样品，各取 1ml 置无菌平皿中，注入 15～20ml TSA（5 种需氧菌培养温度 33℃）或沙氏葡萄糖琼脂培养基，每个都对应做 2 个平皿，混匀，凝固，倒置培养，培养温度 23℃。

4. 结果

试验组与菌液对照组一般培养 48 小时即可计数菌落个数（时间自己掌控，48 小时可以，极个别未长出的可再加半天，一般需氧菌不超过 3 天，霉菌和酵母菌不超过 5 天，其中霉菌要注意不要长过头，以免菌落之间互相覆盖，不方便计数），供试品要求最长时间培养才能计数（需氧菌 5 天，霉菌和酵母菌 7 天）。

5. 计算回收率

回收率 =（试验组 - 供试品对照组）/ 菌液对照组，应在 0.5～2.0 之间。回收率不达标，5 种需氧菌（或者 2 种霉菌和酵母菌）应重新进行方法学验证，不可单一验证一种。

6. 调整方法

"接种和稀释"过程中，供试液由 1∶100 稀释改为 1∶1000 的稀释梯度，其他不变。再不合适采用薄膜过滤法。

问题：为什么健脑补肾丸在进行方法学验证时需氧菌验证选用的最低稀释级为 1∶100、霉菌和酵母菌选用的最低稀释级为 1∶10？

答疑释惑：微生物计数方法适用性试验选择稀释级的原则是先验证最低稀释级。健脑补肾丸为中药制剂，药典规定需氧菌总数限度为 3×10^4，霉菌和酵母菌总数为 10^2，因此可确定的最低稀释级应为 1∶100，如果按照 1∶10 为最低稀释级，达到限度时平皿上的需氧菌无法计数。

二、健脑补肾丸控制菌检查法适用性试验

（一）实验前期准备

1. 稀释液

胰酪大豆胨液体培养基（TSB）、0.9％无菌氯化钠溶液、pH7.0 无菌氯化钠-蛋白胨缓冲液。

2. 培养基

（1）耐胆盐革兰阴性菌：肠道菌增菌液体培养基、紫红胆盐葡萄糖琼脂培养基。

（2）大肠埃希菌：麦康凯液体培养基、麦康凯琼脂培养基。

（3）沙门菌：RV 沙门菌增菌液体培养基、木糖赖氨酸脱氧胆酸盐琼脂培养基。

（二）菌种及菌液准备

取铜绿假单胞菌、大肠埃希菌、沙门菌的斜面培养基，用一次性接种针接取一环，放入 TSB 培养基（5～10ml）培养 24 小时，用 0.9％无菌氯化钠溶液梯度稀释（铜绿假单胞菌 10^{-7}、大肠埃希菌 10^{-7}、沙门菌 10^{-7}），阴性对照应无菌生长。

小技巧：为了保证稀释度符合要求，一是可以用浊度计或者紫外吸收测量原始菌液浓度，固定在一定值，然后才梯度稀释；二是取 1ml 菌液，倒入培养皿内，倒入培养基培养，计数菌落数，固定在一定范围。最后一次梯度稀释可以不按照 1∶10 稀释，比如最后一次可以不取 1ml，改为取 0.7ml，只要符合要求即可。

（三）控制菌检查方法适用性试验

1. 耐胆盐革兰阴性菌

（1）试验菌　根据各品种项下微生物限度标准中规定检查的控制菌选择相应试验菌株，确认耐胆盐革兰阴性菌检查方法时，采用大肠埃希菌和铜绿假单胞菌为试验菌。

（2）供试液制备　取健脑补肾丸用消毒毛巾擦拭外部，拆开，取样，用研钵磨碎，取 10g，加入 TSB 培养基 90ml，稀释成 1∶10 供试液，再依次梯度稀释制成 1∶100、1∶1000 供试液备用。

（3）供试液制备和预培养　取 1∶10 供试液，混匀，在 20～25℃培养，培养时间应使供试品中的细菌充分恢复但不增殖（约 2 小时）。使用低温培养箱培养。

（4）定量试验

① 供试品组（3 只试管）　选择和分离培养。取 1∶10、1∶100、1∶1000 的供试液各 1ml 接种到 10ml 肠道菌增菌液体培养基中（药典说明为适宜体积，选用体积 10ml，该体积要经过方法适用性试验确认，如果不能通过验证性试验，需要再扩大稀释倍数，改为 20、

30 等，后面所有的体积均修改为 20ml、30ml 等，为保证通过率，可直接改为 50ml），33℃培养 48 小时。

②菌液阳性对照组　选择和分离培养。取 1∶10 供试液 1ml 接种到肠道菌增菌液体培养基中（体积 10ml），各加入大肠埃希菌、铜绿假单胞菌 0.1ml（保证最终小于 100cfu）。混匀，33℃培养 24 小时（阳性对照遵循时间最短原则，长出菌即可）。

③阴性对照组　取 1ml TSB 接种到肠道菌增菌液体培养基中（体积 10ml），混匀，33℃培养 48 小时。

上述每一培养物分别划线接种于紫红胆盐葡萄糖琼脂培养基平板上，30～35℃培养 24 小时。

④结果判断　若紫红胆盐葡萄糖琼脂培养基平板上有菌落生长，则对应培养管为阳性，否则为阴性。根据各培养管检查结果，查表 4-10 可得供试品中含有耐胆盐革兰阴性菌的可能菌数。

2. 大肠埃希菌

如果适用性试验不能通过，则扩大 TSB 体积，改为 1000ml TSB。

（1）供试品组　取 1∶10 供试液 10ml，加入 100ml TSB 中，混匀，33℃培养 24 小时。

（2）菌液阳性对照组　取 1∶10 供试液 10ml，加入 100ml TSB 中，再加入 1ml 菌液混匀，33℃培养 24 小时。（说明：为保证阳性对照组对照菌加量不大于 100cfu，可在阳性组加入 1ml 菌液的同时，再取 1ml 菌液放入空白培养皿，倒入 TSA 培养基 2 个平皿平行培养，计数确认不大于 100cfu）

（3）阴性对照组　取 10ml TSB，加入 100ml TSB 中，33℃培养 24 小时。

（4）选择和分离培养　取上述培养物 1ml 接种至 100ml 麦康凯液体培养基中（此处采用 100ml 带刻度的玻璃瓶），42～44℃培养 24 小时。

取麦康凯液体培养物划线接种于麦康凯琼脂培养基平板上，30～35℃培养 18～72 小时（遵循阳性最短时间培养、供试品最长时间培养的原则）。

3. 沙门菌

如果适用性试验不能通过，则扩大 TSB 体积，改为 1000ml TSB。

（1）供试品组　取供试品 10g，加入 100ml TSB 中，混匀，33℃培养 24 小时。

（2）阳性对照组　取供试品 10g，加入 100ml TSB 中，再加入 1ml 菌液混匀，33℃培养 24 小时。（说明：为保证阳性对照组对照菌加量不大于 100cfu，可在阳性组加入 1ml 菌液的同时，再取 1ml 菌液放入空白培养皿，倒入 TSA 培养基 2 个平皿平行培养，计数确认不大于 100cfu）

（3）阴性对照组　取 TSB 10ml，加入 100ml TSB 中，33℃培养 24 小时。

取上述培养物 0.1ml 接种至 10ml RV 沙门菌增菌液体培养基中，33℃培养 24 小时。取少量 RV 沙门菌增菌液体培养物划线接种于木糖赖氨酸脱氧胆酸盐琼脂培养基平板上，30～35℃培养 18～48 小时（遵循阳性最短培养、供试品最长培养的原则）。如果供试品平板上没有菌落生长，则无需进行后续鉴定。

三、注意事项

（1）微生物计数法（五种需氧菌、两种霉菌和酵母菌）只要有 1 种没有通过，所有菌需要重新验证；控制菌方法适用性试验与微生物计数法不同，耐胆盐革兰阴性菌、大肠埃希菌、沙门菌有一种没通过，只需单独验证一种即可。

（2）控制菌的检查一般为选择性培养基，我们对比供试品组与菌液阳性对照组的时候一般遵循以下原则：菌液对照组上长出的菌落即为对应的菌落，无需进行菌落鉴定。供试品没有长出菌落，无需进行后续检查。如果供试品上长出菌落，我们需要与菌液阳性对照组进行对比，如果菌落样子完全不一致，则也同样视为阴性，注意即使长出其他杂菌也视为阴性。如果经过对比发现长出的是该菌落，才需要进行后续试验鉴定为该菌。

（3）实验中所有带菌的物品都需要灭菌后再处理，包括一次性的培养皿和移液管等，也包含口罩、一次性隔离衣。所有使用的物品均需要记录，最后只需要文字记录，不需要拍图片，比如最后平板计数的图片。

→) 知识回顾

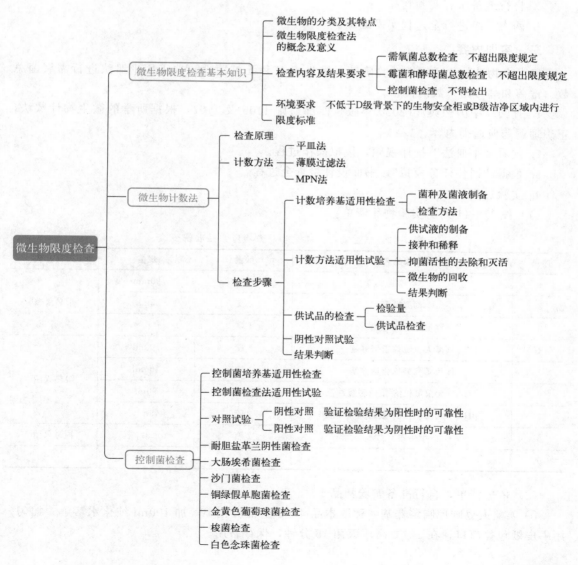

任务四 维生素C片的微生物总数检查——平皿法

一、实训目的

1. 掌握药品中需氧菌总数、霉菌与酵母菌总数的检查方法与工作思路。
2. 学会平皿法微生物计数检查的操作技能。
3. 树立无菌的操作观念，培养无菌的操作意识。

二、实训要求

1. 按照微生物限度检查岗位实际工作场景完成工作流程设计。
2. 自行准备所有实验物品。
3. 两人一组进行全过程实操训练。

三、实训内容

经微生物计数法适用性试验确证，维生素C片无抑菌性，故采用平皿法进行需氧菌总数、霉菌和酵母菌总数的检查。

1. 查阅《中国药典》（2020年版）四部通则1105及1107，根据所学的微生物计数法，正确理解药典通则内容。
2. 观看"平皿法"操作视频，模拟操作过程。
3. 根据"岗位任务模拟"，书面设计检查全过程。
4. 实验过程

（1）按表4-11列出实验物品清单。

表4-11 维生素C片微生物总数检查物品准备清单

序号	实验物品名称	数量	规格	灭菌方式
1	培养皿	12个	90mm	干热灭菌
2	刻度吸管	2支	5ml	
3	称量纸（用饭盒装）	1盒		
4	胰酪大豆胨琼脂培养基	1瓶	100ml	湿热灭菌
5	沙氏葡萄糖琼脂培养基	1瓶	100ml	
6	pH7.0无菌氯化钠-蛋白胨缓冲液	1瓶	90ml	
7	pH7.0无菌氯化钠-蛋白胨缓冲液	2管	9ml	
8	维生素C片	2瓶	100片/瓶	消毒灭菌
9	……	……	……	……

（2）依据清单，自行准备实验物品

① 胰酪大豆胨琼脂培养基 称取本品4.0g至锥形瓶中，加100ml纯化水溶解，摇匀，用牛皮纸包扎瓶口，在121℃高压灭菌15分钟，保存备用。

② 沙氏葡萄糖琼脂培养基　称取本品 3.0g 至锥形瓶中，加 100ml 纯化水溶解，摇匀，用牛皮纸包扎瓶口，在 121℃高压灭菌 15 分钟，保存备用。

③ pH7.0 无菌氯化钠-蛋白胨缓冲液　取磷酸氢二钾 3.56g、磷酸氢二钠 7.23g、氯化钠 4.30g、蛋白胨 1.0g 加纯化水 1000ml 溶解，分装至 250ml 锥形瓶（100ml/瓶）及试管（9ml/支）中，在 121℃高压灭菌 15 分钟，保存备用。

培养皿、刻度吸管等物品分别包装，置 160℃烘箱中干热灭菌 2 小时。其他物品及无菌室的消毒清洁照"岗位任务模拟"项下准备。

将供试品及所有已灭菌的实验物品在实验前移至无菌室的传递窗内，开启传递窗的紫外灯进行容器外表面消毒灭菌。要准备足够用量，操作中严禁出入无菌室。

（3）试验方法与步骤　按照"岗位任务模拟"项下的"平皿法"进行供试液制备、注皿、倾注培养基、培养、计数、结果判断。

（4）填写检验记录，发放检验报告。

四、实训评价

学生对标"微生物限度检查技能考核标准"自评；教师依据实验设计、准备、操作、记录、报告整个环节进行评价；实验员根据学生准备及清场情况进行评价，评价模式见表 4-12。

表 4-12　微生物计数法任务评价表

考核项目	预习 10 分	方案设计 20 分	准备 20 分	操作 30 分	实训结果 10 分	无菌意识 10 分	合计/分
组长评价							
学生自评							
教师评价							
实验员评价							
组长评价×20％＋学生自评×10％＋教师评价×40％＋实验员评价×30％							

任务五　头孢拉定胶囊的微生物总数检查——薄膜过滤法

一、实训目的

1. 掌握药品中需氧菌总数、霉菌与酵母菌总数的检查方法与工作思路。

2. 学会薄膜过滤法微生物计数检查的操作技能。

3. 树立无菌的操作观念，培养无菌的操作意识。

二、实训要求

1. 按照微生物限度检查岗位实际工作场景完成工作流程设计。

2. 自行准备所有实验物品。

3. 两人一组进行全过程实操训练。

三、实训内容

经微生物计数法适用性试验确证，头孢拉定胶囊有抑菌性，故采用薄膜过滤法进行需氧菌总数、霉菌和酵母菌总数的检查。

1. 查阅《中国药典》（2020 年版）四部通则 1105 及 1107，根据所学的微生物计数法，正确理解药典通则内容。

2. 观看"薄膜过滤法"操作视频，模拟操作过程。

3. 根据"岗位任务模拟"，书面设计检查全过程。

4. 实验过程

（1）试验前的准备同"任务四"。

（2）试验方法与步骤

① 供试品溶液制备　用托盘天平称取 10g 待检药品（至少开启 2 瓶），置 100ml pH7.0 无菌氯化钠-蛋白胨缓冲溶液中，溶解，混匀，即成 1∶10 的供试液。

② 过滤与冲洗　检查滤膜是否完整，安装好过滤器，用少量 pH7.0 无菌氯化钠-蛋白胨缓冲溶液润洗滤膜（仅限于滤膜为水溶性的）。取 1∶10 的供试液 10ml（若供试品所含的菌数较多时，可进一步稀释）至过滤器中，立即过滤。然后用 pH7.0 无菌氯化钠-蛋白胨缓冲溶液冲洗滤膜 3～5 次，每次冲洗量为 100ml。

③ 培养和计数　冲洗后取出滤膜，菌面朝上贴于胰酪大豆胨琼脂培养基或沙氏葡萄糖琼脂培养基上培养。培养条件和计数方法同平皿法，每张滤膜上的菌落数应不超过 100cfu（否则，进一步稀释重新操作）。

④ 阴性对照试验　与供试品完全相同的操作，仅不加供试品，制备两张滤膜，一张用于需氧菌总数检查阴性对照，另一张用于霉菌和酵母菌总数检查阴性对照。

⑤ 菌数报告　以相当于 1g 供试品的菌落数报告菌数；若滤膜上无菌落生长，以＜1 报告菌数（每张滤膜过滤 1g、1ml 或 10cm^2 供试品），或＜1 乘以最低稀释倍数的值报告菌数。

（3）填写检验记录，发放检验报告。

四、实训评价

同"任务四"。

任务六　维生素 C 片大肠埃希菌的检查

一、实训目的

1. 掌握药品中大肠埃希菌的检查方法与工作思路。

2. 学会大肠埃希菌检查的操作技能。

3. 树立无菌的操作观念，培养无菌的操作意识。

二、实训要求

1. 设计工作流程，观看实操视频。

2. 自行准备所有实验物品。

3. 两人一组进行全过程实操训练。

三、实训内容

大肠埃希菌一般不致病，是人和温血动物肠道内栖居菌，在肠道中可合成维生素 B 和维生素 K。但有些菌株可感染人和动物，引起腹泻、化脓或败血症。大肠埃希菌随粪便排出体外，可直接或间接污染药物及药品生产的各个环节。因此，大肠埃希菌被列为粪便污染指示菌，是非规定灭菌口服药品的常规必检项目。眼部给药制剂、鼻及呼吸道给药的制剂也不得检出大肠埃希菌。药品中大肠埃希菌的检查主要通过增菌培养、选择和分离培养来鉴别，若麦康凯琼脂平板上检测出可疑菌落，再进行分离、纯化及适宜的鉴定试验。

本实验以口服片剂为材料进行大肠埃希菌检查。

1. 查阅《中国药典》（2020 年版）四部通则 1106，根据所学的控制菌检查法——大肠埃希菌的检查，正确理解药典通则内容。

2. 观看"大肠埃希菌检查"操作视频，模拟操作过程。

3. 书面设计检查全过程。

4. 实验过程

（1）实验准备

① 设备　无菌室、超净工作台、培养箱、电热干燥箱、高压蒸汽灭菌器、显微镜（1500×）、天平（感量 0.1g）、冰箱、365nm 紫外灯。

② 器材　乳胶帽、酒精灯、乙醇棉球、乳胶手套、试管架、火柴、记号笔；无菌衣、裤、帽、口罩（也可用一次性物品替代）；研钵或匀浆仪、量筒、称量纸及不锈钢药匙；试管及塞子、刻度吸管（1ml、10ml）、锥形瓶、培养皿、载玻片、玻璃或搪瓷消毒缸（带盖）。

玻璃器皿均于 160℃ 干热灭菌 2 小时或高压蒸汽灭菌 121℃、20 分钟，烘干备用。

③ 消毒剂　0.2% 苯扎溴铵溶液。

④ 需配制的试剂　无菌氯化钠-蛋白胨缓冲液（pH7.0），参照"任务四"。

⑤ 需配制的培养基　胰酪大豆胨液体培养基、麦康凯液体培养基、麦康凯琼脂培养基。分别按照各培养基配方配制并灭菌。

⑥ 阳性对照用菌液　取大肠埃希菌［CMCC（B）44102］的营养琼脂斜面培养物少许，接种至胰酪大豆胨液体培养基中或胰酪大豆胨琼脂培养基上，30～35℃ 培养 18～24 小时。上述培养物用 pH7.0 无菌氯化钠-蛋白胨缓冲液制成适宜浓度的菌悬液。

（2）试验方法与步骤

① 供试液的制备　用托盘天平称取 10g 待检药品（至少开启 2 瓶），置 100ml pH7.0 无菌氯化钠-蛋白胨缓冲溶液中，溶解，混匀，即成 1:10 的供试液。

② 增菌培养　取 1:10 的供试液 10ml，接种至适宜体积（经方法适用性试验确定，一般为 90ml）的胰酪大豆胨液体培养基中，混匀，30～35℃ 培养 18～24 小时。

③ 阴性对照试验　取 pH7.0 无菌氯化钠-蛋白胨缓冲溶液 10ml，至适宜体积（经方法适用性试验确定，一般为 90ml）的胰酪大豆胨液体培养基中，混匀，30～35℃ 培养 18～24 小时。阴性对照试验的结果应无菌生长。如有菌生长，应进行偏差调查。

④ 阳性对照试验　取 1:10 的供试液 10ml，接种至适宜体积（经方法适用性试验确定，一般为 90ml）的胰酪大豆胨液体培养基中，混匀，移入阳性接种间，加入不大于 100cfu 的阳性对照菌。阳性对照试验应呈阳性。

⑤ 选择和分离培养　取上述预培养物 1ml 接种至 100ml 麦康凯液体培养基中，42～44℃ 培养 24～48 小时。取麦康凯液体培养物划线接种于麦康凯琼脂培养基平板上，30～35℃ 培养 18～72 小时。

⑥ 结果判断　如麦康凯琼脂平板上有菌落生长，应进行分离、纯化及适宜的鉴定试验，确证是否为大肠埃希菌；若麦康凯琼脂培养基平板上没有菌落生长，或有菌落生长但鉴定结

果为阴性，判供试品未检出大肠埃希菌。

（3）填写实训记录，发放实训报告。

四、实训评价

同"任务四"。

目标检测

一、选择题

（一）单选题

1. （　　）可作为粪便污染的指示菌。

A. 大肠埃希菌　　　　　　　　B. 沙门菌　　　　　　　　C. 铜绿假单胞菌

D. 金黄色葡萄球菌　　　　　　E. 白色念珠菌

2. 药品微生物限度检查中，需氧菌总数检查所用培养基为（　　）。

A. 胰酪大豆胨琼脂　　　　　　B. 玫瑰红钠琼脂　　　　　C. 营养琼脂

D. 酵母浸出粉胨　　　　　　　E. 牛肉膏蛋白胨

3. 药品微生物限度检查中，霉菌和酵母菌总数检查所用培养基为（　　）。

A. 沙氏葡萄糖琼脂　　　　　　B. 玫瑰红钠琼脂　　　　　C. 营养琼脂

D. 马铃薯培养基　　　　　　　E. 酵母浸出粉胨

4. 《中国药典》（2020年版）规定，需氧菌总数测定的培养时间为（　　）。

A. 不超过3天　　　　　　　　B. 2～3天　　　　　　　　C. 3～5天

D. 5天　　　　　　　　　　　E. 5～7天

5. 《中国药典》（2020年版）规定，霉菌和酵母菌总数测定的培养时间为（　　）。

A. 3～5天　　　　　　　　　　B. 3天　　　　　　　　　C. 5天

D. 5～7天　　　　　　　　　　E. 7天

6. 微生物限度检查时，需氧菌总数检查的培养温度为（　　）℃，霉菌和酵母菌总数检查的培养温度为（　　）℃。

A. 23～28；30～35　　　　　　B. 30～35；23～28　　　　C. 45；30

D. 30～35；20～25　　　　　　E. 35；28

7. 微生物计数法一般供试品的检验量为（　　）。

A. 1g或1ml　　　　　　　　　B. 5g或5ml　　　　　　　C. 10g或10ml

D. 20g或20ml　　　　　　　　E. 2g或2ml

8. 平皿法中注入每个平皿的培养基的体积大约控制在（　　）。

A. 15～20ml　　　　　　　　　B. 10～15ml　　　　　　　C. 20～30ml

D. 不得少于20ml　　　　　　　E. 凭经验

9. 微生物限度检查的环境洁净度应达到（　　）级，超净工作台洁净度应达到（　　）级。

A. D B　　　　　　　　　　　B. C B　　　　　　　　　　C. D A

D. B A　　　　　　　　　　　E. C A

10. 在进行薄膜过滤法适用性试验时，试验组的对照菌应在（　　）。

A. 制备供试液时加入　　　　　B. 第一次冲洗液中加入　　C. 最后一次冲洗液中加入

D. 过滤前加入滤器　　　　　　E. 过滤后加入滤器

11. 进行微生物限度检查时，宜选取需氧菌总数平均菌落数在（　　　）之间，霉菌及酵母菌总数平均菌落数在（　　）之间的稀释级，作为菌数报告的依据。

A. 30～300；30～100　　　　B. 30～100；30～300　　　　C. 0～100；0～300

D. 30～100；100～300　　　E. 0～300；0～100

12. 微生物限度检查法抽样均需取自（　　　）个以上独立包装，大蜜丸还不得少于（　　）丸，膜剂还不得少于（　　）片。

A. 3；2；2　　　　　　　　B. 2；3；3　　　　　　　　C. 2；4；4

D. 3；4；4　　　　　　　　E. 2；2；2

13. 试验用菌株的传代次数不得超过（　　）代。

A. 1　　　　　　　　　　　B. 2　　　　　　　　　　　C. 3

D. 4　　　　　　　　　　　E. 5

14. 若采用 MPN 法（最可能数法）进行微生物计数检查，测定结果为（　　）。

A. 需氧菌总数　　　　　　　B. 酵母菌总数　　　　　　　C. 霉菌总数

D. 霉菌和酵母菌总数　　　　E. 真菌总数

15. 10^2 cfu 限度标准可解释为（　　）。

A. 可接受的最大菌数为 20　　B. 可接受的最大菌数为 200　C. 可接受的最大菌数为 100

D. 可接受的最大菌数为 1000　E. 可接受的最大菌数为 10

16. 微生物限度检查的结果以（　　）。

A. 1g、1ml 或 10cm^2 供试品中所含的微生物数进行报告

B. 10g、10ml 或 100cm^2 供试品中所含的微生物数进行报告

C. 两个平皿的平均菌落数进行报告

D. 取长菌多的平皿的菌落数进行报告

E. 取四个平皿的平均菌落数进行报告

17. 对于平皿法，如各稀释级平板均无菌落生长，则检验结果以（　　）报告。

A. <1 乘以最低稀释倍数　　B. 未检出　　　　　　　　　C. <10

D. <100　　　　　　　　　　E. <1

18. 下列说法不正确的是（　　）。

A. 薄膜过滤法所采用的滤膜孔径应不大于 $0.45\mu m$

B. 薄膜过滤法所采用的滤膜直径一般为 50mm

C. 供试液经薄膜过滤后，若需要用冲洗液冲洗滤膜，每张滤膜每次冲洗量不超过 100ml，总冲洗量不得超过 1000ml

D. 供试液经薄膜过滤后，若需要用冲洗液冲洗滤膜，每张滤膜每次冲洗量不超过 100ml，总冲洗量未做规定

E. 水溶性供试液过滤前先将少量的冲洗液过滤以润湿滤膜

19. 控制菌检查用培养基的适用性检查项目不包括（　　）。

A. 促生长能力检查

B. 抑制能力检查

C. 指示特性检查

D. 不同培养基以上三项的检查项目可能不同

E. 所有培养基均要进行以上三项检查

20. 下列说法错误的是（　　）。

A. 大肠埃希菌的分离培养用培养基为麦康凯琼脂培养基

B. 沙门菌分离培养用培养基为木糖赖氨酸脱氧胆酸盐琼脂培养基

C. 铜绿假单胞菌分离培养用培养基为溴化十六烷基三甲铵琼脂培养基

D. 白色念珠菌分离培养用培养基为哥伦比亚琼脂培养基

E. 金黄色葡萄球菌分离培养用培养基为甘露醇氯化钠琼脂培养基

（二）多选题

1. 《中国药典》（2020年版）规定微生物计数法检查供试品的方法有（　　）。

A. 平皿法　　　　　　　B. 薄膜过滤法　　　　　　C. MPN法

D. 倾注法　　　　　　　E. 涂布法

2. 微生物限度检查法中，可选用的稀释液有（　　）。

A. pH7.0无菌氯化钠-蛋白胨缓冲液

B. pH7.6无菌磷酸盐缓冲液

C. pH6.8无菌磷酸盐缓冲液

D. pH7.2无菌磷酸盐缓冲液

E. 0.9%无菌氯化钠溶液

3. 《中国药典》（2020年版）规定的消除供试品中抑菌成分的方法有（　　）。

A. 稀释法　　　　　　　B. 离心沉淀　　　　　　　C. 薄膜过滤法

D. 中和法　　　　　　　E. 多种方法联合使用

4. 微生物限度检查的项目有哪些。（　　）

A. 需氧菌总数检查　　　B. 霉菌和酵母菌总数检查　C. 真菌检查

D. 控制菌检查　　　　　E. 螨类检查

5. 微生物限度检查标准中局部给药制剂应检查的控制菌为（　　）。

A. 大肠埃希菌　　　　　B. 金黄色葡萄球菌　　　　C. 铜绿假单胞菌

D. 沙门菌　　　　　　　E. 枯草芽孢杆菌

二、判断题

（　　）1. 需氧菌总数、霉菌和酵母菌总数检查除另有规定外均采用平板菌落计数法，该法测定结果不仅反映在规定条件下所生长的细菌（嗜中温、需氧和兼性厌氧菌）、霉菌和酵母菌的菌落数，也包括对营养、氧气、温度、pH和其他因素有特殊要求的细菌、霉菌和酵母菌。

（　　）2. 菌落单位数即细菌、霉菌、酵母菌的个数。

（　　）3. 凡能从药品、瓶口（外盖内侧及瓶口周围）外观看出长螨、发霉、虫蛀及变质的药品可直接判为不合格品，无须再抽样检验。

（　　）4. 供试品在检验之前，保存于阴凉干燥处，勿冷藏或冷冻。

（　　）5. 供试品在检验之前，保持原包装状态，严禁开启。

（　　）6. 所有剂型的检验量均需取2个以上包装单位。

（　　）7. 新建立药品的微生物限度检查法时，应进行需氧菌、霉菌及酵母菌计数方法的验证；若药品的组分或原检验条件发生改变可能影响检验结果时，计数方法不用再验证。

（　　）8. 需氧菌、霉菌及酵母菌计数方法的验证目的是确认供试品有无抑菌活性，所采用的方法适合于该药品的需氧菌、霉菌及酵母菌数的测定。

（　　　）9．微生物计数方法适用性试验采用的为微生物回收实验法。

（　　　）10．采用平皿法进行菌数测定时，应取适宜的连续2～3个稀释级的供试液进行检查。

（　　　）11．当仅有1个稀释级的菌落数符合菌数报告依据时，以该级的平均菌落数乘以稀释倍数的值报告菌数。

（　　　）12．当同时有2个稀释级的菌落数符合菌数报告依据时，以最高的平均菌落数乘以稀释倍数的值报告菌数。

（　　　）13．如各稀释级的平板均无菌落生长，或仅最低稀释级的平板有菌落生长，但平均菌落数少于1时，以＜1乘以最低稀释倍数的值报告菌落数。

（　　　）14．薄膜过滤法进行微生物限度检查时，每片滤膜上的菌落数可以超过100个。

（　　　）15．薄膜过滤法进行微生物限度检查时所使用的滤膜有水溶性和油溶性的，不管是水溶性的还是油溶性的，供试品过滤前都应先用少量的冲洗液过滤以湿润滤膜。

（　　　）16．薄膜过滤法进行微生物限度检查时，每张滤膜每次冲洗量为100ml，每片滤膜的总过滤量不限。

（　　　）17．口服固体制剂必须检查大肠埃希菌。

（　　　）18．进行微生物限度检查时，阳性对照试验可以与供试品在一起操作完成。

（　　　）19．已熔化的培养基如果一次用不完，剩余的培养基不宜再用。

（　　　）20．微生物限度检查时，若胰酪大豆胨琼脂培养基上生长的霉菌和酵母菌其数量多于沙氏葡萄糖琼脂培养基上生长的霉菌和酵母菌菌落数，或沙氏葡萄糖琼脂培养基上生长的需氧菌数多于胰酪大豆胨琼脂培养基上生长的需氧菌数，以菌落数多的培养基中的菌数报告结果。

三、简答题

1．简述微生物限度检查法的概念。

2．简述检验量的概念及检验量与抽样量的规定。

3．简述阴性对照试验与阳性对照试验的目的及操作。

4．简述微生物计数法适用性检查的目的及主要步骤。

四、案例分析

某检验机构抽取到"×××感冒颗粒"一批，要对其进行微生物限度检查，请问他们如何确定需检查哪些项目？分别应采用何种方法进行检验？如何操作？请写出检验全过程。

第五章 无菌检查

【学习引导】

　　20××年10月6日，某省食品药品监督管理局报告，某医院有6名患者使用某制药厂生产的刺五加注射液后出现严重不良反应，其中3例死亡。经调查，这是一起由药品污染引起的严重不良事件。 20××年7月1日，特大暴雨造成库存的刺五加注射液被雨水浸泡，该药业公司销售人员从公司调来包装标签，更换后未经检验直接销售。事故发生后，中国药品生物制品检定所在被雨水浸泡药品的部分样品中检出了微生物。

　　假如药品被雨水浸泡后重新进行了检验，尤其是进行了"无菌检查"，这起事故是不是可以避免呢？ 学完本部分内容，同学们就可以找到答案。

　　本次事故教训是惨痛的，也再一次验证了"药品质量关系人的生命"，作为制药人，我们应该牢牢守住这个底线。

【学习目标】

　　1. 知识目标
　　掌握无菌检查法的概念、检查项目、检查方法、限度及结果判断。

　　2. 能力目标
　　具备较强的无菌操作技能，熟悉药品无菌检查流程及岗位检查要求，能够独立准备试验。

　　3. 素质目标
　　具有较强的无菌意识和微生物污染与环境保护意识，时刻绷紧"无菌检查结果事关用药者生命安全"的弦，养成精益求精、严谨细致的工作作风。

第一节 无菌检查法基本知识

一、无菌检查法的发展沿革

　　无菌检查法是为检测无菌工艺产品和终端灭菌产品的无菌性而建立的，在药典规定的培养条件下检查活的可培养微生物的一种定性检查方法。作为微生物检验的最早要求，无菌检查法早在20世纪20年代就被列为检验项目。历经多次完善，直到2008年人用药品注册技术要求国际协调会（ICH）提出的无菌检查法才被广泛接受、引用并执行。

　　《中国药典》1953年版就收载了基于一种培养基直接接种的"药品的灭菌检查法"。1963年版开始逐步引入无菌操作理念。1977年版改用两种培养基分别培养细菌和霉菌。1985年版新增了对洁净环境的规定，并在抗生素样品中应用薄膜过滤法。1995年版提出了培养基灵敏度检查的要求。2005年版无菌检查法开始逐步吸收国内外先进理念，至2015年版无菌检查法在实验环境、培养体系、检验理念、结果判断与分析调查等方面均有重要突破。

二、无菌检查法的适用范围

无菌检查法系用于检查药典要求无菌的药品、医疗器具、原料、辅料及其他品种是否无菌的一种方法。凡直接进入人体血液循环系统，植入或埋入肌肉、皮下组织，与创伤部位接触的产品、材料或器械，以及医学使用上要求无菌的品种都属于药典要求无菌的产品，可以按本法进行无菌检查。

1. 注射剂

注射剂包括注射液、注射用无菌粉末以及注射用浓溶液等，包括用于皮下注射、皮内注射、肌内注射、静脉注射、鞘内注射、椎管注射等。

2. 眼用制剂

眼用制剂包括眼用液体制剂、眼用半固体制剂、眼用固体制剂。

3. 部分外用制剂

外用制剂包括用于手术、创伤或临床必须无菌的鼻用制剂；用于手术、耳部伤口或耳膜穿孔的滴耳剂与洗耳剂；用于烧伤、严重创伤或临床必须无菌的软膏剂、乳膏剂、喷雾剂、气雾剂、凝胶剂、散剂、涂剂、涂膜剂；用于冲洗开放性伤口或腔体的冲洗液等。

4. 吸入液体制剂

系指通过连续或定量雾化器产生，供吸入用气溶胶的溶液、混悬液和乳液等供雾化器用的液体制剂。

5. 植入剂

系用于包埋于人体内的药物制剂，如不溶于水的激素、避孕药物、免疫药物制剂等。

6. 可吸收的止血剂

系指明胶发泡剂、凝血酶等用于止血并可被组织吸收的各种药物制剂。

7. 临床必须无菌的医疗器械

如外科手术用脱脂棉、纱布、结扎线、缝合线、可被组织吸收的肠线及一次性注射器与一次性无菌手术刀片、输血袋、输液袋、角膜接触镜等。

8. 体外用诊断制品半成品

如乙型肝炎病毒表面抗原诊断试剂的半成品等。

9. 要求无菌的原料药

如生产无菌粉末用的原料药和辅料要求必须是无菌的。

🌐 **点滴积累**

1. 无菌检查法系用于检查药典要求无菌的药品、医疗器具、原料、辅料及其他品种是否无菌的一种方法。

2. 凡直接进入人体血液循环系统，植入或埋入肌肉、皮下组织，与创伤部位接触的产品、材料或器械，以及医学使用上要求无菌的品种都属于药典要求无菌的产品，可以按本法进行无菌检查。

三、无菌检查的环境要求

《中国药典》（2020年版）四部通则9203"药品微生物实验室质量管理指导原则"指出：无菌检查应在隔离系统或在B级背景下的A级单向流洁净区域中进行。A级和B级区域的空气供给应通过终端高效空气过滤器（HEPA）。检验全过程应严格遵守无菌操作，防止微生物污染，防止污染的措施不得影响供试品中微生物的检出。单向流空气区域、工作台面及受控环境应定期按现行国家标准——《医药工业洁净室（区）悬浮粒子的测试方法》《医药工业洁净室（区）浮游菌的测试方法》《医药工业洁净室（区）沉降菌的测试方法》进行洁净度确认。隔离系统应定期按相关的要求进行验证。日常检验需对试验环境进行定期监测，且需符合无菌检查要求。

第二节　无菌检查法

《中国药典》（2020年版）四部通则收载了无菌检查法（通则1101）。

一、检查原理

无菌检查法系指利用无菌操作的方法，将被检查的药品分别加入适合需氧菌、厌氧菌和真菌生长的液体培养基中，置于适宜温度下培养一定时间后，观察有无微生物生长，以判断药品是否符合规定。

由于微生物污染分布的不均匀性，特别是当微生物污染率较低时，无菌检查结论具有一定的局限性。产品的无菌性取决于生产全过程中良好的无菌保证体系、经验证的有效灭菌工艺和遵照《药品生产质量管理规范》的要求管理，并严格执行产品在储存、运输、使用等环节中的防污染措施。从理论上讲，由于无菌检验样本数的局限性，产品的污染检出率要比实际污染率低得多。因此，供试品若符合无菌检查法的规定，仅表明供试品在该检验条件下未发现微生物污染，也就是说无菌检查并不能完全保证整批产品的无菌性，但是它可以用于确定该批产品是否符合无菌要求。

二、检查方法

无菌检查法包括薄膜过滤法和直接接种法。只要供试品性质允许，应优先采用薄膜过滤法。供试品无菌检查所采用的检查方法和检验条件应与方法适用性试验确认的方法相同。

（一）培养基

硫乙醇酸盐流体培养基主要用于厌氧菌的培养，也可用于需氧菌的培养；胰酪大豆胨液体培养基用于真菌和需氧菌的培养。

1. 培养基及其制备

培养基可以按处方制备，也可以使用按处方生产的符合规定的脱水培养基制备或直接使用商品化的预制培养基。无菌检查用培养基的处方、配制方法及注意事项详见"第二章培养基及其制备"项下。

2. 培养基的适用性检查

无菌检查用培养基在使用前必须进行适用性试验，以确保其质量符合无菌检查要求。除《中国药典》（2020 年版）另有规定外，在实验中采用已验证的配制和灭菌程序制备培养基，且过程受控，那么同一批脱水培养基的适用性检查试验可只进行 1 次。当培养基配制方法和灭菌程序发生变更时，应再次对培养基的适用性进行检查。如果培养基的制备过程未经验证，那么每一灭菌批培养基均要进行适用性检查试验。应对每批次商品化的成品培养基产品进行适用性检查。一般应在培养基使用前进行适用性检查，也可与供试品的无菌检查同时进行，检查合格后方可使用。所用培养基不符合适用性检查要求的，则供试品的无菌检查结果应视为无效。

无菌检查用培养基的适用性检查包括无菌性检查及灵敏度检查。

（1）无菌性检查　每批培养基一般随机取不少于 5 支（瓶），置各培养基规定的条件下培养 14 天，应无菌生长。

（2）灵敏度检查　培养基的灵敏度检查系指在无菌条件下，采用无菌操作技术接种不大于 100cfu 的阳性对照菌至待检查培养基中，然后与空白培养基在相同条件下进行培养，观察加菌的培养基中阳性菌的生长状况，由此来判定待检查培养基的质量是否符合需求。检查过程主要包括以下几个步骤：

① 菌种　培养基灵敏度检查所用阳性对照菌包括金黄色葡萄球菌、铜绿假单胞菌、枯草芽孢杆菌、白色念珠菌和黑曲霉。菌种的传代次数不得超过 5 代（从菌种保存中心获得的干燥菌种为第 0 代），并采用适宜的菌种保藏技术进行保存和确认，以保证试验菌株的生物学特性。

金黄色葡萄球菌（*Staphylococcus aureus*）［CMCC(B)26003］

铜绿假单胞菌（*Pseudomonas aeruginosa*）［CCMCC(B)10104］

枯草芽孢杆菌（*Bacillus subtilis*）［CMCC(B)63501］

白色念珠菌（*Candida albicans*）［CMCC(F)98001］

黑曲霉（*Aspergillus niger*）［CMCC(F)98003］

② 菌液制备　接种金黄色葡萄球菌、铜绿假单胞菌、枯草芽孢杆菌的新鲜培养物至胰酪大豆胨液体培养基中或胰酪大豆胨琼脂培养基上，接种生孢梭菌的新鲜培养物至硫乙醇酸盐流体培养基中，30～35℃培养 18～24 小时；接种白色念珠菌的新鲜培养物至沙氏葡萄糖液体培养基中或沙氏葡萄糖琼脂培养基上，20～25℃培养 2～3 天，上述培养物用 pH7.0 无菌氯化钠-蛋白胨缓冲液或 0.9％无菌氯化钠溶液制成适宜浓度的菌悬液。接种黑曲霉菌至沙氏葡萄糖琼脂斜面培养基或马铃薯葡萄糖琼脂斜面培养基上，20～25℃培养 5～7 天或直到获得丰富的孢子，加入适量含 0.05％（ml/ml）聚山梨酯 80 的 pH7.0 无菌氯化钠-蛋白胨缓冲液或含 0.05％（ml/ml）聚山梨酯 80 的 0.9％无菌氯化钠溶液，将孢子洗脱。然后，采用适宜的方法吸出孢子悬液至无菌试管内，用含 0.05％（ml/ml）聚山梨酯 80 的 pH7.0 无菌氯化钠-蛋白胨缓冲液或含 0.05％（ml/ml）聚山梨酯 80 的 0.9％无菌氯化钠溶液制成适宜浓度的孢子悬液。

菌悬液若在室温下放置，一般应在 2 小时内使用；若保存在 2～8℃可在 24 小时内使用。黑曲霉孢子悬液可保存在 2～8℃，在验证过的贮存期内使用。

 知识链接

菌液的制备方法

新鲜菌液制备常用的方法有两种。

（1）液体培养物直接稀释法 取试验菌的新鲜培养物少许，接种于9～10ml的液体培养基中，按要求的温度和时间培养后作为原液。取原液1ml，用适宜的稀释剂做10倍系列稀释至每1ml含菌数小于100cfu。采用平皿计数法测定活菌数。

（2）细菌标准浓度比浊法 取试验菌的新鲜培养物少许接种于琼脂培养基或液体培养基中，按要求的温度和时间培养后备用。取琼脂培养基上的培养物于适宜的稀释剂中，制成均匀的菌悬液；液体培养物一般要比标准比浊管的浓度稀，同时培养基的颜色也影响比浊的结果，可采取离心集菌，去掉上清液。底部培养物再用适宜的稀释剂制成均匀的菌悬液。将上述菌悬液稀释至与标准比浊管相同之浓度，此时的菌悬液作为原液。比较浊度时，应注意光线强度，并从各个角度比较，以保证测定的菌数是在要求的范围内，然后根据标准比浊管的说明书，取原液1ml用适宜的稀释剂做10倍系列稀释至每1ml含菌数小于100cfu。采用平皿计数法测定活菌数。

③ 培养基接种 取适宜装量的硫乙醇酸盐流体培养基7支，分别接种不大于100cfu的金黄色葡萄球菌、铜绿假单胞菌、生孢梭菌各2支，另1支不接种作为空白对照；取适宜装量的胰酪大豆胨液体培养基7支，分别接种不大于100cfu的枯草芽孢杆菌、白色念珠菌、黑曲霉各2支，另1支不接种作为空白对照。接种细菌的培养管培养时间不超过3天，接种真菌的培养管培养时间不得超过5天。

④ 结果判定 空白对照管应无菌生长，若加菌的培养基管均生长良好，判该培养基的灵敏度检查符合规定。

（二）稀释液和冲洗液及其制备方法

无菌检查常用的稀释液和冲洗液主要有0.1%无菌蛋白胨水溶液和pH7.0无菌氯化钠-蛋白胨缓冲液，根据供试品的特性，也可以选用其他经验证的适宜溶液作为稀释液或冲洗液（如0.9%无菌氯化钠溶液）。如有需要，也可以在上述稀释液或冲洗液的灭菌前或灭菌后加入表面活性剂或中和剂等。所有稀释液和冲洗液配制后应采用验证合格的灭菌程序灭菌。

1. 0.1%无菌蛋白胨水溶液

取蛋白胨1.0g，加水1000ml，微温使溶解，必要时过滤使澄清，调节pH值至7.1±0.2，分装，灭菌。

2. pH7.0无菌氯化钠-蛋白胨缓冲液

取磷酸二氢钾3.56g、无水磷酸氢二钠5.77g、氯化钠4.30g、蛋白胨1.00g，加水1000ml，微温使溶解，必要时过滤使澄清，分装，灭菌。

（三）方法适用性试验

进行产品无菌检查时，应进行方法适用性试验，以确认所采用的方法适合于该产品的无菌检查。若检验程序或产品发生变化可能影响检验结果时，应重新进行方法适用性试验。

方法适用性试验按"供试品的无菌检查"的规定及下列要求进行操作。对每一试验菌应逐一进行方法确认。

1. 菌种及菌液制备

金黄色葡萄球菌、枯草芽孢杆菌、生孢梭菌、白色念珠菌、黑曲霉的菌株及菌液制备同培养基灵敏度检查。大肠埃希菌（*Escherichia coli*）〔CMCC（B）44102〕的菌液制备同金黄色葡萄球菌。

2. 薄膜过滤法操作

按供试品的无菌检查要求，取每种培养基规定接种的供试品总量，采用薄膜过滤法过滤、冲洗，在最后一次的冲洗液中加入不大于 100cfu 的试验菌，过滤。加培养基至滤筒内，接种金黄色葡萄球菌、大肠埃希菌、生孢梭菌的滤筒内加硫乙醇酸盐流体培养基；接种枯草芽孢杆菌、白色念珠菌、黑曲霉的滤筒内加胰酪大豆胨液体培养基。另取一装有相同体积培养基的容器，加入等量的试验菌作为对照，置规定温度培养不超过 5 天。

3. 直接接种法操作

取符合直接接种法培养基用量要求的硫乙醇酸盐流体培养基 6 管，分别接种不大于 100cfu 的金黄色葡萄球菌、大肠埃希菌、生孢梭菌各 2 管；取符合直接接种法培养基用量要求的胰酪大豆胨液体培养基 6 管，分别接种不大于 100cfu 的枯草芽孢杆菌、白色念珠菌、黑曲霉各 2 管。其中 1 管按供试品的无菌检查要求，接入每支培养基规定的供试品接种量，另 1 管作为对照，置规定的温度培养不超过 5 天。

4. 结果判断

与对照管比较，如果含供试品各容器中的试验菌均生长良好，则说明供试品的该检验量在该检验条件下无抑菌作用或其抑菌作用可以忽略不计，照此检查方法和检查条件进行供试品的无菌检查。如果含供试品的任一容器中的试验菌生长微弱、缓慢或不生长，则说明供试品的该检验量在该检验条件下有抑菌作用，应采用增加冲洗量、增加培养基的用量、使用中和剂或灭活剂、更换滤膜品种等方法，消除供试品的抑菌作用，并重新进行方法适用性试验。

方法适用性试验也可与供试品的无菌检查同时进行。

（四）供试品的无菌检查

无菌检查法包括薄膜过滤法和直接接种法。只要供试品性质允许，应优先采用薄膜过滤法。供试品无菌检查所采用的检查方法和检验条件必须与方法适用性试验确认的方法相同。无菌试验过程中，若需使用表面活性剂、灭活剂、中和剂等试剂，应证明其有效性，且对微生物无毒性。

1. 检验数量

检验数量是指一次试验所用供试品最小包装容器的数量，成品每亚批均应进行无菌检查。除另有规定外，出厂产品按表 5-1 规定；上市产品监督检验按表 5-2 规定。表 5-1、表 5-2 中最少检验数量不包括阳性对照试验的供试品用量。

表 5-1 批出厂产品及生物制品的原液和半成品最少检验数量

供试品	批产量 N/个	每种培养基最少检验数量
注射剂	≤100	10％或 4 个（取较多者）
	100＜N≤500	10 个
	＞500	2％或 20 个（取较少者） 20 个（生物制品）
大体积注射剂	（＞100ml）	2％或 10 个（取较少者） 20 个（生物制品）

供试品	批产量 N/个	每种培养基最少检验数量
冻干血液制品 >5ml	每柜冻干≤200	5个
	每柜冻干>200	10个
≤5ml	≤100	5个
	100<N≤500	10个
	>500	20个
眼用及其他非注射产品	≤200	5%或2个(取较多者)
	>200	10个
桶装无菌固体原料	≤4	每个容器
	4<N≤50	20%或4个容器(取较大者)
抗生素固体原料药(≥5g)	>50	2%或10个(取较大者) 6个容器
生物制品原液或半成品		每个容器(每个容器制品的取样量为总量的0.1% 或不少于10ml,每开瓶一次,应如上法抽验)
体外用诊断制品半成品		每批(抽验量应不少于3ml)
医疗器械	≤100	10%或4件(取较多者)
	100<N≤500	10件
	>500	2%或20件(取较少者)

注：若供试品每个容器中的装量不足以接种两种培养基，那么表中的最少检验数量应增加相应倍数。

表 5-2　上市抽验样品的最少检验数量

供试品		供试品最少检验数量/瓶(支)
液体制剂		10
固体制剂		10
血液制品	V<50ml	6
	V≥50ml	2
医疗器械		10

注：1. 若供试品每个容器中的装量不足以接种两种培养基，那么表中的最少检验数量应增加相应倍数。

2. 抗生素粉针剂（≥5g）及抗生素原料药（≥5g）的最少检验数量为6瓶（支），桶装固体原料的最少检验数量为4个包装。

2. 检验量

检验量是指供试品每个最小包装接种至每份培养基的最小量。除另有规定外，供试品检验量按表5-3规定。若每支（瓶）供试品的装量按规定足够接种两种培养基，则应分别接种硫乙醇酸盐流体培养基和胰酪大豆胨液体培养基。采用薄膜过滤法时，只要供试品特性允许，应将所有容器内的内容物全部过滤。

表 5-3　供试品的最少检验量

供试品	供试品装量	每支供试品接入每种培养基的最少量
液体制剂	V<1ml	全量
	1ml≤V≤40ml	半量,但不得少于1ml
	40ml<V≤100ml	20ml
	V≥100ml	10%,但不少于20ml

供试品	供试品装量	每支供试品接入每种培养基的最少量
固体制剂	$M < 50mg$ $50mg \leq M < 300mg$ $300mg \leq M \leq 5g$ $M > 5g$	全量 半量,但不得少于50mg 150mg 500mg 半量(生物制品)
生物制品的原液及半成品		半量
医疗器械	外科用敷料棉花及纱布 缝合线、一次性医用材料 带导管的一次性医疗器械(如输液袋) 其他医疗器械	取100mg或1cm×3cm 整个材料[①] 二分之一内表面积 整个器具[①](切碎或拆散开)

① 如果医用器械体积过大,培养基用量可在2000ml以上,将其完全浸没。

📱 **案例分析1** ············

　　某大型生物制药企业生产一批生理盐水注射液(规格:250ml),批生产量为10000支。要对其进行无菌检查。

　　讨论　①应采用什么方法进行无菌检查?②该样品的最少检验数量是多少支?③每支样品接入每管培养基的最少样品量是多少?

3. 阳性对照试验

　　阳性对照试验采用的是与供试品无菌检查完全相同的操作,然后加入不大于100cfu的阳性对照菌至其中,与供试品在相同条件下进行培养,培养时间不超过5天,阳性对照管应生长良好。

　　阳性对照试验加入何种阳性对照菌应根据供试品特性进行选择。如果供试品无抑菌作用及抗革兰阳性菌为主,以金黄色葡萄球菌为对照菌;如果供试品抗革兰阴性菌,则以大肠埃希菌为对照菌;如果供试品抗厌氧菌,则以生孢梭菌为对照菌;如果供试品抗真菌,则以白色念珠菌为对照菌。阳性对照试验的菌液制备同方法适用性试验,加菌量不大于100cfu,供试品用量同供试品无菌检查时每份培养基接种的样品量。

　　阳性对照试验结果必须呈阳性,供试品的无菌检查结果才有效。如果阳性对照试验结果呈阴性,说明无菌检查的试验条件不符合微生物的生长需求,在这种情况下,如果供试品的无菌检查结果呈阴性,试验结果是无效的。所以说阳性对照试验的主要目的是验证供试品无菌检查结果呈阴性时的可靠性。

4. 阴性对照试验

　　供试品无菌检查时,应取相应溶剂和稀释液或冲洗液,按照与供试品无菌检查相同操作,作为阴性对照。阴性对照试验结果不得有菌生长,否则说明供试品的无菌检查的检查条件是非无菌的,供试品无菌检查结果如果出现阳性结果应该是无效的。所以说阳性对照试验的主要目的是验证供试品无菌检查结果呈阳性时的可靠性。

5. 供试品的无菌检查方法

　　供试品在进行无菌检查时,应该用适宜的方法对供试品容器表面进行彻底消毒,如果供试品容器内有一定的真空度,可用适宜的无菌器材(如带有除菌过滤器的针头)向容器内导入无菌空气,再按无菌操作开启容器取出内容物。

除另有规定外，供试品的无菌检查主要采用薄膜过滤法和直接接种法。

（1）薄膜过滤法　薄膜过滤法使用的检查设备为集菌仪，一般采用封闭式薄膜过滤器，应根据供试品及其溶剂的特性选择滤膜材质。无菌检查用的滤膜孔径应不大于 $0.45\mu m$。滤膜直径约为 50mm，若使用其他尺寸的滤膜，应对稀释液和冲洗液体积进行调整，并重新验证。使用时，应保证滤膜在过滤前后的完整性。

水溶性供试液过滤前，一般应先取少量的冲洗液过滤以润湿滤膜。油类供试品，其滤膜和过滤器在使用前应充分干燥。为发挥滤膜的最大过滤效率，应注意保持供试品溶液及冲洗液覆盖整个滤膜表面。供试液经薄膜过滤后，若需要用冲洗液冲洗滤膜，每张滤膜每次冲洗量一般为 100ml，总冲洗量一般不超过 500ml，最高不得超过 1000ml，以避免滤膜上的微生物受损伤。

视频 14　薄膜过滤器

视频 15　集菌仪的构造

视频 16　集菌仪的使用

📖 知识链接

滤膜孔径大小测试

新滤膜应对包装完整性、滤膜完整性进行抽样验收，不符合规定的滤膜不得使用。如条件允许，可对滤膜孔径进行试验验证。测试方法有 3 种：

1. 气泡法

将滤膜浸入水中，使完全湿润，然后用镊子夹住一片滤膜放于气泡点测定装置或滤膜孔径测定仪上，膜上放一块与滤膜大小相同的尼龙筛网，再加上多孔板，将螺旋固定圈旋紧，在多孔板上加 3～5mm 深的水（注意排除气泡），关闭放气阀，启动空压机或氮气瓶阀，使压力缓缓上升，注意观察水面上产生第一个气泡时，记录压力表的压力，气泡点压力不应小于 0.2MPa（2.2kgf/cm³）。

2. 水流量法

滤膜装于除菌滤器上，开动真空泵，压力在 700mmHg（93kPa）下，抽滤已滤清的水约 500ml，计算出每分钟的滤速。建议在 700mmHg（93kPa）压力下，滤膜直径47mm：流速 55～75ml/min。

3. 细菌截留法

常用的细菌为黏质沙雷菌（*Serratia marcescens*）（CMCC(B)41002），将该菌的新鲜培养物接种于营养肉汤培养基中，30～35℃培养 18～24 小时，用无菌 0.9%氯化钠溶液稀释至不少于 10^7 cfu/ml 的菌悬液，取此菌液，按滤膜面积每 $1cm^2$ 不少于 1ml 加至无菌0.9%氯化钠溶液中，按薄膜过滤法过滤，收集全部滤液接种于胰酪大豆胨液体培养基（TSB）中（滤液体积不得大于培养基体积的 10%），30～35℃培养 24～48 小时，应无菌生长。

根据供试品的性状不同，薄膜过滤法应采取以下操作：

① 水溶性液体供试品　取规定量，直接过滤，或混合至含不少于100ml适宜稀释液的无菌容器中，混匀，立即过滤。如供试品具有抑菌作用，须用冲洗液冲洗滤膜，冲洗次数一般不少于3次，所用的冲洗量和冲洗方法同方法适用性试验。除生物制品外，一般样品冲洗后，1份滤器中加入100ml硫乙醇酸盐流体培养基，1份滤器中加入100ml胰酪大豆胨液体培养基。生物制品样品冲洗后，2份滤器中加入100ml硫乙醇酸盐流体培养基，1份滤器中加入100ml胰酪大豆胨液体培养基。

② 水溶性固体和半固体供试品　取规定量，加适宜的稀释液溶解或按标签说明复溶，然后照水溶性液体供试品项下的方法操作。

③ 非水溶性供试品　取规定量，直接过滤；或混合溶于适量含聚山梨酯80或其他适宜乳化剂的稀释液中，充分混合，立即过滤。用含0.1%～1%聚山梨酯80的冲洗液冲洗滤膜至少3次。加入含或不含聚山梨酯80的培养基。接种培养基照水溶性液体供试品项下的方法操作。

④ 可溶于十四烷酸异丙酯的膏剂和黏性油剂供试品　取规定量，混合至适量的无菌十四烷酸异丙酯中，剧烈振摇，使供试品充分溶解，如果需要可适当加热，加热温度一般不超过40℃，最高不得超过44℃，趁热迅速过滤。对仍然无法过滤的供试品，于含有适量的无菌十四烷酸异丙酯的供试液中加入不少于100ml的适宜稀释液，充分振摇萃取，静置，取下层水相作为供试液过滤。过滤后滤膜冲洗及接种培养基照非水溶性制剂供试品项下的方法操作。

⑤ 无菌气雾剂供试品　取规定量，采用专用设备将供试品转移至封闭式薄膜过滤器中。或将各容器置－20℃或其他适宜温度冷冻约1小时，取出，迅速消毒供试品开启部位或阀门，正置容器，用无菌钢锥或针样设备以无菌操作迅速在与容器阀门结构相匹配的适宜位置钻一小孔，不同容器钻孔大小和深度应保持基本一致，钻孔后应无明显抛射剂抛出，轻轻转动容器，使抛射剂缓缓释出，释放抛射剂后再无菌开启容器，并将供试液转移至无菌容器中混合，必要时用冲洗液冲洗容器内壁。供试品亦可采用其他适宜的方法取出。然后照水溶性液体供试品或非水溶性供试品项下的方法操作。

⑥ 装有药物的注射器供试品　取规定量，将注射器中的内容物（若需要可吸入稀释液或标签所示的溶剂溶解）直接过滤，或混合至含适宜稀释液的无菌容器中，然后照水溶性液体或非水溶性供试品项下方法操作。同时应采用适宜的方法对包装中所配带的针头等要求无菌的部件进行无菌检查。

⑦ 具有导管的医疗器械（输血、输液袋等）供试品　除另有规定外，取规定量，每个最小包装用适量的（通常为50～100ml）冲洗液分别冲洗内壁，收集冲洗液于无菌容器中，然后照水溶性液体供试品项下方法操作。同时应采用适宜的方法对包装中所配带的针头等要求无菌的部件进行无菌检查。

（2）直接接种法　直接接种法适用于无法用薄膜过滤法进行无菌检查的供试品。取规定量供试品，分别等量接种至硫乙醇酸盐流体培养基和胰酪大豆胨液体培养基中。除生物制品外，一般样品无菌检查时两种培养基接种的瓶或支数相等；生物制品无菌检查时硫乙醇酸盐流体培养基和胰酪大豆胨液体培养基接种的瓶或支数为2：1。除另有规定外，每个容器中培养基的用量应符合接种的供试品体积不得大于培养基体积的10%，同时，硫乙醇酸盐流体培养基每管装量不少于15ml，胰酪大豆胨液体培养基每管装量不少于10ml。供试品检查时，培养基的用量和高度同方法适用性试验。

根据供试品的性状不同，直接接种法应采取以下操作：

视频 17 直接
接种法操作

  ① 混悬液等非澄清水溶性液体供试品　取规定量，等量接种至各管培养基中。

  ② 固体供试品　取规定量，直接等量接种至各管培养基中，或加入适宜的溶剂溶解，或按标签说明复溶，取规定量等量接种至各管培养基中。

  ③ 非水溶性供试品　取规定量，混合，加入适量的聚山梨酯 80 或其他适宜的乳化剂及稀释剂使其乳化，等量接种至各管培养基中。或直接等量接种至含聚山梨酯 80 或其他适宜乳化剂的各管培养基中。

  ④ 敷料供试品　取规定数量，以无菌操作拆开每个包装，于不同部位剪取约 100mg 或 1cm×3cm 的供试品，等量接种于各管足以浸没供试品的适量培养基中。

  ⑤ 肠线、缝合线等供试品　肠线、缝合线及其他一次性使用的医用材料按规定量取最小包装，无菌拆开包装，等量接种于各管足以浸没供试品的适量培养基中。

  ⑥ 灭菌医用器械供试品　除另有规定外，取规定量，必要时应将其拆散或切成小碎段，等量接种于各管足以浸没供试品的适量培养基中。

  ⑦ 放射性药品　取供试品 1 瓶（支），等量接种于装量为 7.5ml 的硫乙醇酸盐流体培养基和胰酪大豆胨液体培养基中，每管接种量为 0.2ml。

6. 培养及观察

  将上述接种供试品后的培养基容器分别按各培养基规定的温度培养不少于 14 天；接种生物制品的硫乙醇酸盐流体培养基的容器应分成两等份，一份置 30～35℃培养，一份置 20～25℃培养，培养期间应定期观察并记录是否有菌生长。如在加入供试品后或在培养过程中，培养基出现浑浊，培养 14 天后，不能从外观上判断有无微生物生长，可取该培养液不少于 1ml 转种至同种新鲜培养基中，将原始培养物和新接种的培养基继续培养不少于 14 天，观察接种的同种新鲜培养基是否再出现浑浊；或取培养液涂片，染色，镜检，判断是否有菌。

7. 结果判断

  若供试品管均澄清，或虽显浑浊但经确证无菌生长，判供试品符合规定；若供试品管中任何一管显浑浊并确证有菌生长，判供试品不符合规定，除非能充分证明实验结果无效，即生长的微生物非来源于供试品。当符合下列至少一个条件时方可判断实验结果无效：

  ① 无菌检查试验所用的设备及环境的微生物监控结果不符合无菌检查法的要求。

  ② 回顾无菌试验过程，发现有可能引起微生物污染的因素。

  ③ 在阴性对照中观察到微生物生长。

  ④ 供试品管中生长的微生物经鉴定后，确证是因无菌试验中所使用的物品和（或）无菌操作技术不当引起的。

  试验若经评估确认无效后，应重试。重试时，重新取同量供试品，依法检查，若无菌生长，判供试品符合规定；若有菌生长，判供试品不符合规定。

第三节　岗位任务模拟

一、任务描述

  某无菌检查岗位要对葡萄糖注射液进行无菌检查，假如你是岗位化验员，请模拟完成一天工作。

二、任务实施

（一）查一查

查阅《中国药典》（2020 年版）二部第 1516 页"检查"项下。

> 取本品，经薄膜过滤法，以金黄色葡萄球菌为阳性对照菌，依法检查（通则 1101），应符合规定。

（二）做一做

1. 设计工作流程

接收请验单→取样→培养基和稀释液的配制与灭菌→实验物品准备→无菌室的清洁与消毒→供试品的无菌检查→培养→结果判断→检验报告。

2. 检验准备

（1）培养基的制备

① 硫乙醇酸盐流体培养基　称取本品 29.2g，加 1000ml 纯化水，加热煮沸使其完全溶解，摇匀后分装至 250ml 的输液瓶内，用牛皮纸包扎瓶口，121℃高压蒸汽灭菌 15 分钟，保存备用。

② 胰酪大豆胨液体培养基　称取本品 30.0g，加 1000ml 纯化水，加热溶解，摇匀后分装至 250ml 的输液瓶内，用牛皮纸包扎瓶口，121℃高压蒸汽灭菌 15 分钟，保存备用。

（2）实验物品的准备

① 灭菌培养基　硫乙醇酸盐流体培养基、胰酪大豆胨液体培养基各 1 瓶。

② 待检样品　葡萄糖注射液，规格 100ml：0.9g。

③ 仪器与用具　恒温培养箱及生化培养箱，无菌衣、裤、帽、口罩，记号笔；无菌室内应准备好盛有消毒用的 5%甲酚或其他适宜消毒溶液的玻璃缸、75%乙醇棉球、集菌培养器、集菌仪。

将供试品、培养基瓶、集菌培养器等物品用 0.1%新洁尔灭或 75%乙醇棉球擦拭外壁，然后连同其他用具（包括无菌衣、帽、口罩等）移入双扉传递窗，开启操作间紫外灯和空气过滤装置并使其工作 1 小时以上。

（3）无菌室的清洁与消毒　用无菌纱布浸渍消毒溶液清洁超净台的整个内表面、顶面，及无菌室、人流、物流、缓冲间的地板、传递窗、门把手。清洁消毒程序应从内向外、从高洁净区到低洁净区，逐步向外退出洁净区域。然后开启无菌空气过滤器及紫外灯杀菌 1~2 小时，以杀灭存留微生物。每次操作完毕后，同样用上述消毒溶液擦拭工作台面，除去室内湿气，用紫外灯杀菌 30 分钟。

3. 操作过程

（1）检查　取三联无菌检查用集菌培养器，检查包装是否完好无损。

（2）安装　将培养器逐一插放在集菌仪的滤液槽座上，将其塑胶软管装入集菌仪的蠕动泵的管槽内，逐一定位准确，软管走势顺畅。

视频 18　薄膜过滤法操作

（3）加样　将进液软管的双芯针头插入供试液容器的塞上，将供试液容器倒置在支架上，开启集菌仪，使药液均匀通过滤器，待药液滤尽后，关闭电源。

（4）注入培养基　葡萄糖注射液为大容量制剂，无抑菌性，所以过滤完后直接注入培养基即可。将培养器顶部排气孔处的胶帽取下，套住底部排液管口，将进液软管的双芯针头插至相应培养基的容器塞上，用塑料卡卡住一根软管，保留两根软管通畅，开启蠕动泵，将硫乙醇酸盐流体培养基分别导入两个培养器，一个用于需氧菌和厌氧菌检查，一个用于阳性对照试验（由于葡萄糖输液无抑菌性，故选金黄色葡萄球菌为阳性对照菌，用硫乙醇酸盐流体培养基培养），每个100ml，关闭电源。更换胰酪大豆胨液体培养基，用塑料卡卡住另两根软管，将100ml胰酪大豆胨液体培养基导入第三个培养器，关闭电源。用塑料卡卡住与培养器连接处的进液管，在进液管剪切线位置剪断软管，将软管的开口端套在培养器顶部的排气孔处。

（5）阴性对照试验　取双联培养器一套，用稀释液代替供试品重复"加样"操作和"注入培养基"操作。

（6）阳性对照实验　将做阳性对照的培养器移入阳性接种间，接种不大于100cfu的金黄色葡萄球菌。

视频19　阳性对照试验

（7）培养及结果观察　将装有硫乙醇酸盐流体培养基的培养器移入30~35℃的培养箱中培养14日；将装有胰酪大豆胨液体培养基的培养器移入20~25℃的培养箱中培养14日，观察结果。

（8）结果判断　如果培养基澄清，记为阴性；如果培养基浑浊，记为阳性。如果阴性对照试验结果为阴性、阳性对照试验结果为阳性，此时若供试品两种培养基均澄清，则供试品无菌检查结果记为阴性，结论为符合规定；若供试品培养基有一个浑浊，则供试品无菌检查结果记为阳性，结论为不符合规定。

4. 书写记录

将观察到的检查结果正确写入检验记录，按照"结果判断"正确给出检验结论，发放检验报告。

5. 清理实验场所

（1）清理废弃物　实验后应妥善处理使用的培养基和其他有害废弃物。做好书面记录和存档。

（2）清洁　先用清洁毛巾擦净台面、设备表面、地面直至干净，再用消毒棉球对净化操作台、生物安全柜内表面进行消毒。完成后，填写《洁净室清洁消毒记录》。

三、注意事项

（1）过滤前应用少量的冲洗液过滤以润湿滤膜。

（2）阳性菌的操作应在阳性接种间进行，以防止交叉感染。

（3）进入无菌操作室的所有培养基、供试品等的外表面都应采用适用的方法进行消毒处理，以避免将外包装污染的微生物带入无菌检验室。例如紫外灯照射不少于1小时。对不同种类和不同批次的产品，在拆包装及夹取样品时，应更换实验用具，以避免交叉污染。

（4）供试品的抽验数量和接种量应符合规定。

（5）真实、规范地填写检验记录和检验报告。出具实验结果后，所有培养物须经121℃高压蒸汽灭菌30分钟的处理。

无菌检查用隔离系统简介

使用隔离系统进行无菌检查，可以避免实验用物品和辅助设备被污染，提高无菌检查结果的准确性。因此，现在大多数制药企业的无菌检查操作都在无菌隔离系统中进行。

一、无菌检查用隔离系统

无菌检查用隔离系统是提供产品无菌检查试验用受控洁净环境的一套集成化系统，其性能特点主要体现在密闭系统的完整性、表面灭菌程序的有效性、无菌状态的维持能力等方面。

无菌检查试验应用隔离系统时，相关的风险管理应贯穿无菌检查用隔离系统的设计、制造、安装、调试、确认、使用、监测、维护和周期性回顾等工作流程中。

二、无菌检查用隔离系统的结构

无菌检查用隔离系统的内部舱体构成一个封闭的操作空间，与外界的空气交换均通过可截留微生物的高效空气过滤系统进行；并能采用经验证的方式对内部表面进行灭菌处理；在表面灭菌完成后，通过输入经过滤的洁净空气来维持内部的受控环境；同时，所集成的监测设备还可对表面灭菌过程和受控环境进行监控。在试验过程中，封闭的隔离系统不直接与外界环境相连，可使用无菌接口、快速转移通道或者带有表面灭菌功能的传递舱进行物料传递，物料经过表面灭菌处理后，通过无菌传递进入操作舱体，传递过程中可保持内部空间和外部环境完全隔离，降低物流引入污染的风险。隔离系统通过舱体上的操作手套或半身操作服对舱内物品、仪器进行操作，从根本上避免了操作人员与实验物品的直接接触。

（一）舱体

无菌检查用隔离系统的舱体按制造材质，可分为硬舱隔离系统和软舱隔离系统。硬舱隔离系统的舱体一般由不锈钢、玻璃或硬质塑料等制成，软舱隔离系统的舱体一般由软质塑料制成。手套-袖套组件或半身操作服为安装在舱体上的部件，用于实现舱内的试验操作，半身服覆盖操作人员的躯干，并配有透明头盔和通风装置。

（二）空气处理系统

无菌检查用隔离系统应配备可截留微生物的高效空气过滤系统（或更高级别的过滤系统）。隔离系统按内部气流组织区分，可分为单向流隔离系统和非单向流隔离系统。静态时内部环境的洁净度应达到 A 级空气洁净度的要求。无菌检查用隔离系统一般在正压下操作，内部应通过持续送风保持足够的正压来维持内部的无菌环境。

（三）传递装置

灭菌后的培养基、稀释液和实验用品可以通过有表面灭菌功能的传递舱直接无菌传递到操作舱内。此外，不同的隔离系统舱体也可以通过专门设计的快速传递门（rapid transfer ports，RTP）连接，以实现将实验物品在两个或多个舱体之间进行无菌传递。RTP 上未经灭菌的表面通过互锁环或法兰互相叠合，并通过密封圈封闭，从而防止微生物进入隔离系统内。

（四）灭菌设备

隔离系统一般采用汽化的灭菌剂对内部环境进行表面灭菌，目前较常用的灭菌剂包括汽化过氧化氢、过氧乙酸等。灭菌剂发生器可集成于隔离系统中，也可独立于隔离系统，独立设计的灭菌系统与隔离系统之间的气体管路连接，应确保其密封性。灭菌剂应通过有效过滤后进入隔离系统内，灭菌结束后须对灭菌剂进行排空。

（五）配套设备与辅助设施

监测设备隔离系统应配置对内部洁净环境和系统运行状况进行监测、报警及记录的设备。监测设备应确保数据得到客观真实的记录，数据记录的可靠性应符合国家有关规定。

（六）无菌检查设备和工具

隔离系统内部安装无菌检查使用的配套设备和辅助设施，如无菌检查过程中使用的蠕动泵、真空泵、物料装载支架、废弃物通道等。

知识回顾

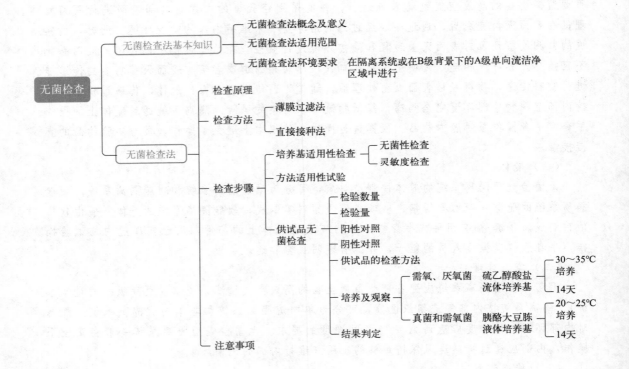

实践训练

任务七　氯化钠注射液（250ml/瓶）无菌检查（大容量薄膜过滤法）

一、实训目的

1. 掌握无菌检查的基本步骤及结果判断方法。

2. 熟悉操作流程及注意事项。

3. 能够树立起精益求精的大国工匠精神。

二、实训要求

1. 按照无菌检查岗位实际工作场景完成工作流程设计。

2. 两人一组进行无菌检查全过程模拟演练。

三、实训内容

1. 查阅《中国药典》（2020 年版）二部，查找并记录"氯化钠注射液"的无菌检查项下内容。

2. 观看"薄膜过滤法"操作视频，模拟操作过程。

3. 根据"岗位任务模拟"，书面设计检查全过程。

4. 实验过程

（1）按表 5-4 列出实验物品清单。

表 5-4   氯化钠注射液无菌检查物品准备清单

序号	实验物品名称	数量	规格	灭菌方式
1	集菌培养器	1 套		消毒灭菌
2	剪刀	1 把		
3	胰酪大豆胨液体培养基	1 瓶	100ml	湿热灭菌
4	硫乙醇酸盐流体培养基	1 瓶	100ml	
5	pH7.0 无菌氯化钠-蛋白胨缓冲液	1 瓶	90ml	
6	氯化钠注射液	1 瓶	250ml/瓶	
7	……	……	……	……

（2）依据清单，自行准备实验物品

① 胰酪大豆胨液体培养基   称取本品 30.0g，加 1000ml 蒸馏水，加热煮沸使其完全溶解，摇匀后分装至 100ml 输液瓶内，用压盖器封口，在 121℃高压灭菌 15 分钟，保存备用。

② 硫乙醇酸盐流体培养基   称取本品 29.2g，加 1000ml 蒸馏水，加热煮沸使其完全溶解，摇匀后分装至 100ml 输液瓶内，用压盖器封口，121℃高压蒸汽灭菌 15 分钟，保存备用。

③ pH7.0 无菌氯化钠-蛋白胨缓冲液   取磷酸氢二钾 3.56g、磷酸氢二钠 7.23g、氯化钠 4.30g、蛋白胨 1.0g，加纯化水 1000ml 溶解，分装至 100ml 的输液瓶内，用压盖器封口，在 121℃高压灭菌 15 分钟，保存备用。

将供试品及所有已灭菌的实验物品在实验前移至无菌室的传递窗内，开启传递窗的紫外灯进行容器外表面消毒灭菌。要准备足够用量，操作中严禁出入无菌室。

（3）试验方法与步骤   按照"岗位任务模拟"项下的"操作要点"进行检查、安装、加样、冲洗、注入培养基、培养及结果观察、结果判断。

（4）填写检验记录，发放检验报告。

四、实训评价

学生对标"无菌检查技能考核标准"自评；教师依据实验设计、准备、操作、记录、报告整个环节进行评价；实验员根据学生准备及清场情况进行评价，评价模式见表 5-5。

表 5-5 无菌检查法任务评价表

考核项目	预习 10分	方案设计 20分	准备 20分	操作 30分	实训结果 10分	无菌意识 10分	合计/分
组长评价							
学生自评							
教师评价							
实验员评价							
组长评价×20％＋学生自评×10％＋教师评价×40％＋实验员评价×30％							

任务八 头孢曲松钠注射剂（干粉）无菌检查（抑菌性薄膜过滤法）

一、实训目的

1. 掌握无菌检查的基本步骤及结果判定方法。

2. 熟悉操作流程及注意事项。

3. 能够树立起精益求精的大国工匠精神。

二、实训要求

1. 按照无菌检查岗位实际工作场景完成工作流程设计。

2. 自行准备所有实验物品。

3. 两人一组进行全过程实操训练。

三、实训内容

1. 查阅《中国药典》（2020 年版）二部，查找并记录"头孢曲松钠注射剂（干粉）"的无菌检查项下内容。

2. 观看"薄膜过滤法"操作视频，模拟操作过程。

3. 根据"岗位任务模拟"，书面设计检查全过程。

4. 实验过程

（1）试验前的准备同"任务七"。

（2）试验方法与步骤

供试品溶液制备 按标签说明复溶，以 3.6ml 灭菌注射用水加入 1g 瓶装中，制成每 1ml 含 250mg 头孢曲松钠的溶液，混匀，作为供试液。

将供试品及所有已灭菌的实验物品在实验前移至无菌室的传递窗内，开启传递窗的紫外灯进行容器外表面消毒灭菌。要准备足够用量，操作中严禁出入无菌室。

按照"岗位任务模拟"项下的"操作要点"进行检查、安装、加样、冲洗、注入培养基、培养及结果观察、结果判断。

（3）填写检验记录，发放检验报告。

四、实训评价

同"任务七"。

任务九　维生素C注射液（5ml/支）无菌检查（直接接种法）

一、实训目的

1. 掌握直接接种法的基本步骤及结果判定方法。

2. 学会直接接种法操作流程及注意事项。

3. 能够树立起精益求精的大国工匠精神。

二、实训要求

1. 设计工作流程，观看实操视频。

2. 自行准备所有实验物品。

3. 两人一组进行全过程实操训练。

三、实训内容

1. 查阅《中国药典》（2020年版）二部，查找并记录"维生素C注射液"的无菌检查项下内容。

2. 观看"直接接种法"操作视频，模拟操作过程。

3. 根据"岗位任务模拟"，书面设计检查全过程。

4. 实验过程

（1）按表5-6列出实验物品清单。

表5-6　维生素C无菌检查物品准备清单

序号	实验物品名称	数量	规格	灭菌方式
1	试管	50管	20ml	干热灭菌
2	移液管	2	25ml	
3	胰酪大豆胨液体培养基	1瓶	250ml	湿热灭菌
4	硫乙醇酸盐流体培养基	1瓶	250ml	
5	pH7.0无菌氯化钠-蛋白胨缓冲液	1瓶	90ml	
6	维生素C注射液	10支	5ml/支	
7	……	……	……	……

（2）试验方法与步骤

① 胰酪大豆胨液体培养基　称取本品30.0g，加1000ml蒸馏水，加热煮沸使其完全溶解，摇匀后分装至10支试管内，用试管塞封口，在121℃高压灭菌15分钟，保存备用。

② 硫乙醇酸盐流体培养基　称取本品43.8g，加1500ml蒸馏水，加热煮沸使其完全溶解，摇匀后分装至10支试管内，用试管塞封口，在121℃高压蒸汽灭菌15分钟，保存备用。

将供试品及所有已灭菌的实验物品在实验前移至无菌室的传递窗内，开启传递窗的紫外灯进行容器外表面消毒灭菌。要准备足够用量，操作中严禁出入无菌室。

取10支维生素C注射液分别接种至硫乙醇酸盐流体培养基和胰酪大豆胨液体培养基中，每管接种1ml维生素C注射液。

按照"岗位情境模拟"项下的"操作要点"进行培养及结果观察、结果判断。

（3）填写检验记录，发放检验报告。

四、实训评价

同"任务七"。

目标检测

一、选择题

（一）单选题

1. 无菌检查法中，抗厌氧菌的供试品选择（   ）作为阳性对照菌。

A. 大肠埃希菌   B. 金黄色葡萄球菌   C. 短小芽孢杆菌

D. 生孢梭菌   E. 枯草杆菌

2. 不是培养基灵敏度检查所用菌种的是（   ）。

A. 金黄色葡萄球菌   B. 枯草杆菌   C. 黑曲霉

D. 藤黄微球菌   E. 大肠埃希菌

3. 下列说法不正确的是（   ）。

A. 无菌室紫外线杀菌灯功率要求达到 40W

B. 无菌室紫外线杀菌灯功率要求达到 $2\sim2.5W/m^3$

C. 无菌室紫外线杀菌灯的辐射强度要求在操作面上达 $40\mu W/cm^2$

D. 紫外灯管的使用寿命一般在 2000 小时，必须定期更换

E. 无菌检查应在 B 级背景下的 A 级单向流洁净区域或隔离系统中进行

4. 下面哪一项不符合无菌室的要求。（   ）

A. 采光良好   B. 设有上下水道   C. 远离厕所

D. 能耐受清洗消毒   E. 定期监测消毒

5. 无菌检查时，除另有规定外，细菌的培养时间一般为（   ）天，真菌的培养时间一般为（   ）天。

A. 14，14   B. 7，7   C. 2，5

D. 5，7   E. 7，5

6. 下列哪类药物不需要进行无菌检查。（   ）

A. 注射剂   B. 大面积烧伤创面外用制剂 C. 眼科外伤用药

D. 口服药物   E. 植入剂

7. （   ）可用于培养真菌。

A. 营养琼脂培养基   B. 硫乙醇酸盐流体培养基   C. 胰酪大豆胨培养基

D. 葡萄糖肉汤培养基   E. 胆盐乳糖培养基

8. 培养基的适用性检查中，如进行无菌性检查，要求每批培养基随机抽取不少于（   ）支。

A. 5   B. 6   C. 7

D. 8   E. 4

9. 在进行培养基灵敏度检查时，用（   ）的新鲜培养物代表革兰阳性菌接种至胰酪大豆胨液体培养基中。

A. 金黄色葡萄球菌　　　　　　　B. 铜绿假单胞菌　　　　　　　C. 枯草芽孢杆菌

D. 白色念珠菌　　　　　　　　　E. 黑曲霉菌

10. 抗革兰阴性菌为主的供试品以（　　　）为对照菌。

A. 金黄色葡萄球菌　　　　　　　B. 铜绿假单胞菌　　　　　　　C. 枯草芽孢杆菌

D. 大肠埃希菌　　　　　　　　　E. 黑曲霉菌

11. 进行方法适用性试验时，取每种培养基规定接种的供试品总量按薄膜过滤法过滤，冲洗，在最后一次的冲洗液中加入小于（　　　）cfu 的试验菌，过滤。

A. 1000　　　　　　　　　　　　B. 100　　　　　　　　　　　　C. 10000

D. 500　　　　　　　　　　　　 E. 10

12. 无菌检查用的滤膜孔径应不大于（　　　）μm。

A. 0.45　　　　　　　　　　　　B. 0.55　　　　　　　　　　　　C. 0.75

D. 0.35　　　　　　　　　　　　E. 0.40

13. 药品监督管理部门对无菌产品进行质量监督，判断产品是否被微生物污染的指标是（　　　）。

A. 无菌检查法　　　　　　　　　B. 微生物限度检查法　　　　　　C. 控制菌检查

D. 细菌内毒素检查　　　　　　　E. 热原检查

14. 无抑菌作用及抗革兰阳性菌为主的供试品，其对照菌是（　　　）。

A. 金黄色葡萄球菌　　　　　　　B. 铜绿假单胞菌　　　　　　　C. 枯草芽孢杆菌

D. 大肠埃希菌　　　　　　　　　E. 黑曲霉菌

15. 直接接种法中每个容器内硫乙醇酸盐流体培养基装量不少于（　　　）ml。

A. 10　　　　　　　　　　　　　B. 15　　　　　　　　　　　　　C. 20

D. 25　　　　　　　　　　　　　E. 5

16. 供试液和冲洗液经过薄膜过滤时流速不宜过快，每张滤膜每次冲洗量不超过 100ml，总冲洗量一般不超过（　　　）ml，最高不得超过（　　　）ml，以避免滤膜上的微生物受损伤。

A. 500；1000　　　　　　　　　B. 600；1000　　　　　　　　　C. 700；1000

D. 500；500　　　　　　　　　　E. 1000；1000

17. 抗厌氧菌为主的供试品以（　　　）为对照菌。

A. 金黄色葡萄球菌　　　　　　　B. 铜绿假单胞菌　　　　　　　C. 枯草芽孢杆菌

D. 大肠埃希菌　　　　　　　　　E. 生孢梭菌

18. 抗真菌为主的供试品以（　　　）为对照菌。

A. 金黄色葡萄球菌　　　　　　　B. 白色念珠菌　　　　　　　　C. 枯草芽孢杆菌

D. 大肠埃希菌　　　　　　　　　E. 生孢梭菌

19. 直接接种法中每个容器内胰酪大豆胨液体培养基装量不少于（　　　）ml。

A. 10　　　　　　　　　　　　　B. 15　　　　　　　　　　　　　C. 20

D. 25　　　　　　　　　　　　　E. 5

20. 除另有规定外，每个容器中培养基的用量应符合接种的供试品体积不得大于培养基体积的（　　　）。

A. 10%　　　　　　　　　　　　B. 15%　　　　　　　　　　　　C. 20%

D. 25%　　　　　　　　　　　　E. 5%

（二）多选题

1. 当符合下列哪些条件时可判无菌检查试验结果无效。（   ）

A. 无菌检查试验所用的设备及环境的微生物监控结果不符合无菌检查法要求

B. 回顾无菌试验过程，发现有可能引起微生物污染的因素

C. 供试品管中生长的微生物经鉴定后，确证是因无菌试验中所使用的物品不当引起的

D. 阴性对照管有菌生长的

E. 供试品管中生长的微生物由无菌操作技术不当引起

2. 培养基的适用性检查包括（   ）。

A. 无菌性检查　　　　　　　B. 灵敏度检查　　　　　　　C. 选择性检查

D. 特异性检查　　　　　　　E. 方法学检查

3. 无菌检查的方法包括（   ）。

A. 微生物计数法　　　　　　B. 限度检查法　　　　　　　C. 薄膜过滤法

D. 内毒素检查法　　　　　　E. 直接接种法

4. 培养基灵敏度检查所用菌种包括（   ）。

A. 金黄色葡萄球菌　　　　　B. 铜绿假单胞菌　　　　　　C. 枯草芽孢杆菌

D. 生孢梭菌　　　　　　　　E. 白色念珠菌

5. 无菌检查所用的培养基包括（   ）。

A. 硫乙醇酸盐流体培养基　　B. 胰酪大豆胨液体培养基　　C. 选择性培养基

D. 0.5%葡萄糖肉汤培养基　　E. 胰酪大豆胨琼脂培养基

6. 下列药品需做无菌检查的是（   ）。

A. 注射剂　　　　　　　　　B. 输液　　　　　　　　　　C. 眼科外伤用药

D. 口服固体制剂　　　　　　E. 大面积烧伤创面外用制剂

7. 输液类药物应采用的生物测定项目是（   ）。

A. 微生物限度检查　　　　　B. 无菌检查　　　　　　　　C. 控制菌检查

D. 活螨　　　　　　　　　　E. 可见异物检查

8. 以下属于安全性检查的项目是（   ）。

A. 微生物限度检查　　　　　B. 无菌检查　　　　　　　　C. 控制菌检查

D. 效价测定　　　　　　　　E. 可见异物检查

9. 《中国药典》（2020 年版）收载的无菌检查法有（   ）。

A. 微生物限度检查　　　　　B. 薄膜过滤法　　　　　　　C. 控制菌检查

D. 平皿法　　　　　　　　　E. 直接接种法

10. 无菌检查使用的培养基有（   ）。

A. 硫乙醇酸盐流体培养基

B. 胰酪大豆胨液体培养基

C. 0.5%葡萄糖肉汤培养基

D. 紫红胆盐葡萄糖琼脂培养基

E. 麦康凯液体培养基

二、判断题

（   ）1. 薄膜过滤法使用的滤膜孔径应不大于 $0.45\mu m$，直径约为 50mm。

（   ）2. 无菌检查应在 C 级背景下的 A 级单向流洁净区域或隔离系统中进行。

（　　　）3. 对滤膜孔径进行实验验证，一般有气泡法、水流量法和细菌截留法三种。

（　　　）4. 所有标准储备菌株和工作菌株的传代次数应严格控制，原则上不得超过10代。

（　　　）5. 培养基分装装量不宜超过容器的 2/3，以免灭菌时溢出。

（　　　）6. 硫乙醇酸盐流体培养基的装量与容器高度的比例应符合培养结束后培养基氧化层（粉红色）不超过培养基深度的 1/2。

（　　　）7. 在供试品接种前，培养基氧化层的颜色不得超过培养基深度的 2/5。

（　　　）8. 制备并分装好的培养基应及时密封，宜在配制后 2 小时内进行灭菌处理。

（　　　）9. 供试品接种体积不大于培养基体积的 20%。

（　　　）10. 生物制品无菌检查时硫乙醇酸盐流体培养基和胰酪大豆胨液体培养基接种的瓶或支数为 2∶1。

第六章　热原检查

【学习引导】

　　临床上，病人在进行静脉滴注大量输液时，有时会出现寒战、高热、出汗、昏晕、呕吐等症状，高热时体温可达 40℃，严重者甚至出现休克或死亡。这是一种什么现象？是由什么原因引起的？

　　本章将带领大家揭开这种临床现象之谜，掌握消除这种现象的技能。

【学习目标】

　　1. 知识目标

　　掌握热原的概念、检查原理和检查方法；了解热原的组成、性质、致热机制、来源及消除办法。

　　2. 能力目标

　　掌握静脉注射技巧，熟悉热原检查过程及结果判断，能够在岗位操作人员带领下协作完成热原检查全过程。

　　3. 素质目标

　　激发学生学习技能和崇尚技能的内生动力，具备热爱劳动、不怕脏、不怕累、不惧怕实验动物的科学精神及尊重实验动物的博爱精神。

第一节　热原基本知识

一、概述

　　临床上在进行静脉滴注大量输液时，个别情况下病人在输液 0.5～1 小时后会出现发冷、寒战、发热、出汗、恶心、呕吐等症状，有时体温可升至 40℃ 以上，严重者甚至昏迷、虚脱，如不及时抢救，可危及生命，这种现象称为热原反应。临床上发生过由于输液时的热原反应导致患者死亡的案例。引起热原反应的主要原因是注射液或输液器中污染了热原，注入人体的注射剂中含有热原量达 $1\mu g/kg$ 就可引起热原反应。

　　什么是热原？热原（pyrogen）系指能引起恒温动物体温异常升高的致热物质，是高分子物质，其分子量在 $10^5 \sim 10^7$ 之间，存在于细胞外膜与固体膜之间，当菌体细胞裂解时才能释放出来。它包括细菌性热原、内源性高分子热原、内源性低分子热原及化学热原等。这里所指的"热原"，主要是指细菌性热原，是某些细菌的代谢产物、细菌尸体及内毒素。致热能力最强的是革兰阴性杆菌的产物，其次是革兰阳性杆菌类，革兰阳性球菌则较弱，霉菌、酵母菌甚至病毒也能产生热原。

　　正常情况下，人体的产热和散热保持动态平衡。由于各种原因导致产热增加或散热减少，则出现发热。热原引起机体发热的机制尚未完全明确，但目前普遍认为，热原进入人体后，通过各种不同途径激活体内产生内生致热原细胞（白细胞、吞噬细胞等），使之产生并释放内生致热原，作用于体温调节中枢，使体温调定点上移。对体温重新调节，发出调节冲动，作用于交感神经引起皮肤血管收缩，散热减少。另一方面作用于运动神经引起骨骼肌的周期性收缩而发生寒战，使产热增加。因皮肤血管收缩使皮温下降，刺激了冷感受器向丘脑下部发出传入冲动，也参与寒战的发生。因此调节的结果是产热大于散热，以致体温升高，上升到与体温调定点相适应的新水平。关于内生致热原的作用部位，近年有学者认为在第三脑室壁的视上隐窝处，有一特殊部位为下丘脑终板血管器，内生致热原作用于巨噬细胞后，释放的介质作用于此处而引起发热。

点滴积累

1. **热原反应**：静脉滴注时临床上出现的发冷、寒战、发热、出汗、恶心、呕吐等症状，有时体温可升至40℃以上，严重者昏迷、虚脱甚至危及生命，这种现象称为热原反应。

2. **热原**：能引起恒温动物体温异常升高的致热物质，是高分子物质，其分子量在 $10^5 \sim 10^7$ 之间，存在于细胞外膜与固体膜之间，当菌体细胞裂解时才能释放出来。

二、热原的来源及性质

热原普遍存在于天然水、自来水及其他不清洁的水中。有些药物及器皿也会污染热原，特别是生物制品、生化制品及适合于细菌生长的药品。

目前普遍认为热原是指细菌内毒素的脂多糖，具有以下性质：

1. 耐热性

热原在60℃加热1小时不受影响，100℃也不会发生热解。但热原的耐热性有一定的限度，如120℃加热4小时能破坏98％，在180℃干热2小时、200℃干热1小时以上或250℃干热30分钟以上可彻底破坏。

2. 水溶性

热原具有水溶性，但不具有挥发性，能随水蒸气蒸馏造成污染。

3. 滤过性

热原体积小，约为1～5nm之间，可通过除菌过滤器进入滤液中但不能通过半透膜。

4. 抗原性

热原的多糖体部分可产生抗原性。反复接触热原，生物体很快便会产生耐热性。所以家兔升温法中特别强调了受试动物的使用次数和间隔时间。

5. 被吸附性

热原可以被活性炭、离子交换树脂、石棉板等吸附。

6. 被破坏性

热原能被强酸、强碱、强氧化剂、超声波等破坏。

三、常见消除热原的方法

1. 高温法

180℃干烤2小时以上、200℃干烤1小时以上或250℃干烤半小时以上可使热原彻底破坏。

2. 吸附法

热原在水溶液中可被常见的吸附剂如活性炭、石棉、白陶土等吸附而除去。

3. 透过法

热原体积较小，可以通过一般滤器和微孔滤膜，但可以采用超滤法如用 3.0～15nm 超滤膜除去。

4. 蒸馏法

热原能溶于水但不挥发，可随水蒸气的雾滴进入注射用水中，因此制备注射用水除热原，通常需多次蒸馏，并加有隔沫装置。

5. 酸碱法

热原能被强酸、强碱、强氧化剂破坏。

6. 其他

采用离子交换法、凝胶滤过法、反渗透法等可以除去热原。

📇 案例分析1

> 注射剂通常最后一道工序需要进行灭菌处理，因此注射剂的生产过程可以不用控制卫生条件，污染了微生物也可以灭菌除去。这种说法是否正确，为什么？

第二节　热原检查法

《中国药典》（2020 年版）四部通则收载了热原检查法（通则 1142）。

一、检查原理

由于家兔对热原的反应与人基本相似，对热原比较敏感，所以半个世纪以来一直用家兔来检测热原，因此热原检查法又称为"家兔法"。本法系将一定剂量的供试品，静脉注入家兔体内，在规定时间内，观察家兔体温升高的情况，以判定供试品中所含热原的限度是否符合规定。

二、检查方法

（一）供试用家兔

供试用的家兔应健康合格，体重 1.7～3.0kg，雌兔应无孕。预测体温前 7 日即应用同一饲料饲养，在此期间内，体重应不减轻，精神、食欲、排泄等不得有异常现象。未曾用于热原检查的家兔；或供试品判定为符合规定，但组内升温达 0.6℃ 的家兔；或 3 周内未曾使用的家兔，均应在检查供试品前 3～7 日内预测体温，进行挑选。挑选试验的条件与检查供试品时相同，仅不注射药品溶液，每隔 30 分钟测量 1 次体温，共测 8 次。8 次体温均在 38.0～39.6℃ 范围内，且最高与最低体温之差不超过 0.4℃ 的家兔，方可供热原检查用。用于热原检查后的家兔，如供试品判定为符合规定，至少应休息 48 小时方可再供热原检查用，其中升温达 0.6℃ 的家兔应休息 2 周以上。对用于血液制品、抗毒素和其他同一抗原性供试品检测的家兔可在 5 天内重复使用 1 次。如供试品判定为不符合规定，则组内全部家兔不再使用。每一家兔的使用次数，用于一般药品的检查，不应超过 10 次。

（二）试验前的准备

在作热原检查前 1～2 日，应尽可能将供试用家兔处于同一温度的环境中，实验室的温度应在 17～25℃，与饲养室的温度相差不得大于 3℃。在试验全过程中，应注意室温变化不得大于 3℃，防止动物骚动并避免噪声干扰。

家兔在试验前至少 1 小时开始停止给食并置于适宜的装置中，直至试验完毕。测量家兔体温应使用精密度为 ±0.1℃ 的测温装置。测温探头或肛温计插入肛门的深度和时间各兔应尽量相同，深度一般约 6cm，时间不得少于 1.5 分钟，每隔 30 分钟测量 1 次体温，一般测量 2 次，两次体温之差不得超过 0.2℃，以此两次体温的平均值作为该兔的基础体温。当日使用的家兔，基础体温应在 38.0～39.6℃ 范围内，且各兔间基础体温之差不得超过 1.0℃。

试验用的注射器、针头及一切和供试品溶液接触的器皿，应置烘箱中于 250℃ 加热 30 分钟以上，也可用其他适宜的方法除去热原。

（三）检查方法

取适用的家兔 3 只，测定其正常体温后 15 分钟以内，自耳静脉缓缓注入规定剂量并温热至约 38℃ 的供试品溶液，然后每隔 30 分钟测量 1 次体温，共测 6 次，以 6 次体温中最高的一次减去基础体温，即为该兔体温的升高温度。如 3 只家兔中有 1 只体温升高 0.6℃ 或 0.6℃ 以上，或 3 只家兔体温升高均低于 0.6℃，但体温升高的总和达 1.4℃ 或 1.4℃ 以上，应另取 5 只家兔复试，检查方法同上。

（四）结果判断

1. 符合规定的判定条件

（1）在初试 3 只家兔中，体温升高均低于 0.6℃，并且 3 只家兔体温升高总和低于 1.3℃；

（2）在复试的 5 只家兔中，体温升高 0.6℃ 或高于 0.6℃ 的家兔不超过 1 只，并且初试、复试合并 8 只家兔的体温升高总和为 3.5℃ 或低于 3.5℃。

上述两种情况均判为供试品的热原检查符合规定。

2. 不符合规定的判定条件

（1）在初试 3 只家兔中，体温升高 0.6℃ 或高于 0.6℃ 的家兔超过 1 只；

（2）在复试的 5 只家兔中，体温升高 0.6℃ 或 0.6℃ 以上的家兔超过 1 只；或初试、复试合并 8 只家兔的体温升高总和超过 3.5℃。

以上情况均判为供试品的热原检查不符合规定。

3. 复试条件

介于符合规定条件和不符合规定条件之间的，另取 5 只复试。

当家兔升温为负值时，均以 0℃ 计。

第三节　岗位任务模拟

一、任务描述

某热原检查岗位某天要对山梨醇注射液进行热原检查，请模拟岗位化验员完成一天工作。

二、任务实施

（一）查一查

查阅《中国药典》（2020 年版）二部山梨醇注射液"检查"项下。

取本品，依法检查（通则 1142），剂量按家兔体重每 1kg 注射 10ml，应符合规定。

（二）做一做

1. 设计工作流程

试验前准备→固定家兔→测基础体温→试验兔分组→耳静脉注射→测体温 6 次→结果判断。

2. 检验准备

（1）准备热原检查 SOP（工作依据）。

（2）实验物品的准备：家兔固定盒、热原测温仪、注射器、针头等分别装于适当容器中，密封，于 250℃干热灭菌 30 分钟以上，备用。所有器具均在测量前 48 小时除热原。

3. 按照 SOP 进行检验

取试验家兔不少于 4 只，依法测量基础体温，每隔 30 分钟测量体温 1 次，测量 2 次，期间关注以下几个指标：一是每次正常体温应在 38.0～39.6℃ 范围内，超出范围的家兔淘汰掉；二是每只家兔两次体温之差不超过 0.2℃，以此两次体温的平均值作为该兔的基础体温，超过 0.2℃ 的家兔淘汰掉；三是同时满足上述两个条件的家兔不得少于 3 只，且各兔间正常体温之差不得超过 1.0℃。

取满足三个条件的家兔 3 只，每只分别注射事先预热至 38℃ 的山梨醇注射液适量，注射剂量（ml）为体重（kg）×10。

热原测温仪每隔 30 分钟自动测量并记录体温 1 次，共测 6 次，以 6 次体温中最高的一次减去基础体温，即为该兔体温的升高温度数。

4. 书写记录

正确判断检验结果，书写检验记录，给出检验结论，发放检验报告（模板见附件）。

5. 清理实验场所

实验完毕，清理实验场所。

案例分析2

现有热原待检验产品 3 个，按照热原检查法的要求试验前选取 9 只家兔是否可行？在基础体温测试完成后，假如 1 号、2 号和 3 号兔的基础体温分别是 38.1℃、39.4℃ 和 38.5℃，请问这三只兔是否可以组合成一组完成对一个样品的热原检查？

讨论　1. 不可行的原因主要有哪些？你会如何做？

　　　 2. 不能组合成一组的原因及解决办法。

三、注意事项

（1）若家兔的初选合格率低于 65％，那么其质量应当引起重视。

（2）《中国药典》规定实验用的注射器、针头及一切与供试品溶液接触的器皿，应置烘箱中 250℃加热 30 分钟或用 180℃加热 2 小时，也可用其他方法除去热原。

（3）在试验过程中，要求室温基本恒定，同一实验室温差不得超过 3℃，并保持环境安静，不得有强光、强声或其他干扰因素。

（4）对测温装置必须定期校验，并有详细的记录。

（5）供试品过冷或过热，与家兔的体温悬殊太大，都容易引起类热原反应现象，例如发冷、发热、寒战、呕吐。所以药典规定供试品须加热至 38℃。

（6）供试品注射的速度是决定热原检查成功与否的重要因素。注射的速度不同，对机体的影响也不同。在短时间内输入大量液体会使心脏负担过重，导致心力衰竭，严重的可致兔死亡。按照正常人或家兔用量计算，每只家兔注射时间不应少于 3 分钟。

（7）复试时宜取试验次数较少的家兔。

（8）试验过程中，家兔因肛门出血过多造成升温或降温超过规定时，可考虑重试。

（9）试验全过程中，不得随意更换肛门温度计。

 知识拓展

临床上热原反应的应对策略

一、临床上出现热原反应应如何做

1. 立即停止输注，并根据病人的具体情况作临床处理。

2. 认真填写输液反应登记表，写明：

（1）病人姓名、性别、年龄。

（2）疾病诊断，药物过敏史及输液前的基本病情。

（3）输液名称、生产厂家、批号，使用前对输液的外观检查情况（按输液标签上的注意事项检查）。

（4）加药情况：①所加药物名称、生产厂家和批号；每种药物的加入量；加药后外观检查情况；②何时加药混合、何时开始输注、输注速度；一次性输液器生产厂家、批号；③输液后发现病人发生输液反应的时间；④输液反应引致的临床症状；⑤加药及输液操作人员、护理负责人。

3. 将有反应的剩余输液、输液反应登记表送药剂科。

4. 药剂科接到登记表后，一方面认真审查，一方面即刻派出主管质量的药师到出现输液反应的科室及全院各有关科室全面深入了解情况，根据了解的实情决定是否立即停用该批产品。同时，对该批产品和所加药物进行抽样，作热原复检，必要时送当地药检部门复检。对输液器等也要作全面质量检查。

5. 检查结果由药剂科向有关科室、护理部及医务科提供书面报告。

6. 如涉及重大医疗问题，必要时召开医院药事委员会会议研究处理。

二、临床上消除热原反应的对策

近年来，许多临床医师在输液热原反应的防治方面积累了不少经验，收到很好效果。过去多采用异丙嗪作为治疗热原反应的首选药物。近几年来，国内外许多资料证实，山莨菪碱（654-2）对防治热原反应与异丙嗪相比，有其独特的优点。①拮抗机体受损时所激活和释放的有害活性物质所致的血管收缩，保护细胞膜，减轻血管内皮损伤，从而改善毛细血管通透性，减少血液渗出并吸收组织液入血，增加灌流量改善微循环障碍，使血压回升；②调节自主神经功能，使休克者心率快者变慢、慢者变快、高温者降温、低温者升温；③有利于清除微生物的内毒素和各种休克因子。654-2具有用药量小、作用迅速、无明显副作用的优点，是目前临床防治热原反应的理想药物。异丙嗪可作为辅助药物。

在预防热原反应时，可采用654-2 10～20mg加入输液中静滴；治疗时，按0.5～2mg/（kg·次）静注。必要时可重复用药（青光眼患者忌用）。用药后可在15～20分钟使反应终止。

此外，解热药如阿司匹林、氨基比林、扑热息痛等能阻止脂多糖在体内产生致热作用的白细胞性热原，并抑制前列腺素的合成和释放。因而输液前30分钟投药亦能预防热原反应的产生。出现热原反应时，与654-2配伍使用退热效果加强。重度热原反应者，应采取给氧、糖皮质激素、低分子右旋糖酐、西地兰等综合治疗措施。

此外，还有报道用哌甲酯（利他林）、阿托品、地西泮、樟脑磺酸钠、安痛定、安络血等防治热原反应，均收到满意疗效。

➡ 知识回顾

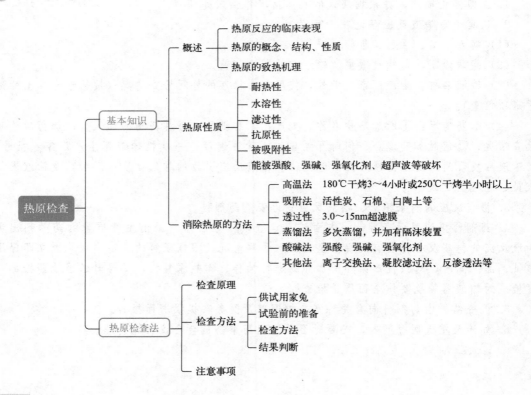

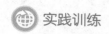 实践训练

任务十　五肽胃泌素注射液的热原检查

一、实训目的

1. 掌握热原检查的基本步骤及结果判定方法。

2. 熟悉操作流程及注意事项。

3. 能够建立起动物试验的基本素质和意识。

二、实训要求

1. 按照热原检查岗位实际工作场景完成工作流程设计。

2. 两人一组进行热原检查全过程模拟演练。

三、实训内容

1. 查阅《中国药典》（2020 年版）二部，查找并记录"五肽胃泌素注射液"的热原检查项下内容。

2. 查阅《中国药典》（2020 年版）四部"热原检查"通则，对照《家兔热原试验法标准操作规程》（SOP），正确理解药典通则内容。

3. 设计"五肽胃泌素注射液"热原检查全过程。

4. 观看"热原检查"视频，模拟操作过程。

四、实训评价

指导老师根据学生提交的"五肽胃泌素注射液"热原检查设计过程，对其评价，给出成绩。见表 6-1。

表 6-1　五肽胃泌素注射液热原检查任务评价表

序号	项目	配分	得分
1	查阅标准正确	25	
2	流程设计合理、简单明了，易操作	25	
3	内容全面，思路清晰	25	
4	干净整洁	25	

目标检测

选择题

1. 热原检查法进行家兔体温预测时，最高和最低体温相差不超过（　　　）℃的家兔才可供热原检查用。

A. 0.1　　　　　　　　　B. 0.2　　　　　　　　　C. 0.3

D. 0.4　　　　　　　　　E. 0.15

2.《中国药典》（2020年版）规定，用于热原检查的家兔应为健康无伤、体重（　　）kg、同一来源、同一品系家兔。

A. 1.5～2.5　　　　　　　　B. 1.6～2.7　　　　　　　　C. 1.7～2.8

D. 1.7～3.0　　　　　　　　E. 1.5～3.0

3. 在热原检查中，需缓缓注射药液，注射时间（除另有规定外）一般每兔应不少于（　　）。

A. 3分钟　　　　　　　　　B. 2分钟　　　　　　　　　C. 5分钟

D. 4分钟　　　　　　　　　E. 6分钟

4. 选择家兔进行静脉注射时，以下操作中错误的是（　　）。

A. 用手弹兔耳促进耳静脉充血

B. 对耳部消毒

C. 用左手拇指和食指压住耳端使耳静脉显露

D. 由耳根部静脉刺入

E. 以上都不对

5. 以下哪项不是热原的性质。（　　）

A. 耐热性　　　　　　　　　B. 挥发性　　　　　　　　　C. 滤过性

D. 水溶性　　　　　　　　　E. 油溶性

6. 可以去除热原的方法是（　　）。

A. 高温　　　　　　　　　　B. 吸附　　　　　　　　　　C. 滤过

D. 以上全对　　　　　　　　E. 消毒剂

7. 若想完全消除材料中的热原可将材料（　　）。

A. 100℃干烤30分钟　　　　B. 200℃干烤30分钟　　　　C. 250℃干烤30分钟

D. 水蒸气蒸馏　　　　　　　E. 180℃干烤60分钟

8. 当家兔体温升为负值时，计（　　）。

A. 负值　　　　　　　　　　B. 0℃　　　　　　　　　　　C. 不计数值

D. 绝对值　　　　　　　　　E. 以上全不对

第七章　细菌内毒素检查

2021 年 3 月 22 日，某鲎 [hòu] 试剂生产厂商发布了一封《公开信》，声称因国家于 2021 年 2 月 5 日将生产鲎试剂的中国鲎及圆尾鲎列为国家二级保护野生动物，因此，该公司将于 2021 年 6 月 30 日和 12 月 31 日分别停止单支凝胶法鲎试剂（规格为 0.1ml，灵敏度为 0.5EU/ml、0.25EU/ml、0.125EU/ml、0.06EU/ml）和四次装凝胶法鲎试剂（规格为 0.5ml，灵敏度为 0.25EU/ml、0.125EU/ml）的生产。

这则停产信息不亚于一声惊雷，一夜间传遍了制药界朋友圈，引起了巨大轰动。为什么会产生如此大的轰动效应？请同学们认真学习本章，即可找到答案。

【学习目标】

1. 知识目标

掌握内毒素的基本知识以及凝胶检查法的基本原理、相关术语、所用试剂、检查过程、注意事项及记录与报告的书写；熟悉鲎试剂灵敏度复核、干扰试验的原理与流程；了解光度测定法。

2. 能力目标

熟悉凝胶法的检查流程，能够自主准备试验器材、试剂，并在教师的指导下完成相关检验工作，正确书写记录。

3. 素质目标

具有较强的质量意识和严谨细致的工作作风，能够精操细作，避免内毒素扩散污染环境。

第一节　细菌内毒素基本知识

一、内毒素及其性质

细菌毒素一般可分为两类，一类为外毒素（exotoxin），是细菌在生长过程中分泌到菌体外的毒性物质，它是一种毒性蛋白质，主要由革兰阳性菌产生，如白喉杆菌、破伤风杆菌、肉毒杆菌、金黄色葡萄球菌以及少数革兰阴性菌。另一类为内毒素（endotoxin），是革兰阴性菌细胞壁的产物，主要成分为脂多糖（LPS）。类脂 A 是内毒素的活性中心，是已知最强的免疫刺激物之一。细菌在生活状态时不释放内毒素，只有当细菌死亡自溶或黏附于其他细胞时，才表现其毒性，故称作内毒素。

细菌内毒素这个概念早在 1890 年的时候就已被提出，是在研究发热物质过程中引起注意的。1933 年 Boivin 最先由小鼠伤寒杆菌提取出内毒素，进行化学免疫学方面的研究，到 1940 年，Morgan 使用志贺痢疾菌阐明了细菌内毒素是由多糖、脂质及蛋白质三部分所组成的复合体，到了 1950 年以后，随着生物学、物理化学、免疫学以及遗传学等的进步发展，细菌内毒素的研究工作，尤其是其化学结构组成及各种生物活性间的关系也更加明确起来。研究表明，内毒素具有致热性、致死性毒性、白细胞减少、降低血压、休克、激活凝血系统、诱导对内毒素的耐受性、鲎细胞溶解物（鲎试剂）的凝集、刺激淋巴细胞有丝分裂、诱导抗感染的特异性抵抗力、肿瘤细胞坏死作用等性质。

细菌内毒素与热原是什么关系？目前国内外仍未有统一的定论，但普遍认为细菌内毒素的脂多糖都有热原活性，但热原不局限于脂多糖的结构。不同菌种或不同菌株所产生的内毒素其结构及生物活性均有差异，但均有热原的性质。

⊕ 点滴积累

细菌内毒素与细菌外毒素的区别简单概括如下：

1. 细菌外毒素主要来源于革兰阳性菌，少数来源于革兰阴性菌，而内毒素来源于革兰阴性菌。
2. 外毒素是细菌在存活状态下释放出来的，而内毒素是细菌死亡后裂解释放出来的。
3. 外毒素的化学成分是蛋白质，内毒素的化学成分是脂多糖。
4. 外毒素的毒性作用强，内毒素的毒性作用较弱。
5. 外毒素不耐热，内毒素耐热。
6. 外毒素的抗原性强，内毒素的抗原性弱。

二、内毒素的来源

由于细菌死亡或自溶后便会释放出内毒素，因此，细菌内毒素广泛存在于自然界中。主要的污染途径有以下几个方面：

1. 药物

药物很容易受细菌内毒素的污染，尤其是葡萄糖、右旋糖酐、血液制品以及乳糖等适合于细菌生长的药品。

2. 注射用水

自来水中含内毒素的量为 $1\sim100EU/ml$。注射用水是由地下水制备而成，如果蒸馏装置使用及维护不合理或者注射用水贮存时间过长都有可能产生内毒素。

3. 生产过程

生产车间环境不符合规定或者产品灭菌不规范，都会使细菌污染的机会增多，从而产生内毒素。

4. 部分生产设备

管道、仪器及用具等设备，若未按照 GMP 要求进行规范灭菌，也会导致内毒素污染。

📖 知识链接

当内毒素通过消化道进入人体时并不产生危害，但内毒素通过注射等方式进入血液时则会引起不同的疾病。内毒素小量入血后被肝脏枯否细胞灭活，不造成机体损害。内毒素大量进入血液就会引起发热反应，即"热原反应"。因此，生物制品类、注射用药剂、化学药品类、放射性药物、抗生素类、疫苗类、透析液等制剂以及医疗器材类（如一次性注射器，植入性生物材料）必须经过细菌内毒素检测试验合格后才能使用。

三、内毒素的检测

由于家兔对热原的反应与人基本相似，所以半个世纪以来用家兔检测热原，为保障药品质量和用药安全发挥了重要作用。

1956年，美国人Bang发现美洲鲎血液遇革兰阴性菌会产生凝胶。其后Levin和Bang又发现微量革兰阴性菌内毒素也可以引起凝胶反应，从而创立了鲎试剂检测法。由于鲎试剂法简单、快速、灵敏、准确，已广泛用于临床、制药工业药品检验等方面。

在美国，鲎试验被称作"细菌内毒素试验"，收载于1980年第20版《美国药典》。随后英国、德国、意大利、日本以及中国相继在药典中收载了这一检查法。此后鲎试验逐渐替代家兔热原试验。但部分药品由于自身特殊性无法通过稀释法消除干扰，因此鲎试验还无法完全取代家兔热原试验。

第二节　凝胶检查法

《中国药典》（2020年版）收录的细菌内毒素检查包括两种方法：凝胶法和光度法。供试品检测时，可使用其中任意一种方法。但当测定结果有争议时，除另有规定外，以凝胶法结果为准。

一、凝胶法的基本原理

凝胶法系通过鲎试剂与内毒素产生凝集反应的原理来定性检测或半定量检测内毒素的方法，是通过观察有无凝胶形成作为反应终点的一种方法。

（一）鲎试剂

1. 鲎试剂的来源及凝集原理

鲎试剂是从栖生于海洋的节肢动物"鲎"的蓝色血液中提取变形细胞溶解物，经低温冷冻干燥而成的生物试剂，含有能被微量细菌内毒素和真菌葡聚糖激活的凝固酶原。当内毒素与鲎试剂接触时，可激活凝固酶原，继而使可溶性的凝固蛋白原变成凝固蛋白而使鲎试剂呈凝胶状态，因而能够准确、快速地定性或定量检测样品中是否含有细菌内毒素和1，3-β-葡聚糖。鲎试剂广泛用于制药、临床以及科研等领域。

鲎，属于肢口纲、剑尾目的海生节肢动物，鲎形似蟹，身体呈青褐色或暗褐色，包被硬质甲壳，有四只眼睛，其中两只是复眼，头胸甲前端有0.5mm的两只小眼睛，对紫外光最敏感，只用来感知亮度，头胸甲两侧有一对大复眼。虽然鲎可以背朝下拍动鳃片以推进身体游泳，但通常将身体弯成弓形，钻入泥中，然后用尾剑和最后一对步足推动身体前进。鲎为国家二级保护动物，目前政府和民间正共同加强该"活化石"生物的保护。

2. 鲎试剂的分类

（1）按原料来分　分为两类。一类是由美洲鲎血液提取的称美洲鲎试剂（Limulus Amebocyte Lysate），缩写为LAL，由美国生产；另一类是由东方鲎血液提取的称东方鲎试剂（Tachypleus Amebocyte Lysate），缩写为TAL。TAL与LAL有相同的功效。

（2）按试验方法分　分为5类。凝胶法鲎试剂、动态浊度法鲎试剂、终点浊度法鲎试剂、动态显色法鲎试剂和终点显色法鲎试剂。凝胶法鲎试剂是通过与内毒素产生凝集反应的原理来定性检测或半定量检测内毒素的方法。动态浊度法鲎试剂、终点浊度法鲎试剂、动态显色法鲎试剂和终点显色法鲎试剂则都是定量检测内毒素的方法，这几种定量法鲎试剂统称光度法鲎试剂。

（3）按实用特点分　分为4类。一是普通鲎试剂，灵敏度 0.5～0.125EU/ml，适用于仅需要检测内毒素限量的样品。二是高灵敏度鲎试剂，灵敏度 0.06～0.015EU/ml，适用于内毒素限量较低的样品的细菌内毒素检查。三是特异性鲎试剂，灵敏度 0.5～0.015EU/ml，适用于成分较为复杂，会对鲎试剂产生干扰的样品。四是定量法鲎试剂，最低检测限 0.03～0.005EU/ml，适用于需要对内毒素进行定量测定的样品。

3. 鲎试剂的规格

是指每支鲎试剂的装量。鲎试剂使用时一般应加细菌内毒素检查用水复溶后使用。一般来说，规格是多少就用多少细菌内毒素检查用水复溶。例如规格为 0.1ml/支的鲎试剂，使用时加入 0.1ml 的检查用水复溶备用。凝胶法鲎试剂常见规格为 0.1ml/支或 0.2ml/支的单个测试或 0.5ml/支至 5.2ml/瓶的真空封口西林瓶装的多个测试。虽然冻干的鲎试剂在常温条件下是相对稳定的，但还是应存放在 2～8℃下，避免因贮藏不当、质量下降而引起检验误差。

4. 鲎试剂的灵敏度

在细菌内毒素检查规定的条件下，鲎试剂发生凝集反应所需的内毒素的最低浓度即为鲎试剂的灵敏度，用 EU/ml 表示。常用的鲎试剂的灵敏度有 0.03EU/ml、0.01EU/ml 和 0.125EU/ml。灵敏度越低，说明鲎试剂越灵敏，越容易引起凝集反应，实验中一般使用 0.125EU/ml 的居多。一般鲎试剂出厂的包装盒上标注的灵敏度数值称为鲎试剂标示灵敏度，试剂购进后需要对其进行灵敏度的复核，复核规定后方可用于供试品的细菌内毒素检查。

（二）内毒素检查用水

系指内毒素含量小于 0.015EU/ml 的灭菌注射用水。光度测定法用的细菌内毒素检查用水，其内毒素的含量应小于 0.005EU/ml。在凝胶法试验中，鲎试剂与细菌内毒素标准品的复溶、阴性对照溶液、阳性对照溶液以及供试品溶液的配制均需使用检查用水。

（三）细菌内毒素标准品

细菌内毒素标准品系自大肠杆菌提取精制得到的内毒素制成的冻干品，单位用 EU 表示。日常检验工作中主要用到国家标准品和工作标准品两类。

1. 细菌内毒素国家标准品

细菌内毒素国家标准品是以细菌内毒素国际标准品为基准，经过协作标定，使其与国际标准品单位含义一致，主要用于标定、复核、仲裁鲎试剂灵敏度，标定细菌内毒素工作标准品的效价，以及《中国药典》《美国药典》《欧洲药典》《日本药局方》中细菌内毒素检查法中的相关试验。国家药品标准物质按照规定条件保存，不设具体有效期，新批号出来后旧批号自动作废。

细菌内毒素国家标准品在使用时，用细菌内毒素检查用水 1ml 溶解（或称复溶），在旋涡混合器上至少混合 15 分钟，然后制备成所需浓度的细菌内毒素标准溶液（如，2.0λ、λ、0.5λ 和 0.25λ 等），每稀释一步均应在旋涡混合器上混合 30 秒。浓度为 9000EU/ml 的细菌内毒素标准溶液在 4℃条件下可保存 7 天，每次使用时须置旋涡混合器上混合 15 分钟后用于制备所需的细菌内毒素标准溶液。或者将复溶后的细菌内毒素标准溶液制成 2000EU/ml 后，进行多管分装，然后将其置在 -20℃ 以下贮藏，可贮藏 3 周。使用时取 1 管置室温待其完全融化后，置旋涡混合器上至少混合 30 秒后使用。

2. 细菌内毒素工作标准品

系以细菌内毒素国家标准品为基准标定其效价，用于试验中鲎试剂灵敏度复核、干扰试验及各种阳性对照。

细菌内毒素工作标准品为一次性使用，其溶解及稀释操作参照"细菌内毒素国家标准品"。稀释的内毒素溶液静置时间超过 10 分钟，用前需要在涡旋混匀器上剧烈混匀 1 分钟，放置 4 小时以上的内毒素溶液应丢弃。

二、鲎试剂的灵敏度复核试验

鲎试剂灵敏度复核试验是为考察鲎试剂的灵敏度是否准确而设置的一组试验，同时也为考查检验人员操作方法是否正确及试验条件是否符合规定。因此要求每个实验室在使用一批新的鲎试剂前或试验条件发生了任何可能影响检验结果的改变时，应进行鲎试剂灵敏度复核试验。

1. 细菌内毒素标准溶液的制备

取细菌内毒素国家标准品或工作标准品一支，按照标准品说明书加入规定量的细菌内毒素检查用水制备成 4 个浓度的细菌内毒素标准溶液，即 2.0λ、λ、0.5λ 和 0.25λ（λ 为所复核的鲎试剂的标示灵敏度），每稀释一步均应在旋涡混合器上混合 30 秒。

2. 待复核鲎试剂的准备

取规格为 0.1ml/支的鲎试剂 18 支，每支加入 0.1ml 检查用水溶解，轻轻转动瓶壁，使内容物充分溶解，避免产生气泡。若待复核鲎试剂的规格不是 0.1ml/支时，取若干支按其标示量加入检查用水复溶，充分溶解后将鲎试剂溶液混合在一起，然后每 0.1ml 分装到 10mm×75mm 凝集管中，至少分装 18 管备用。

3. 加样

取 2.0λ、λ、0.5λ 和 0.25λ 的内毒素标准溶液，每一浓度加 4 支管，加样体积为 0.1ml；另取 2 支（管），加入检查用水作为阴性对照，加样体积均为 0.1ml。

4. 保温

加样结束后，用封口膜将鲎试剂封口，轻轻振动混匀，避免产生气泡，放入 37℃±1℃ 水浴或适宜恒温器中，保持水平状态，保温 60 分钟±2 分钟。

5. 观察并记录结果

将每管拿出，缓缓倒转 180° 观察，若管内形成凝胶且凝胶不变形、不从管壁滑脱者为阳性，记录为（＋）；若未形成凝胶或形成的凝胶不坚实、变形并从管壁滑脱者为阴性，记录为（－）。注意保温和拿取试管过程中应避免受到振动造成假阴性结果。

6. 试验结果

首先判断试验是否是有效的。当最大浓度 2.0λ 的 4 管均为阳性，最低浓度 0.25λ 的 4 管均为阴性，阴性对照为阴性时试验为有效。然后按下式计算反应终点浓度的几何平均值，即为鲎试剂灵敏度的复核结果（λ_c）。

$$\lambda_c = \lg^{-1}(\sum X/4) \tag{7-1}$$

式中，X 为反应终点浓度的对数值（lg）。反应终点浓度是指系列递减的内毒素浓度中最后一个呈阳性结果的浓度。

7. 结果判断

当 λ_c 在 $0.5\lambda \sim 2.0\lambda$（包括 0.5λ 和 2.0λ）时，判定该批鲎试剂灵敏度复核合格，可用

于干扰试验和供试品细菌内毒素检查，并以 λ（标示灵敏度）作为该批鲎试剂的灵敏度。

案例分析1

现有新购进的一批鲎试剂，标示灵敏度为 0.125EU/ml，使用前对其进行灵敏度复核试验，试验结果见表 7-1，计算鲎试剂的灵敏度，判断该鲎试剂是否符合规定。

表 7-1　鲎试剂灵敏度复核试验结果举例

管数	内毒素浓度/（EU/ml）					反应终点浓度
	0.25	0.125	0.0625	0.031	Nc	
1	+	+	−	−		0.125
2	+	−	−	−		0.25
3	+	+	+	−		0.0625
4	+	+	+	−		0.0625

$$\lambda_c = \lg^{-1}(\sum X/4)$$
$$= \text{antilg}(\lg 0.125 + \lg 0.25 + \lg 0.0625 + \lg 0.0625)$$
$$= 0.105 \text{EU/ml}$$

λ_c 在 $0.5\lambda \sim 2.0\lambda$ 之间，符合规定，以标示灵敏度 0.125EU/ml 为该批鲎试剂的灵敏度 λ。

三、干扰试验

（一）试验目的

某些产品对鲎试剂的凝集反应可能有抑制或促进作用，造成检验结果假阴性或假阳性，因而在试验前需先验证供试品是否对试验有干扰作用。

干扰试验的目的是确定供试品在多大的稀释倍数或浓度下对内毒素和鲎试剂的反应不存在干扰作用，为能否使用细菌内毒素检查法提供依据。当进行新药的内毒素检查试验前，或无内毒素检查项的品种建立内毒素检查法时，须进行干扰试验；当鲎试剂、供试品的配方、生产工艺改变或试验环境中发生了任何有可能影响试验结果的变化时，须重新进行干扰试验。

（二）试验方法

1. 干扰试验预试验

（1）预试验的目的　系初步确定限值以 EU/mg 或 EU/U 表示的供试品的最大不干扰浓度或限值以 EU/ml 表示的供试品的最小不干扰稀释倍数，为正式干扰试验提供依据。

（2）预试验操作　将无法检测到内毒素的供试品进行一系列倍数的稀释，但最大有效稀释倍数（MVD）一般不得超过 $\text{MVD} = cL/\lambda_{0.03}$。使用鲎试剂对每一稀释倍数的供试液进行检验，每一稀释倍数下做 2 支供试品管和 2 支供试品阳性对照管（即用该浓度的供试品稀释液将内毒素标准品制成 2λ 浓度）。另取鲎试剂管 4 支，其中加入细菌内毒素检查用水作为阴性对照，另 2 支加入 2λ 浓度的内毒素标准溶液作为阳性对照。加完样的鲎试剂管均在 37℃±1℃水浴中保温 60 分钟±2 分钟后，观察并记录结果。

（3）结果判断　当阴性对照为阴性，阳性对照为阳性时，试验为有效。当系列浓度中出现供试品溶液 2 管为阴性、供试品阳性对照 2 管为阳性时，认为供试品在该浓度下不干扰试验，此稀释倍数即为最小不干扰稀释倍数，即可选择该稀释倍数进行正式干扰试验。

当系列浓度中所有浓度的供试品管都不为阴性，或供试品阳性对照管不为阳性时，说明供试品对内毒素与鲎试剂的反应存在干扰，则应对供试品进行更大倍数稀释（不得超过 $MVD = cL/\lambda_{0.03}$），或通过其他适宜的方法（如过滤、中和、透析或加热处理等）排除干扰。为确保所选择的处理方法能有效地排除干扰且不会使内毒素失去活性，要使用预先添加了标准内毒素再经过处理的供试品溶液作为供试品阳性对照进行干扰试验。

当供试品的内毒素限值单位为 EU/mg 或 EU/U 时，应将最小不干扰稀释倍数换算成最大不干扰浓度（即该稀释倍数下溶液的浓度），以 mg/ml 或 U/ml 表示。

（4）举例　设某注射液限值为 2.5EU/ml，按 $MVD = cL/\lambda$ 计算出灵敏度为 0.03EU/ml 下的 MVD 为 83 倍，将供试品溶液稀释一系列进行检验，用灵敏度为 0.25EU/ml 的鲎试剂进行预试验。结果如表 7-2 所示。

表 7-2　干扰试验预试验结果

稀释倍数	原液	5	10	20	40	80
供试品溶液	－－	－－	－－	－－	－－	－－
供试品阳性对照溶液	－－	－－	－－	＋＋	＋＋	＋＋

如上结果可初步确定该样品的最小不干扰稀释倍数为 20 倍，可在此浓度下进行正式干扰试验。

2. 干扰试验

（1）制备内毒素标准对照溶液　取 1 支细菌内毒素标准品，用细菌内毒素检查用水稀释成 4 个浓度的标准溶液即 2λ、λ、0.5λ、0.25λ，方法同灵敏度复核试验。

（2）制备含内毒素的供试品溶液　将供试品稀释至预试验中确定的不干扰稀释倍数，再用此稀释液将（1）中的同一支细菌内毒素标准品稀释成 4 个浓度即 2λ、λ、0.5λ、0.25λ 的含内毒素的供试品溶液。

（3）加样　取鲎试剂 28 支，放在试管架上，用内毒素检查用水溶解。按表 7-3 制备溶液 A、B、C 和 D，使用的供试品溶液应为未检验出内毒素且不超过最大有效稀释倍数（MVD）的溶液，按鲎试剂灵敏度复核试验项下操作。

表 7-3　凝胶法干扰试验溶液的制备

编号	内毒素浓度/配制内毒素的溶液	稀释用液	稀释倍数	所含内毒素的浓度	平行管数
A	无/供试品溶液	—	—	—	2
B	2λ/供试品溶液	供试品溶液	1	2λ	4
			2	1λ	4
			4	0.5λ	4
			8	0.25λ	4
C	2λ/检查用水	检查用水	1	2λ	2
			2	1λ	2
			4	0.5λ	2
			8	0.25λ	2

编号	内毒素浓度/配制内毒素的溶液	稀释用液	稀释倍数	所含内毒素的浓度	平行管数
D	无/检查用水	—	—	—	2

注：A 为供试品溶液；B 为干扰试验系列；C 为鲎试剂标示灵敏度的对照系列；D 为阴性对照溶液。

（4）结果判断　只有当溶液 A 和阴性对照溶液 D 的所有平行管都为阴性，并且系列溶液 C 的结果在鲎试剂灵敏度复核范围内时，试验方为有效。当系列溶液 B 的结果符合鲎试剂灵敏度复核试验要求时，认为供试品在该浓度下无干扰作用。其他情况则认为供试品在该浓度下存在干扰作用。若供试品溶液在小于 MVD 的稀释倍数下对试验有干扰，应将供试品溶液进行不超过 MVD 的进一步稀释，再重复干扰试验。

在建立品种的细菌内毒素检查法时，为验证样品和不同鲎试剂反应的一致性，要求同时使用两个生产厂家的鲎试剂对至少三批样品进行干扰试验。如为上市品种建立统一的细菌内毒素检查法，应检测两个以上生产厂家的样品（独家上市品种除外）；如为新药需检测连续生产的样品。

案例分析2

以注射用头孢哌酮钠（1g/瓶）为例简述如何制备含内毒素的供试品溶液。

四、供试品检查

（一）试验前准备

1. 试验器具

为防止试验操作过程中引入微生物和内毒素污染，试验所用器皿需经处理，以除去可能存在的外源性内毒素，常用的方法是 250℃ 干烤至少 1 小时，也可用其他经确证不干扰细菌内毒素的适宜方法。若使用塑料器械，如微孔板和微量加样器配套的吸头等，应选用标明无内毒素并且对试验无干扰的器械。试验操作过程应防止微生物的污染。

2. 供试品溶液

某些供试品需进行复溶、稀释或在水性溶液中浸提制成供试品溶液。一般要求供试品溶液的 pH 值在 6.0～8.0 范围内。对于过酸、过碱或本身有缓冲能力的供试品，需调节被测溶液（或其稀释液）的 pH 值，可使用酸、碱溶液或鲎试剂生产厂家推荐的适宜的缓冲液调节 pH 值。酸或碱溶液须用细菌内毒素检查用水在已去除内毒素的容器中配制。缓冲液必须经过验证不含内毒素和干扰因子。

3. 内毒素限值的确定

药品、生物制品的细菌内毒素限值（L）一般按以下公式确定：

$$L = K/M \tag{7-2}$$

式中，L 为供试品的细菌内毒素限值，以 EU/ml、EU/mg 或 EU/U（活性单位）表示；K 为人每千克体重每小时最大可接受的内毒素剂量，以 EU/(kg·h) 表示，注射剂 $K=5EU/(kg·h)$，放射性药品注射剂 $K=2.5EU/(kg·h)$，鞘内用注射剂 $K=0.2EU/(kg·h)$；M 为人用每千克体重每小时的最大供试品剂量，以 ml/(kg·h)、mg/(kg·h)

或 U/(kg·h) 表示，人均体重按 60kg 计算，注射时间若不足 1 小时，按 1 小时计算。

按人用剂量计算限值时，如遇特殊情况，可根据生产和临床用药实际情况做必要调整，但需说明理由。

知识链接

内毒素的限值目前一般在《中国药典》（2020 年版）各品种"检查"项下"细菌内毒素检查"中均可查到，例如头孢曲松钠的内毒素限值为每 1mg 头孢曲松钠中含内毒素的量应小于 0.20EU，即 $L = 0.20EU/mg$。

4. 确定最大有效稀释倍数（MVD）

最大有效稀释倍数是指在试验中供试品溶液被允许稀释的最大倍数，在不超过此稀释倍数的浓度下进行内毒素限值的检测。

用以下公式来确定：

$$MVD = cL/\lambda \tag{7-3}$$

式中，L 为供试品的细菌内毒素限值；c 为供试品溶液的浓度，当 L 以 EU/ml 表示时，则 c 等于 1.0ml/ml，当 L 以 EU/mg 或 EU/U 表示时，c 的单位需为 mg/ml 或 U/ml。如供试品为注射用无菌粉末或原料药，则 MVD 取 1，可计算供试品的最小有效稀释浓度 $c = \lambda/L$；λ 为在凝胶法中鲎试剂的标示灵敏度（EU/ml），或是在光度测定法中所使用的标准曲线上最低的内毒素浓度。

（二）凝胶限量试验

在细菌内毒素检查中，每批供试品必须做 2 支供试品管和 2 支供试品阳性对照，同时每次试验须做 2 支阳性对照和 2 支阴性对照。

1. 供试品溶液的制备

首先按照 $MVD = cL/\lambda$ 计算出供试品的最大有效稀释倍数或最小有效稀释浓度，然后将供试品进行稀释，其稀释倍数不得超过 MVD；对于固体供试品，按照最小有效稀释浓度进行溶解和稀释。

2. 阳性对照溶液的制备

用检查用水将细菌内毒素标准品稀释制成 2λ 浓度的内毒素标准溶液。

3. 供试品阳性对照溶液的制备

用待检测的供试品溶液或其稀释液将内毒素标准品制成 2λ 浓度的内毒素溶液。

以注射用头孢哌酮钠为例：取 0.5ml 浓度为 4.0λ 的内毒素标准溶液，加 0.5ml 浓度为 10mg/ml（2MVD 浓度）的供试品溶液得到 1ml 含 2λ 内毒素的浓度为 5mg/ml 的供试品溶液。

4. 加样

取复溶后规格为 0.1ml/支或分装好的鲎试剂 8 管，按表 7-4 制备溶液 A、B、C 和 D。按鲎试剂灵敏度复核试验项下操作。

表 7-4　凝胶限量试验溶液的制备

编号	内毒素浓度/配制内毒素的溶液	平行管数
A	无/供试品溶液	2

编号	内毒素浓度/配制内毒素的溶液	平行管数
B	2λ/供试品溶液	2
C	2λ/检查用水	2
D	无/检查用水	2

注：A为供试品溶液；B为供试品阳性对照溶液；C为阳性对照溶液；D为阴性对照溶液。

将管中溶液轻轻混匀后，用封口膜封闭管口，垂直放入 37℃±1℃ 水浴或适宜恒温器中，保温 60 分钟±2 分钟后观察结果。

5. 结果判断

若阴性对照溶液 D 的平行管均为阴性，供试品阳性对照溶液 B 的平行管均为阳性，阳性对照溶液 C 的平行管均为阳性，试验有效。

若溶液 A 的两个平行管均为阴性，判供试品符合规定；若溶液 A 的两个平行管均为阳性，判供试品不符合规定；若溶液 A 的两个平行管中一管为阳性、另一管为阴性，需进行复试。复试时，溶液 A 需做 4 支平行管，若 4 支平行管均为阴性，判供试品符合规定；否则判供试品不符合规定。

五、凝胶半定量试验

1. 操作方法

本方法系通过确定反应终点浓度来量化供试品中内毒素的含量。按表 7-5 制备溶液 A、B、C 和 D。按鲎试剂灵敏度复核试验项下操作。

表 7-5　凝胶半定量试验溶液的制备

编号	内毒素浓度/配制内毒素的溶液	稀释用液	稀释倍数	所含内毒素的浓度	平行管数
A	无/供试品溶液	检查用水	1	—	2
			2	—	2
			4	—	2
			8	—	2
B	2λ/供试品溶液		1	2λ	2
C	2λ/检查用水	检查用水	1	2λ	4
			2	1λ	4
			4	0.5λ	4
			8	0.25λ	4
D	无/检查用水	—	—	—	2

注：A为不超过 MVD 并且通过干扰试验的供试品溶液，从通过干扰试验的稀释倍数开始用检查用水稀释至 1 倍、2 倍、4 倍和 8 倍，最后的稀释倍数不得超过 MVD；B为 2λ 浓度标准内毒素溶液（供试品阳性对照）；C为鲎试剂标示灵敏度的对照系列溶液；D为阴性对照溶液。

2. 结果判断

若阴性对照溶液 D 的平行管均为阴性，供试品阳性对照溶液 B 的平行管均为阳性，系列溶液 C 的反应终点浓度的几何平均值在 0.5λ～2λ 之间，试验有效。

系列溶液 A 中每一系列平行管的终点稀释倍数乘以 λ，为每个系列的反应终点浓度，所有平行管反应终点浓度的几何平均值即为供试品溶液的内毒素浓度 $[c_E = lg^{-1}(\sum X/2)]$。

如试验中供试品溶液的所有平行管均为阴性，应记为内毒素浓度小于 λ（如果检验的是稀释过的供试品，则记为小于 λ 乘以供试品进行半定量试验的初始稀释倍数）。如果供试品溶液的所有平行管均为阳性，应记为内毒素的浓度大于或等于最大的稀释倍数乘以 λ。

若内毒素浓度小于规定的限度，判供试品符合规定。若内毒素浓度大于或等于规定的限值，判供试品不符合规定。

第三节　岗位任务模拟

一、任务描述

×××制药股份有限公司生产了一批头孢曲松钠原料药（供注射用），需要对其进行细菌内毒素检查。检验员小张为公司质检部细菌内毒素检查岗位工作人员，请模拟小张完成头孢曲松钠的细菌内毒素检查工作。

二、任务实施

（一）查一查

查阅《中国药典》（2020 年版）二部中"头孢曲松钠"品种"检查"项下的细菌内毒素检查。

> 每 1mg 头孢曲松钠中内毒素的量应小于 0.20EU（供注射用）。

（二）做一做

1. 设计工作流程

接收请验单→检验准备→检验→结果判断→记录与报告。

2. 检验准备

准备好实验所用的器具、试剂等；开启净化工作台、紫外灯进行消毒灭菌。

（1）仪器与用具　移液枪、旋涡混合器、试管、恒温器（37℃±1℃）、吸头、安瓿架、封口膜、试管架或试管浮板、酒精灯、乙醇棉球、容量瓶（50ml）、剪刀、砂轮、镊子、封口胶布和标记纸等。

将用具放入金属盒，在 250℃ 干烤 30 分钟以上以除去外源性内毒素。

（2）试剂

① 细菌内毒素工作标准品（效价为 100EU/支）1 支。

② 细菌内毒素检查用水（5ml/支）。

③ 鲎试剂 0.1ml/支（$\lambda = 0.125$EU/ml）。

④ 头孢曲松钠注射剂（粉末）。

3. 检验过程

本实验所使用鲎试剂灵敏度已经过验证，符合要求；产品已经过验证对该试验无干扰且试验条件未发生改变，所以本次检验无需进行鲎试剂灵敏度复核试验和干扰试验。检验步骤如下：

（1）头孢曲松钠供试品溶液的制备

① 首先计算最小有效稀释浓度　已知：头孢曲松钠的细菌内毒素限值 $L = 0.20 \text{EU/mg}$（药典查询）；所用鲎试剂灵敏度 $\lambda = 0.125 \text{EU/ml}$。

依据 $\text{MVD} = cL/\lambda$，由于头孢曲松钠为原料药，所以 $\text{MVD} = 1$，则：

$$c = \lambda/L = 0.125/0.20 = 0.625 (\text{mg/ml})$$

② 溶解稀释　称取 0.0625g 头孢曲松钠原料药置 5ml 容量瓶中，加检查用水将其溶解并定容至刻度，即得 1.25mg/ml 供试品储备液；取供试品储备液 5ml 与检查用水 5ml 混匀，得 0.625mg/ml 供试品溶液，备用。

（2）细菌内毒素阳性对照溶液的制备

① 计算细菌内毒素阳性对照溶液要制备的浓度

$$2\lambda = 2 \times 0.125 = 0.25 (\text{EU/ml})$$

② 溶解　取细菌内毒素工作标准品 1 支（100EU/支），用乙醇棉球消毒瓶颈后开启，加检查用水 1.0ml，置旋涡混合器上混合 15 分钟以上即得 100EU/ml 的储备液，备用。

③ 稀释　取上述溶液 0.2ml 与 1.8ml 检查用水混匀得 10EU/ml 溶液；取 10EU/ml 溶液 0.2ml 与 1.8ml 检查用水混匀得 1.0EU/ml 溶液；取 1.0EU/ml 溶液 1.0ml，加 1.0ml 检查用水混匀，得 0.5EU/ml 溶液；取 0.5EU/ml 溶液 0.5ml，加 0.5ml 检查用水混匀，即得 0.25EU/ml 细菌内毒素阳性对照溶液。

（3）供试品阳性对照液的制备　分别取头孢曲松钠供试品储备液（1.25mg/ml）0.5ml 与 0.5EU/ml 细菌内毒素溶液 0.5ml，混匀即得供试品阳性对照溶液（含 0.25EU/ml 即 2λ 的内毒素和 0.625mg/ml 即供试品最小有效稀释浓度的供试品溶液）。

（4）鲎试剂的准备　取 8 支鲎试剂，每支加入 0.1ml 检查用水进行复溶备用。

（5）加样　取制备好的 8 支鲎试剂分成 4 组，每组 2 支。其中 2 支加入 0.1ml 供试品溶液或其稀释液（其稀释倍数不得超过 MVD），作为供试品管；2 支加入 0.1ml 阳性对照溶液作为阳性对照管（PC）；2 支加入 0.1ml 检查用水，作为阴性对照（NC）；2 支加入 0.1ml 供试品阳性对照溶液作为供试品阳性对照管（PPC），见表 7-6。

表 7-6　供试品内毒素检查加样方法　　　　　　　　　　　　单位：ml

试剂	供试品试管		阴性对照管		供试品阳性管		阳性对照管	
	1	2	1	2	1	2	1	2
鲎试剂溶液	0.1	0.1	0.1	0.1	0.1	0.1	0.1	0.1
供试品溶液	0.1	0.1	—	—	—	—	—	—
检查用水	—	—	0.1	0.1	—	—	—	—
供试品阳性对照液	—	—	—	—	0.1	0.1	—	—
阴性对照溶液	—	—	—	—	—	—	0.1	0.1

将管中溶液轻轻混匀后，用封口膜封闭管口，垂直放入 37℃ ±1℃ 水浴或适宜恒温器中，保温 60 分钟±2 分钟后观察结果。

（6）记录结果。

（7）结果判断　参照第二节凝胶限量检查项下。

（8）实验完毕，清理实验场所。

4. 结果与报告

给出检验结论，发放检验报告。

第四节　光度测定法简介

浊度法是利用检测鲎试剂与内毒素反应过程中的浊度变化来测定内毒素含量的方法。根据检测原理，可分为终点浊度法和动态浊度法。终点浊度法是依据反应混合物中的内毒素浓度和其在孵育终止时的浊度（吸光度或透光率）之间存在着量化关系来测定内毒素含量的方法。动态浊度法是检测反应混合物的浊度到达某一项先设定的吸光度所需要的反应时间，或是检测浊度增加速度的方法。

显色基质法是利用检测鲎试剂与内毒素反应过程中产生的凝固酶使特定底物释放出呈色团的多少而测定内毒素含量的方法。根据检测原理，分为终点显色法和动态显色法。终点显色法是依据反应混合物中内毒素浓度和其在孵育终止时释放出的呈色团的量之间存在的量化关系来测定内毒素含量的方法。动态显色法是检测反应混合物的色度达到某一预先设定的吸光度所需要的反应时间，或检测色度增长速度的方法。

光度测定试验需在特定的仪器中进行，温度一般为 $37℃±1℃$。供试品和鲎试剂的加样量、供试品和鲎试剂的比例以及保温时间等，参照所用仪器和试剂的有关说明进行。为保证浊度和显色试验的有效性，应预先进行标准曲线的可靠性试验以及供试品的干扰试验。

一、标准曲线的可靠性试验

当使用新批号的鲎试剂或试验条件发生了任何可能会影响检验结果的改变时，需进行标准曲线的可靠性试验。

用标准内毒素配成溶液，制成至少 3 个浓度的稀释液（相邻浓度间稀释倍数不得大于 10），最低浓度不得低于所用鲎试剂的标示检测限。每一稀释步骤的混匀时间同凝胶法，每一浓度至少做 3 支平行管。同时要求做 2 支阴性对照。当阴性对照的反应时间大于标准曲线最低浓度的反应时间时，将全部数据进行线性回归分析。

根据线性回归分析，标准曲线的相关系数 (r) 的绝对值应大于或等于 0.980，试验方为有效，否则须重新试验。

二、干扰试验

选择标准曲线中点或一个靠近中点的内毒素浓度（设为 $λ_m$），作为供试品干扰试验中添加的内毒素浓度。按表 7-7 制备溶液 A、B、C 和 D。

表 7-7　光度测定法干扰试验溶液的制备

编号	内毒素浓度	配制内毒素的溶液	平行管数
A	无	供试品溶液	不少于 2 个
B	标准曲线中点（或附近点）的浓度（设为 $λ_m$）	供试品溶液	不少于 2 个
C	至少 3 个浓度（最低一点设定为 λ）	检查用水	每一浓度不少于 2 个
D	无	检查用水	不少于 2 个

注：A 为稀释倍数不超过 MVD 的供试品溶液；B 为加入了标准曲线中点或靠近中点的一个已知浓度内毒素的、且与溶液 A 有相同稀释倍数的供试品溶液；C 为如"标准曲线的可靠性试验"项下描述的，用于制备标准曲线的标准内毒素溶液；D 为阴性对照溶液。

按所得线性回归方程分别计算出供试品溶液和含标准内毒素的供试品溶液的内毒素含量 c_t 和 c_s，再按下式计算该试验条件下的回收率（R）。

$$R = (c_s - c_t)/\lambda_m \times 100\% \tag{7-4}$$

当内毒素的回收率在 50%～200% 之间，则认为在此试验条件下供试品溶液不存在干扰作用。当内毒素的回收率不在指定的范围内，须按"凝胶法干扰试验"中的方法去除干扰因素，并重复干扰试验来验证处理的有效性。

当鲎试剂、供试品的来源、配方、生产工艺改变或试验环境中发生了任何有可能影响试验结果的变化时，须重新进行干扰试验。

三、检查方法

按"光度测定法的干扰试验"中的操作步骤进行检测。

使用系列溶液 C 生成的标准曲线来计算溶液 A 的每一个平行管的内毒素浓度。

试验必须符合以下三个条件方为有效：

（1）系列溶液 C 的结果要符合"标准曲线的可靠性试验"中的要求；

（2）用溶液 B 中的内毒素浓度减去溶液 A 中的内毒素浓度后，计算出的内毒素的回收率要在 50%～200% 范围内；

（3）溶液 D 的反应时间应大于标准曲线最低浓度的反应时间。

四、结果判断

若供试品溶液所有平行管的平均内毒素浓度乘以稀释倍数后小于规定的内毒素限值，判供试品符合规定；若大于或等于规定的内毒素限值，判供试品不符合规定。

注：本检查法中，"管"的意思包括其他任何反应容器，如微孔板中的孔。

 点滴积累

1. 凝胶法系通过鲎试剂与内毒素产生凝集反应的原理来检测或半定量检测内毒素的方法，是通过观察有无凝胶形成作为反应的终点。

2.《中国药典》（2020 年版）收录的细菌内毒素检查法包括两种方法：凝胶法和光度法。供试品检测时，可使用其中任何一种方法。但当测定结果有争议时，除另有规定外，以凝胶法结果为准。

3. 在检查规定的条件下，鲎试剂发生凝集反应的内毒素的最低浓度即为鲎试剂的标示灵敏度，用 EU/ml 表示。

4. 最大有效稀释倍数 MVD 是指在试验中供试品溶液被允许稀释的最大倍数，在不超过此稀释倍数的浓度下进行内毒素限值的检测。

🌱 知识拓展

鲎试验法发展沿革

1942 年《美国药典》首先将家兔升温法作为药品注射剂热原检查方法，但家兔热原检查存在种种弊端，所以医药工作者努力寻找新的热原检查方法，美国首先发明并建立了鲎试验方法。

1956 年，美国动物学家 Bang 首先发现给美洲鲎注入革兰阴性细菌后可引起全身性血液凝固。1968 年，美国血液工作者 Liven 与 Bang 合作研究鲎血凝集机制，这种凝固反应极其灵敏，内毒素浓度大于 0.001EU/ml 即可产生阳性结果，由此创立了鲎试验方法。1973 年，美国提取变形细胞溶解物制成鲎试剂，创造了检测微量内毒素的检测技术。FDA 承认鲎试剂为一种生物制品。1980 年 USP20 版开始收载细菌内毒素检查方法，但未涉及具体品种。1983 年颁布的 USP20 版第四增补本规定了 5 种大输液和 40 种放射性药品用细菌内毒素检查法代替热原检查法。此后各国药典陆续收载采用鲎试剂对内毒素进行检测的方法。我国 1975 年开始鲎试剂研究，1988 年卫生部颁布细菌内毒素检查法，允许 4 种药品采用细菌内毒素检查法作为热原检查的初试方法。1993 年颁布的《中国药典》（1990 年版）第二增补本开始收载细菌内毒素检查法，《中国药典》（1995 年版）开始将细菌内毒素检查法收录入附录并规定了 13 个品种进行细菌内毒素检查，至今检测品种已达数百种。

鲎试剂法比家兔法灵敏，操作简单易行，试验费用低，结果迅速可靠，更适应现代制药工业的发展，广泛应用于药物检测、药品生产质量控制、临床诊断、食品卫生等领域，但其对革兰阴性菌以外的内毒素不灵敏，目前尚不能完全代替家兔法。化学药品注射剂一般首选细菌内毒素检查项；中药注射剂由于中药成分比较复杂，干扰因素多，一般首选热原检查项，若该药本身对家兔的药理作用或毒性反应影响热原检测结果，可选择细菌内毒素检查项。

知识回顾

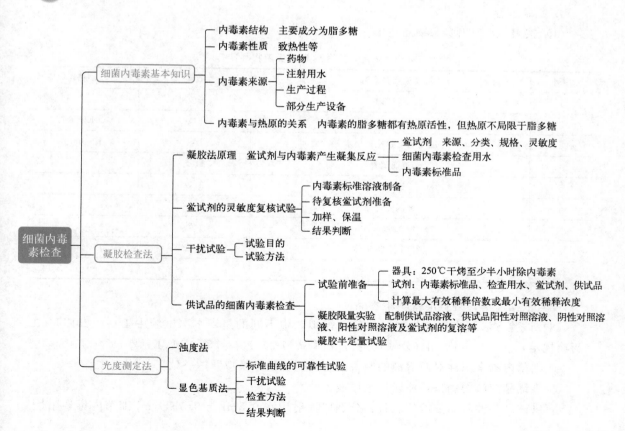

任务十一　注射用水的细菌内毒素检查

一、实训目的

1. 学习细菌内毒素检查法的基本原理和方法。
2. 掌握溶液型注射剂细菌内毒素检查方法。

二、实训要求

1. 按照细菌内毒素检查岗位实际工作场景完成工作流程设计。
2. 自行准备所有实验物品。
3. 四人一组进行全过程实操训练。

三、实训内容

1. 查阅《中国药典》(2020 年版)二部注射用水的内毒素限量值以及四部通则 1143,根据所学的细菌内毒素检查法,正确理解药典通则内容。

2. 观看"细菌内毒素检查法"操作视频,模拟操作过程。

3. 根据"岗位任务模拟",书面设计检查全过程。

4. 实验过程

(1) 按表 7-8 列出实验物品清单。

表 7-8　注射用水细菌内毒素检查物品准备清单

序号	实验物品名称	数量	规格
1	鲎试剂	8 支	
2	细菌内毒素标准品	1 支	100EU/ml
3	细菌内毒素检查用水	1 瓶	1000ml
4	玻璃试管	20 支	
5	移液枪	1 支	
6	旋涡混合器	1 个	
7	恒温水浴锅	1 个	
8	注射用水(供试品)	2 瓶	
9	……	……	……

(2) 依据清单,自行准备实验物品。

(3) 试验方法与步骤:与"岗位任务模拟"中不同的是,本次试验中 $L=0.25EU/ml$ (药典规定), $c=1.0ml/ml$ (公式规定),根据式(7-3)进行计算,MVD=2。

① 细菌内毒素阳性对照溶液的制备:与"岗位任务模拟"中一致。

② 供试品溶液的制备:注射用水原液。

③ 供试品阳性对照溶液的制备:分别取注射用水 0.5ml 与 0.5EU/ml 细菌内毒素阳性

对照溶液 0.5ml，混匀即得供试品阳性对照溶液（含 0.25EU/ml 即 2λ 的内毒素与稀释 2 倍的注射用水）。

④ 按照"岗位任务模拟"项下的加样方法进行加样，然后进行结果判断。

（4）填写检验记录，发放检验报告。

四、实训评价

学生对标"细菌内毒素检查技能考核标准"自评；教师依据实验设计、准备、操作、记录、报告整个环节进行评价；实验员根据学生准备及清场情况进行评价，评价模式见表 7-9。

表 7-9　细菌内毒素检查法任务评价表

考核项目	预习 10分	方案设计 20分	准备 20分	操作 30分	实训结果 10分	无菌意识 10分	合计/分
组长评价							
学生自评							
教师评价							
实验员评价							
组长评价×20％＋学生自评×10％＋教师评价×40％＋实验员评价×30％							

任务十二　头孢他啶的细菌内毒素检查

一、实训目的

1. 学习细菌内毒素检查法的基本原理和方法。
2. 掌握固体药物的细菌内毒素检查方法。

二、实训要求

1. 按照细菌内毒素检查岗位实际工作场景完成工作流程设计。
2. 自行准备所有实验物品。
3. 四人一组进行全过程实操训练。

三、实训内容

1. 查阅《中国药典》（2020 年版）二部头孢他啶的内毒素限量值以及四部通则 1143，根据所学的细菌内毒素检查法，正确理解药典通则内容。

2. 观看"细菌内毒素检查法"操作视频，模拟操作过程。

3. 根据"岗位任务模拟"，书面设计检查全过程。

4. 实验过程

（1）试验前的准备同"任务十一"。

（2）试验方法与步骤：$L = 0.10EU/mg$（药典规定），$MVD = 1$，根据式（7-3）进行计算 $c = 1.25mg/ml$。

① 细菌内毒素阳性对照溶液的制备：与"岗位任务模拟"中一致。

② 头孢他啶供试品储备液的制备：称取 4g 头孢他啶原料药置 50ml 容量瓶中，加 1％ 无内毒素的碳酸钠溶液将其溶解并稀释，即得 80mg/ml 供试品储备液。取上述溶液 1ml 与

15ml 检查用水混匀得 5mg/ml 储备溶液；取 5mg/ml 溶液 1ml 与 1ml 检查用水混匀得 2.5mg/ml 储备溶液。

③ 供试品溶液的制备：分别取 2.5mg/ml 头孢他啶储备溶液 1ml 与细菌内毒素检查用水 1ml，混匀即得供试品溶液 1.25mg/ml。

④ 供试品阳性对照溶液的制备：分别取 2.5mg/ml 头孢他啶储备溶液 0.5ml 与 0.5EU/ml 细菌内毒素阳性对照溶液 0.5ml，混匀即得供试品阳性对照溶液（含 0.25EU/ml 即 2λ 的内毒素和 1.25mg/ml 即供试品最小有效稀释浓度的供试品溶液）。

⑤ 按照"岗位任务模拟"项下的加样方法进行加样，然后进行结果判断。

（3）填写检验记录，发放检验报告。

四、实训评价

同"任务十一"。

目标检测

一、选择题

（一）单选题

1. 内毒素是一种（　　）。

A. 香豆素　　　　　　　　B. 脂多糖　　　　　　　　C. 递质

D. 有机酸　　　　　　　　E. 三萜皂苷

2. BET 是指（　　）。

A. 细菌内毒素检查用水　　B. 细菌内毒素国家标准品　　C. 细菌内毒素国际标准品

D. 细菌内毒素工作标准品　　E. 以上全不对

3. 鲎试剂是由（　　）制备而来的。

A. 鲎血　　　　　　　　　B. 鲎肉　　　　　　　　　C. 鲎全体

D. 鲎皮　　　　　　　　　E. 以上全不对

4. MVD 是指（　　）。

A. 最小有效稀释倍数　　　B. 最小稀释倍数　　　　　C. 最大有效稀释倍数

D. 最大稀释倍数　　　　　E. 最小抑菌浓度

5. $L = K/M$ 中 L 是指（　　）。

A. 最小有效稀释倍数　　　B. 细菌内毒素限值　　　　C. 杂质量的限值

D. 鲎试剂标识灵敏度　　　E. 最小抑菌浓度

6. 《中国药典》（2020 年版）规定的细菌内毒素检查法为（　　）。

A. 家兔法　　　　　　　　B. 大鼠法　　　　　　　　C. 鲎试剂法

D. 小鼠法　　　　　　　　E. 猫实验法

7. 鲎试剂的灵敏度复核试验中，加样结束放入恒温器中的保温时间为（　　）。

A. （60±1）分钟　　　　　B. （60±2）分钟　　　　　C. （60±3）分钟

D. （60±4）分钟　　　　　E. （60±5）分钟

8. 如供试品为注射用无菌粉末或原料药，则 MVD 取（　　）。

A. 0.5　　　　　　　　　　B. 1　　　　　　　　　　　C. 1.5

D. 2　　　　　　　　　　　E. 2.5

9. 细菌内毒素工作标准品复溶时，在旋涡混合器混合的时间至少为（　　　），内毒素标准溶液每稀释一步均应混合的时间不少于（　　　）。

A. 15 分钟，20 秒　　　　B. 15 分钟，30 秒　　　　C. 20 分钟，30 秒

D. 14 分钟，30 秒　　　　E. 18 分钟，30 秒

10. 细菌内毒素标准品系自（　　　）提取精制得到的内毒素制成的冻干品，单位用 EU 表示。

A. 李斯特菌　　　　　　B. 金黄色葡萄球菌　　　　C. 大肠杆菌

D. 枯草杆菌　　　　　　E. 真菌

（二）多选题

1. 旋涡混合器的作用是（　　　）。

A. 强烈振摇　　　　　　　　　　　　　　　B. 保持温度

C. 调节 pH　　　　　　　　　　　　　　　D. 放置内毒素形成分子团

E. 缓冲试剂

2. 以下哪种情况要进行干扰试验。（　　　）

A. 鲎试剂的来源、制备工艺、批号改变时

B. 检品生产工艺、配方、成分、关键成分来源改变时

C. 无内毒素检查项的品种建立内毒素检查法时

D. 新药的内毒素检查试验前

E. 温度和湿度改变时

3. 凝胶法试验过程中应避免（　　　）的干扰。

A. 细菌　　　　　　　　B. 内毒素　　　　　　　　C. 低温

D. 水汽　　　　　　　　E. 以上都对

4. 关于内毒素的来源说法，正确的是（　　　）。

A. 内毒素的本质是 LPS

B. 内毒素是微生物的代谢产物

C. 内毒素是由活的革兰阴性菌分泌的

D. 内毒素都属于热原

E. 革兰阳性菌也产生内毒素

5. 鲎试剂按试验方法分可以分为（　　　）。

A. 凝胶法鲎试剂　　　　B. 动态浊度法鲎试剂　　　　C. 终点浊度法鲎试剂

D. 动态显色法鲎试剂　　E. 终点显色法鲎试剂

6. 常用的鲎试剂的灵敏度有（　　　）。

A. 0.03EU/ml　　　　　B. 0.01EU/ml　　　　　C. 0.08EU/ml

D. 0.125EU/ml　　　　　E. 0.09EU/ml

7. 鲎试剂的灵敏度复核试验中，细菌内毒素标准溶液的浓度为下列的（　　　）。

A. 2.0λ　　　　　　　B. λ　　　　　　　　C. 1.5λ

D. 0.5λ　　　　　　　E. 0.25λ

8. 内毒素的来源主要有（　　　）。

A. 药物　　　　　　　　B. 注射用水　　　　　　　　C. 生产过程

D. 部分生产设备　　　　E. 其他

9. 鲎试剂按实用特点可分为（　　）。

A. 普通鲎试剂 　　　　　B. 高灵敏度鲎试剂 　　　　　C. 特异性鲎试剂

D. 定量法鲎试剂 　　　　　E. 微量鲎试剂

10.《中国药典》（2020 年版）收录的细菌内毒素检查方法包括（　　）。

A. 紫外法 　　　　　B. 红外法 　　　　　C. 凝胶法

D. 光度法 　　　　　E. 气相法

二、判断题

（　　）1. 内毒素是一种毒性蛋白质，是细菌在生长过程中分泌到菌体外的毒性物质。

（　　）2. 实验中所用的注射用水也有可能产生内毒素。

（　　）3. 鲎试验被称作"细菌内毒素试验"，此试验逐渐替代家兔热原试验。

（　　）4. 细菌内毒素的脂多糖都有热原活性，但热原不局限于脂多糖的结构。

（　　）5. 鲎血中含铜量很高，遇到细菌就会凝固。

（　　）6. 内毒素检查用水是指内毒素含量小于 0.001EU/ml 的灭菌注射用水。

（　　）7. 鲎试剂灵敏度的复核必须使用细菌内毒素国家标准品。

（　　）8. 浊度法是利用检测鲎试剂与内毒素反应过程中产生的凝固酶使特定底物释放出呈色团的多少而测定内毒素含量的方法。

（　　）9. 药物很容易受细菌内毒素的污染，但葡萄糖、右旋糖酐等药物除外。

（　　）10. 未按照 GMP 要求进行规范灭菌的管道、仪器及用具等设备，也会导致内毒素污染。

第八章　其他检查

患者，女， 52 岁，因转氨酶升高，遵医嘱予以异甘草酸镁 150mg+ 10%葡萄糖注射液 500ml，静滴。输液约 2 分钟时，出现嘴唇发绀、叹息样呼吸、四肢发冷、颈动脉搏动不能扪及。立即停药，胸外心脏按压、吸痰、吸氧，给以乳酸钠林格注射液 500ml 静滴，同时给以肾上腺素 1mg 皮下注射。最终抢救无效死亡。这是一种什么现象？是由什么原因引起的？

本章将带领大家系统学习抑菌效力、异常毒性、降压物质、过敏反应以及溶血与凝聚等药品安全性检查方法，学完本章内容后大家即可找到出现这种临床现象的答案。

【学习目标】

1. 知识目标

掌握抑菌效力、异常毒性、降压物质、过敏反应、溶血与凝聚检查法的概念及检查方法，了解检查原理及检查意义。

2. 能力目标

能够正确认识各项检查的意义，熟悉各项检查流程及检验结果判断，能辅助开展各项检查。

3. 素质目标

具备不怕脏、不惧怕实验动物、对动物有爱心的基本素质，谨记每一项检查结果都事关用药者生命安全，具备严谨细致、团结协作的精神。

第一节　抑菌效力检查法

一、抑菌剂基本知识

（一）抑菌剂的概念

抑菌剂是指能够抑制微生物生长、繁殖的化学物质，有时也称为防腐剂。如果药物本身不具有充分的抗菌效力，那么应根据制剂特性（如水溶性制剂）添加适宜的抑菌剂，以防止制剂在正常贮藏或使用过程中由于微生物污染和繁殖，使药物变质，从而对使用者造成危害，尤其是多剂量包装的制剂。

在药品生产过程中，抑菌剂不能用于替代药品生产的 GMP 管理，不能作为非无菌制剂降低微生物污染的唯一途径，也不能作为控制多剂量包装制剂灭菌前的生物负载的手段。这是因为所有抑菌剂都具有一定的毒性，制剂中抑菌剂的量应为最低有效量，其有效浓度应低于对人体有害的浓度。而对于供静脉或椎管用注射液，除特殊规定外，一般均不得加入抑菌剂。因此，科学合理使用抑菌剂非常重要。

此外，抑菌剂的抑菌效力在贮存过程中有可能因药物的成分或包装容器等因素影响而变化，因此，应验证成品制剂的抑菌效力在效期内不因贮藏条件而降低。

（二）抑菌剂抑菌原理

抑菌剂主要是通过抑制细菌生长繁殖过程中所需物质的合成来达到抑细菌生长繁殖的目的。概括起来，主要有以下几种：一是使病原微生物蛋白质变性、沉淀或凝固，如醇类；二是与病原微生物酶系统结合，影响或阻断其新陈代谢过程，如尼泊金类和酸类；三是降低表面张力，增加菌体细胞膜的通透性，使细胞破裂、溶解等，如苯扎溴铵等阳离子表面活性剂。因此，抑菌剂对微生物繁殖体有杀灭作用，对芽孢有抑制作用，使其不能发育为繁殖体而逐渐死亡。

（三）药物制剂中常用抑菌剂的种类

抑菌剂作为非固体制剂中常见的附加剂，对防止药品微生物污染和保证药品质量具有重要作用。由于抑菌剂具有一定毒性，应严格控制应用范围和用量，药物制剂过程中常用的抑菌剂及浓度如表 8-1 所示。

表 8-1 药物制剂中常用的抑菌剂及浓度

抑菌剂	常用浓度	使用范围
苯甲酸与苯甲酸钠	0.25%～0.40%	内服和外用制剂
对羟基苯甲酸酯类(尼泊金)	0.01%～0.25%	内服液体制剂
山梨酸与山梨酸钾	0.15%～0.25%	内服和外用制剂
苯扎溴铵	0.02%～0.2%	外用制剂
三氯叔丁醇	0.25%～0.5%	外用制剂和部分注射剂

（四）生产过程中使用抗生素和抑菌剂的相关要求

1. 抗生素的使用

（1）除另有规定外，不得使用青霉素或其他 β-内酰胺类抗生素。

（2）成品中严禁使用抗生素作为抑菌剂。

（3）生产过程中，应尽可能避免使用抗生素，必须使用时，应选择安全性风险相对较低的抗生素，使用抗生素的种类不得超过 1 种，且产品的后续工艺应保证可有效去除制品中的抗生素，去除工艺应经验证。

（4）生产过程中使用抗生素时，成品检定中应检测抗生素残留量，并规定残留量限值。

2. 抑菌剂的使用

（1）应尽可能避免在注射剂的中间品和成品中添加抑菌剂，尤其是含汞类的抑菌剂。

（2）除另有规定外，单剂量注射用冻干制剂、单剂量注射液、供静脉用的注射液均不得添加抑菌剂。

（3）对于多剂量制品，根据使用时可能发生的污染与开盖后推荐的最长使用时间来确定是否使用有效的抑菌剂。如需使用，应证明抑菌剂不会影响制品的安全性与效力。

（4）成品中添加抑菌剂的制品，其抑菌剂应在有效抑菌范围内采用最小加量，且应设定控制范围。

案例分析1

　　一般来说，抑菌剂浓度越高，抑菌效果越好。因此，为保证药品质量我们要尽可能选择高浓度的抑菌剂。这种说法正确吗？为什么？

二、抑菌效力检查方法

（一）检查原理

　　抑菌效力检查法系用于测定无菌及非无菌制剂的抑菌活性，用于指导药品研发阶段制剂中抑菌剂种类和浓度的确定。该检查应按照《中国药典》（2020年版）抑菌效力检查法（通则1121）进行。

　　抑菌效力检查采用的是微生物法，其原理是供试品中含有的抑菌剂会对加入其中的微生物产生抑制作用，时间越长抑制作用越强，存活的微生物数量越少。具体方法是首先制备试验菌株新鲜培养物，然后再经过稀释制成浓度适宜的菌悬液或孢子悬液，按照一定的接种量接种于适量的供试品中，置于适宜温度下贮存，按照规定的时间间隔，分别从供试品中取样适量，接种于适合微生物生长的不同培养基中，以测定供试品中所含存活菌数。通过比较供试品在不同时间间隔中所含微生物数量的变化来判断供试品是否会对试验菌产生抑制作用而进行抑菌效力检查。

知识链接

对羟基苯甲酸酯类抑菌剂

　　本类抑菌剂无味、无臭、毒性低、不挥发、化学性质稳定，是药品常用的一类抑菌剂，亦称为尼泊金类抑菌剂。其在酸性、中性溶液中均有效，且在酸性溶液中作用较强，特别是对大肠埃希菌有很强的抑制作用。而在碱性环境中，因为酚羟基的解离，导致抑菌作用减弱。

　　本类抑菌剂的抑菌作用随烷基碳数的增加而增加，但溶解度却逐渐减小，常用的有甲、乙、丙、丁四种酯，其中丁酯抑菌效力最强，溶解度最小。四种酯类可混合使用，有协同作用，通常是乙酯和丙酯（1∶1）或乙酯和丁酯（4∶1）合用，浓度均为0.01%～0.25%。本类抑菌剂与苯甲酸联合使用对防止发霉和发酵最为理想，特别适用于中药液体制剂。

（二）检查方法

1. 试验前准备

　　（1）培养基的制备　　抑菌效力检查中所用培养基有胰酪大豆胨液体培养基、胰酪大豆胨琼脂培养基、沙氏葡萄糖液体培养基、沙氏葡萄糖琼脂培养基，按照无菌检查法（通则1101）制备，其中胰酪大豆胨液体（琼脂）培养基用于细菌培养，沙氏葡萄糖液体（琼脂）培养基用于真菌培养。

配制后的培养基应采用验证合格的灭菌程序灭菌。制备好的培养基若不即时使用，应置于无菌密闭容器中，20～25℃避光环境下保存，并在经验证的保存期内使用。

（2）培养基的适用性检查　培养基是影响微生物生长繁殖的重要因素，培养基可能由于其促生长能力、指示能力、抑制能力的差异，导致微生物菌落特征、菌落数量等指标存在较大差异，从而影响结果判断的正确性。因此，培养基需要进行适用性检查，培养基适用性检查是通过比较阳性菌在检验用培养基和对照培养基上生长的形态特征、数量等方面来评价检验培养基是否满足检验要求。

抑菌效力测定用培养基包括商品化的预制培养基、由脱水培养基或按处方配制的培养基均应进行培养基的适用性检查。

① 菌种　培养基适用性检查、抑菌效力检查法中所用的供试菌包括金黄色葡萄球菌、铜绿假单胞菌、大肠埃希菌、白色念珠菌和黑曲霉菌，试验菌及培养物制备见表8-2。

表 8-2　培养基适用性检查、抑菌效力测定用的试验菌及新鲜培养物制备

试验菌株	试验培养基	培养温度	培养时间
金黄色葡萄球菌（Staphylococcus aureus）[CMCC(B)26003]	胰酪大豆胨琼脂培养基或胰酪大豆胨液体培养基	30～35℃	18～24 小时
铜绿假单胞菌（Pseudomonas aeruginosa）[CCMCC(B)10104]	胰酪大豆胨琼脂培养基或胰酪大豆胨液体培养基	30～35℃	18～24 小时
大肠埃希菌（Escherichia coli）[CMCC(B)44102]	胰酪大豆胨琼脂培养基或胰酪大豆胨液体培养基	30～35℃	18～24 小时
白色念珠菌（Candida albicans）[CMCC(F)98001]	沙氏葡萄糖液体培养基或沙氏葡萄糖琼脂培养基	20～25℃	24～48 小时

② 稀释液、冲洗液及其制备方法　常用的稀释剂、冲洗液主要包括0.1％无菌蛋白胨水溶液和pH7.0无菌氯化钠-蛋白胨缓冲液。根据供试品的特性，可选用其他经验证过的适宜的溶液作为稀释液、冲洗液（如0.9％无菌氯化钠溶液）。如需要，可在上述稀释液或冲洗液灭菌前或灭菌后加入表面活性剂或中和剂等。

③ 菌液制备　取金黄色葡萄球菌、铜绿假单胞菌、大肠埃希菌、白色念珠菌的新鲜培养物，用pH7.0无菌氯化钠-蛋白胨缓冲液或0.9％无菌氯化钠溶液制成适宜浓度的菌悬液。取黑曲霉的新鲜培养物加入适量含0.05％（ml/ml）聚山梨酯80的pH7.0无菌氯化钠-蛋白胨缓冲液或含0.05％（ml/ml）聚山梨酯80的0.9％无菌氯化钠溶液，将孢子洗脱。然后，采用适宜方法吸出孢子悬液至无菌试管内，用含0.05％（ml/ml）聚山梨酯80的pH7.0无菌氯化钠-蛋白胨缓冲液或含0.05％（ml/ml）聚山梨酯80的0.9％无菌氯化钠溶液制成适宜浓度的孢子悬液。

菌液制备后若在室温下放置，应在2小时内使用；若保存在2～8℃，可在24小时内使用。黑曲霉的孢子悬液可保存在2～8℃，在验证过的贮存期内使用。

④ 适用性检查　分别接种不大于100cfu的金黄色葡萄球菌、铜绿假单胞菌、大肠埃希菌的菌液至胰酪大豆胨琼脂培养基，每株试验菌平行制备2个平板，混匀、凝固，置30～35℃培养不超过3天，计数；分别接种不大于100cfu的白色念珠菌、黑曲霉的菌液至沙氏葡萄糖琼脂培养基，每株试验菌平行制备2个平板，混匀，凝固，置20～25℃培养不超过5天，计数；同时，用对应的对照培养基替代被检培养基进行上述试验。

⑤ 结果判断　若被检培养基上的菌落平均数不小于对照培养基上菌落平均数的50％，

且菌落形态大小与对照培养基上的菌落一致，判该培养基的适用性检查符合规定。

2. 检查方法

（1）菌种 抑菌效力测定用菌种见表8-2，若需要，制剂中常见的污染微生物也可作为试验菌株，例如含高浓度糖的口服制剂还应选用鲁氏酵母为试验菌株。

（2）菌液制备 试验菌新鲜培养物制备见表8-2，铜绿假单胞菌、金黄色葡萄球菌、大肠埃希菌、白色念珠菌若为琼脂培养物，加入适量的0.9%无菌氯化钠溶液将琼脂表面的培养物洗脱，并将菌悬液移至无菌试管内，用0.9%无菌氯化钠溶液稀释并制成每1ml含菌数约为 10^8 cfu的菌悬液；若为液体培养物，离心收集菌体，用0.9%无菌氯化钠溶液稀释并制成每1ml含菌数约为 10^8 cfu的菌悬液。取黑曲霉的新鲜培养物加入适量含0.05%（ml/ml）聚山梨酯80的0.9%无菌氯化钠溶液，将孢子洗脱，然后，用适宜方法吸出孢子悬液至无菌试管内，加入适量含0.05%（ml/ml）聚山梨酯80的0.9%无菌氯化钠溶液制成每1ml含孢子数 10^8 cfu的孢子悬液。

测定1ml菌悬液中所含的菌数。菌液制备后若在室温下放置，应在2小时内使用；若保存在2~8℃，可在24小时内使用。黑曲霉的孢子悬液可保存在2~8℃，在7天内使用。

（3）供试品接种 抑菌效力可能受试验用容器特征的影响，如容器的材质、形状、体积及封口的方式等。因此，只要供试品每个包装容器的装量足够试验用，同时容器便于按无菌操作技术接入试验菌液、混合及取样等，一般应将试验菌直接接种于供试品原包装容器中进行试验。若因供试品的性状或每个容器装量等因素需将供试品转移至无菌容器时，该容器的材质不得影响供试品的特性（如吸附作用），特别应注意不得影响供试品的pH值，pH值对抑菌剂的活性影响很大。

取包装完整的供试品至少4份，直接接种试验菌，或取适量供试品分别转移至4个适宜的无菌容器中，若试验菌株数超过4株，应增加相应的供试品份数，每一容器接种一种试验菌，1g或1ml供试品中接菌量为 10^5~10^6 cfu，接种菌液的体积不得超过供试品体积的1%，充分混合，使供试品中的试验菌均匀分布，然后置20~25℃避光贮存。

（4）存活菌数测定 根据产品类型，按表8-3~表8-5规定的间隔时间，分别从上述每个容器中取供试品1ml（g），测定每份供试品中所含的菌数，测定细菌用胰酪大豆胨琼脂培养基，测定真菌用沙氏葡萄糖琼脂培养基。

存活菌数测定方法及方法适用性试验照"第四章微生物限度检查"进行，方法适用性试验用菌株见表8-3，菌液制备同培养基适用性检查，方法适用性试验试验菌的回收率不得低于50%。根据存活菌数测定结果，计算1ml（g）供试品各试验菌所加的菌数及各间隔时间的菌数，并换算成lg值。

表8-3 注射剂、眼用制剂、用于子宫和乳腺的制剂抑菌效力判断标准

项目		减少的lg值				
		6小时	24小时	7天	14天	28天
细菌	A	2	3	—	—	NR
	B	—	1	3	—	NI
真菌	A	—	—	2	—	NI
	B	—	—	—	1	NI

注：NR—试验菌未恢复生长；NI—未增加，是指对前一个测定时间，试验菌增加的数量不超过0.5lg。

表 8-4　耳用制剂、鼻用制剂、皮肤给药制剂、吸入制剂抑菌效力判断标准

项目		减少的 lg 值			
		2 天	7 天	14 天	28 天
细菌	A	2	3	—	NI
	B	—	—	3	NI
真菌	A	—	—	2	NI
	B	—	—	1	NI

注：NI—未增加，是指对前一个测定时间，试验菌增加的数量不超过 0.5lg。

表 8-5　口服制剂、口腔黏膜制剂、直肠给药制剂抑菌效力判断标准

项目	减少的 lg 值	
	14 天	28 天
细菌	3	NI
真菌	1	NI

注：NI—未增加，是指对前一个测定时间，试验菌增加的数量不超过 0.5lg。

3. 结果判断

供试品抑菌效力评价标准见表 8-3～表 8-5，表中的"减少的 lg 值"是指各间隔时间测定的菌数 lg 值与 1ml（g）供试品中接种的菌数 lg 值的相差值。表中"A"是指应达到的抑菌效力标准，特殊情况下，如抑菌剂可能增加不良反应的风险，则至少应达到"B"的抑菌效力标准。

（三）相关要求

（1）供试品在进行抑菌效力检查之前应保持原包装状态，严禁开启，包装已开启的样品不得作为供试品。

（2）由于抑菌效力检查试验中涉及微生物的接种、培养、稀释、计数等试验操作，因此抑菌效力检查的各项工作应在微生物实验室专属的活菌操作区内的生物安全柜内进行，且应按照无菌操作，防止其他无关微生物污染影响微生物计数，同时也要防止检验过程中微生物对人员和环境造成危害。

（3）除另有规定外，抑菌效力检查法中细菌的培养温度为 30～35℃；霉菌、酵母菌的培养温度为 20～25℃。

🌐 **点滴积累**

1. 抑菌效力检查中常用的培养基有胰酪大豆胨液体（琼脂）培养基和沙氏葡萄糖液体（琼脂）培养基，前者用于细菌的培养，后者用于真菌的培养。

2. 培养基适用性检查、方法适用性试验及抑菌效力测定中常用的试验菌有金黄色葡萄球菌、铜绿假单胞菌、大肠埃希菌、白色念珠菌和黑曲霉，也可使用药物污染中常见的其他微生物。

3. 抑菌效力判断标准中分为"A"和"B"两个标准。"A"是指应达到的抑菌效力标准，特殊情况下，如抑菌剂可能增加不良反应的风险，则至少应达到"B"的抑菌效力标准。

4. 抑菌效力检查中，常用的计数方法包括平皿法、薄膜过滤法和最可能数法（MPN 法）。应根据供试品特性，如剂型、水溶性等选择计数方法。

5. 供试菌液制备后若在室温下放置，应在 2 小时内使用；若保存在 2～8℃，可在 24 小时内使用。

第二节　异常毒性检查法

一、异常毒性检查基本知识

异常毒性是指由生产过程中引入的毒性杂质或其他原因所致的毒性，有别于药物本身所具有的毒性特征。异常毒性试验是检查药品的非特异性毒性的通用安全试验，是检查制品中是否污染外源性毒性物质以及是否存在意外的不安全因素的试验。如果供试品异常毒性检查不合格，则表明药品中含有超过正常产品毒性的毒性杂质。

某些生物药物在制备过程中混入或在贮存过程中分解产生与原药物毒性不同且毒性大于原药物的杂质，这些杂质又难以用理化的方法加以控制，这时应采用生物检定的方法，为此，异常毒性检查法就显得尤为重要。

为了保证用药安全，某些药品在临床使用前，须经过异常毒性检查，其目的是检查生产工艺中是否含有目标产品以外的有毒物质，当药物中有害杂质含量达到影响疗效甚至对人体健康产生毒害时，必须进行严格控制和检查。在生产贮藏过程中对有害杂质作追踪考察，及时采取措施预防或去除，不但有利于保证药品使用的安全性，也有利于提高生产工艺的稳定性。

📖 知识链接

动物试验要求

动物试验所使用的动物应为健康动物，其管理应按国务院有关行政主管部门颁布的规定执行。动物品系、年龄、性别、体重等应符合药品检定要求。

随着药品纯度的提高，凡是有准确的化学和物理方法或细胞学方法能取代动物试验进行质量检测的，应尽量采用，以减少动物试验。

二、异常毒性检查法

（一）检查原理

本法系使用静脉注射给药方式，给予动物一定剂量的供试品溶液，在规定时间内观察动物出现的异常反应或死亡情况，以检查供试品中是否污染外源性毒性物质以及是否存在意外的不安全因素。

在此剂量条件下，一般供试品不应使实验动物中毒死亡。除动物试验方法存在的差异或偶然差错外，如果出现实验动物急性中毒而死亡，则反映该供试品含有的急性毒性物质超过了正常水平。

（二）检查方法

《中国药典》（2020 年版）四部收载了异常毒性检查方法（通则 1141）。

1. 试验前准备

（1）试验材料

① 试剂　75％乙醇、灭菌注射用水、氯化钠注射液或其他规定的溶剂。

② 实验动物　应健康合格，在试验前及试验的观察期内，均应按正常饲养条件饲养，做过本试验的动物不得重复使用。

（2）试验器材

① 器材　注射器（1ml 以下、精度 0.01ml）、注射针头、秒表、棉球、大称量瓶、吸管、移液管、小烧杯、试管等。

② 设备　高压蒸汽灭菌器、天平（0.01mg 或 0.5mg 用于供试品、试剂称量，精度 0.1g 用于实验动物称重）、小鼠固定器和支架、消毒设备等。

试验用的用具，凡能承受干热灭菌，都宜采用干热灭菌方式，因为干热灭菌还能消除热原和内毒素。

2. 检查方法

（1）非生物制品异常毒性检查　除另有规定外，取体重在 18～22g 范围内的小鼠 5 只，分别通过尾静脉给予供试品溶液 0.5ml，每只应在 4～5 秒内匀速注射完毕，规定缓慢注射的品种可延长至 30 秒，然后观察 48 小时内的用药情况。

（2）生物制品异常毒性检查　除另有规定外，生物制品异常毒性试验应包括小鼠试验和豚鼠试验两种方法。

① 小鼠试验法　除另有规定外，取小鼠 5 只，注射前每只小鼠称体重，应为 18～22g。每只小鼠通过腹腔注射供试品溶液 0.5ml，观察 7 天，并记录观察期内动物的反应，具体见表 8-6。

表 8-6　异常毒性试验动物反应观察指标

程度	反应
无	未见任何毒性反应
轻	轻度症状，但无运动减少、呼吸困难或腹部刺激
中	腹部刺激、呼吸困难、运动减少、眼睑下垂、腹泻
重	衰竭、发绀、震颤、严重腹部刺激、眼睑下垂、呼吸困难
死亡	注射后死亡

② 豚鼠试验法　除另有规定外，取豚鼠 2 只，注射前每只豚鼠称体重，应为 250～350g。每只豚鼠腹腔注射供试品溶液 5.0ml，观察 7 天，并记录观察期内动物的反应，具体见表 8-6。

3. 结果判断

对于《中国药典》（2020 年版）收载的非生物制品，除另有规定外，全部小鼠在给药后 48 小时内不得有死亡；如有死亡时，应另取体重 19～21g 的小鼠 10 只复试，全部小鼠在 48 小时内不得有死亡。

对于《中国药典》（2020 年版）收载的生物制品，除另有规定外，观察期内小鼠（豚鼠）应全部健存，且无异常反应，到期时每只小鼠（豚鼠）体重应增加，判定供试品符合规定。如不符合上述要求，应另取体重 19～21g 的小鼠 10 只或豚鼠 4 只，复试 1 次，判定标准同前。

（三）相关要求

（1）因生物制品本身质量属性不适合进行异常毒性检查的，在提供充分依据并经过评估的基础上，经批准可不设立该项检查。

（2）在选取实验动物时，要使用同一批次，体重和饲养条件须保持相近。

（3）供试品注射速度是试验成功的另一重要因素，注射速度过快、过慢和速度不均匀都可能影响检查结果。因此，在试验时要保持匀速注射给药，且一次实验中每只小白鼠的注射时间要尽量一致。

（4）试验时的室温应保持在 20～30℃，过高或过低均可能影响试验结果。

案例分析2

某检验室内因控温装置出现故障，导致检验室温度过低，试验用小鼠出现明显不适反应，但检验员为了如期完成检验任务，仍然坚持对供试品进行了相关的异常毒性检查等动物检查项目。你觉得这位检验员的行为可取吗？为什么？

点滴积累

1. 异常毒性试验一般采用小鼠试验法，全部小鼠在给药后 48 小时内不得有死亡；如有死亡时，应复试，全部小鼠在 48 小时内不得有死亡。

2. 非生物制品与生物制品异常毒性检查存在差异。非生物制品仅为小鼠试验，生物制品类药物包括小鼠试验和豚鼠试验。

3. 实验动物的质量和供试品的注射速度是试验成功的重要因素。

第三节 降压物质检查法

一、降压物质基本知识

1. 概念

降压物质是指某些药品中含有的能导致血压下降的杂质，包括组胺、类组胺或其他导致血压降低的物质。

2. 降压物质检查的意义

以动物脏器或组织为原料的生化药品或由微生物发酵提取的抗生素产品易形成组胺。另外，有的药物如组氨酸在一定条件下也可产生组胺样物质。组胺的药理作用之一为直接兴奋组胺受体——H 受体，使血管扩张、毛细血管渗透性增强、血压下降及血管以外其他平滑肌收缩。注入人体后可导致面部潮红、脉搏加速和血压下降等不良反应，从而影响药物的安全性。因此，降压物质检查对控制药品质量、保障用药安全具有重要意义。

二、降压物质检查法

（一）检查原理

本法系比较组胺对照品（S）与供试品（T）引起麻醉猫血压下降的程度，以判定供试品中所含降压物质的限度是否符合规定。供试品的不合格表明药品中含有超过限值的可致血压下降的物质，临床用药时可能引起急性降压不良反应。

（二）检查方法

《中国药典》（2020 年版）四部收载了降压物质检查方法（通则 1145）。

1. 试验前准备

（1）实验材料及用具　天平、血压记录装置、手术台、注射器、吸管、移液管、容量瓶、带塞小瓶、安瓿、测量尺、三通开关、脱脂棉、线、绳、剪毛剪、手术剪、眼科直镊、眼科弯镊、止血镊、手术刀、气管插管、动脉夹及动静脉插管、氯化钠、10％苯巴比妥钠、5％戊巴比妥钠、肝素钠及其他试剂。

（2）溶液配制

① 对照品溶液的制备　精密称取磷酸组胺对照品适量，按组胺计算，加水溶解使成每 1ml 中含 1.0mg 的溶液，分装于适宜的容器内，4～8℃贮存，经验证保持活性符合要求的条件下，可在 3 个月内使用。

② 对照品稀释液的制备　临用前，精密量取组胺对照品溶液适量，用氯化钠注射液制成每 1ml 中含组胺 0.5μg 或其他适宜浓度的溶液。

③ 供试品溶液的制备　按照品种项下规定的限值且供试品溶液与对照品稀释液的注入体积应相等的要求，制备适当浓度的供试品溶液。

（3）实验动物　健康无伤、体重 2kg 以上的猫，雌雄均可，雌者应无孕。

2. 检查方法

（1）操作过程　取健康合格的猫，用适宜的麻醉剂（如巴比妥类）麻醉后，固定于保温手术台上，分离气管，必要时插入插管以使呼吸畅通，或可进行人工呼吸。在一侧颈动脉插入连接测压计的动脉插管，管内充满适宜的抗凝剂溶液，以记录血压，也可用其他适当仪器记录血压。在一侧股静脉内插入静脉插管，供注射药液用。试验中应注意保持动物体温。全部手术完毕后，将测压计调节到与动物血压相当的高度（一般为 13.3～20.0kPa），开启动脉夹，待血压稳定后，方可进行药液注射。各次注射速度应基本相同，每次注射后立即注入一定量的氯化钠注射液，每次注射应在前一次反应恢复稳定以后进行，且相邻两次注射的间隔时间应尽量保持一致。

（2）动物灵敏度测试　自静脉依次注入上述对照品稀释液，剂量按动物每 1kg 体重注射组胺 0.05μg、0.1μg 及 0.15μg，重复 2～3 次，如 0.1μg 剂量所致的血压下降值均不小于 2.67kPa，同时相应各剂量所致反应的平均值有差别，可认为该动物的灵敏度试验符合要求。

（3）样品试验　取对照品稀释液，按照动物每 1kg 体重注射组胺 0.1μg 的剂量（d_s），供试品溶液按品种项下规定的剂量（d_T），照 d_s、d_T、d_T、d_s 次序注射一组 4 个剂量，测量血压下降值。

3. 结果判断

在 d_s、d_T、d_T、d_s 四个试验序列中，以第一与第三、第二与第四剂量所致的反应分别比较；如 d_T 所致的反应值均不大于 d_s 所致反应值的一半，则判定供试品的降压物质检查符合规定。否则应按上述次序继续注射一组 4 个剂量，并按相同方法分别比较两组内各对 d_s、d_T 剂量所致的反应值；如 d_T 所致的反应值均不大于 d_s 所致的反应值，则判定供试品的降压物质检查符合规定；如 d_T 所致的反应值均大于 d_s 所致的反应值，则判定供试品的降压物质检查不符合规定；否则应另取动物复试。如复试的结果仍有 d_T 所致的反应值大于

d_s 所致的反应值，则判定供试品的降压物质检查不符合规定。

（三）相关要求

（1）试验中需要注意调整供试品溶液的浓度，使注射体积与对照组相同。

（2）所用动物经灵敏度检查如仍符合要求，可继续用于降压物质检查。

（3）如需在同一只动物上测定多个样品时，需再经过灵敏度检查，如仍符合规定，方可进行试验，以此类推。

（4）每一次更换注射溶液时，要等前一针猫的血压恢复正常后才可以注射下一针。

🌐 **点滴积累**

1. 降压物质是指某些药品中含有能导致血压下降的杂质，包括组胺、类组胺或其他导致血压降低的物质。

2. 以动物脏器或组织为原料的生化药品或由微生物发酵提取的抗生素产品易形成组胺，通常需要做降压物质检查。

3. 降压物质检查系比较组胺对照品（S）与供试品（T）引起麻醉猫血压下降的程度，以判定供试品中所含降压物质的限度是否符合规定。

第四节　过敏物质检查法

一、过敏物质基础知识

1. 过敏反应及其危害

过敏反应是一种以组织细胞损伤或生理功能紊乱为主的异常或病理性的免疫应答，也称为超敏反应或变态反应。引起过敏反应的物质统称为过敏物质，即过敏原（一类特殊的抗原），可通过吸入、食入、注入或直接接触等多种途径进入机体引起过敏反应。常见的过敏物质有动植物蛋白、药物或化学物质。

免疫系统是身体的天然防线，能够自动针对它不喜欢的物质产生某种标记性物质。传统的"标记"就是一种叫作IgE的抗体。这种抗体附着在"肥大细胞"上。一旦不合适的物质即过敏物质，接触到抗体后，IgE分子就牢牢锁住过敏物质，并刺激肥大细胞释放出一种含有组胺和其他化学物质的颗粒，从而引发常见的过敏反应——皮疹、发痒、心悸、哮喘、呼吸困难，严重者可出现休克或死亡。

2. 药物中过敏物质的来源

在制药过程中，有少量或极少量杂质混入药物中，其中有些杂质具有化学活性，可引起过敏反应；各种器官提取物和植物、微生物提取物中，可混有少量抗原、半抗原或异种蛋白，也可引起变态反应，进而威胁到人体的健康。因此，过敏物质的检定在控制药品质量、保证用药安全方面具有重要意义。

二、过敏物质检查法

（一）检查原理

本法系将一定量的供试品溶液注入豚鼠体内，间隔一定时间后静脉注射供试品溶液进行激发，观察动物出现过敏反应的情况，以判定供试品是否引起动物全身过敏反应。

（二）检查方法

《中国药典》（2020 年版）四部收载了过敏物质检查方法（通则 1147）。

1. 试验前准备

（1）试验材料及用具　天平、注射器、刻度吸管、容量瓶、小烧杯等。

（2）供试液配制　除另有规定外，按品种项下规定的浓度制成供试品溶液，配制供试品溶液的过程应无菌操作。

（3）实验动物　供使用的豚鼠应健康合格，体重 250～300g，雌雄均可，雌鼠应无孕。在试验前和试验过程中，均应按正常饲养条件饲养，做过本试验的豚鼠不得重复使用。

2. 检查方法

除另有规定外，取上述豚鼠 6 只，隔日每只每次腹腔或适宜的途径注射供试品溶液0.5ml，共 3 次，进行致敏。每日观察每只动物的行为和体征，首次致敏和激发前称量并记录每只动物的体重。然后将其均分为 2 组，每组 3 只，分别在首次注射后第 14 日和第 21日，由静脉注射供试品溶液 1ml 进行激发。观察激发后 30 分钟内动物有无过敏反应症状。

3. 结果判断

静脉注射供试品溶液 30 分钟内，不得出现过敏反应。如在同一只动物身上出现竖毛、发抖、干呕、连续喷嚏 3 声、连续咳嗽 3 声、紫癜和呼吸困难等现象中的两种或两种以上，或出现二便失禁、步态不稳或倒地、抽搐、休克、死亡现象之一者，判定供试品不符合规定。

（三）相关要求

（1）做过试验的动物不得重复使用。

（2）致敏的途径尽可能拟用临床给药途径。

第五节　溶血及凝聚检查法

一、溶血与凝聚

1. 溶血与凝聚的概念及其原理

溶血是指红细胞破裂、溶解、血红蛋白溢出的一种现象。在体外，如果红细胞处于渗透压过低的溶液中时，水分会透过细胞膜不断进入红细胞，引起红细胞膨胀以致破裂，造成溶血；在体内，当红细胞与相应抗体结合形成免疫复合物时，激活了新鲜血清中的补体，而补体激活的最后阶段则是形成膜攻击复合物（MAC），最终导致红细胞溶解，产生溶血现象。

凝聚又称凝集，凝集反应是一种血清学反应，是指颗粒性抗原（完整的病原微生物或红细胞等）与相应抗体结合，在有电解质存在的条件下，经过一定时间出现肉眼可见的凝集小块。参与凝集反应的抗原称为凝集原，抗体称为凝集素。红细胞与相应抗体混合时，即可出现凝集反应。

2. 溶血的危害

溶血的主要危害有以下几方面：一是使血浆游离血红蛋白量增高，可引起毒性反应或者对肾脏造成影响；二是溶血可释出磷脂能促使血栓形成；三是溶血可导致贫血，削弱载氧能力，对脑和其他器官组织产生继发影响。

3. 引起溶血的原因

溶血现象可以由多种理化因素引起，除低渗溶液外，机械性强力震荡、突然低温冷冻（−25～−20℃）或加热化冻、过酸、过碱、乙醇、乙醚、皂苷、胆盐、表面活性剂、溶血性细菌和蛇毒、抗原抗体反应等均可引起不同程度的溶血。

二、溶血与凝聚检查法

（一）检查原理

本法系将一定量供试品与2%的家兔红细胞混悬液混合，温育一定时间后，观察其对红细胞状态是否产生影响的一种方法。

（二）检查方法

《中国药典》（2020年版）四部收载了溶血与凝聚检查方法（通则1148）。

1. 试验前准备

（1）试验材料及用具　天平、离心机、生物显微镜、恒温水浴或适宜的恒温器、兔固定板、注射器、烧杯、三角杯、大称量瓶、吸管、移液管、试管、离心管、玻璃棒、锥形瓶、时钟、脱脂棉或细软卫生纸、玻璃珠、0.9%氯化钠溶液。

（2）供试品溶液的制备　除另有规定外，按品种项下规定的浓度制成供试品溶液。

2%红细胞混悬液的制备　取健康家兔血液，放入含玻璃珠的锥形瓶中振摇10分钟，或用玻璃棒搅动血液，以除去纤维蛋白原，使成脱纤血液。加入0.9%氯化钠溶液约10倍量，摇匀，每分钟1000～1500转离心15分钟，除去上清液，沉淀的红细胞再用0.9%氯化钠溶液按上述方法洗涤2～3次，至上清液不显红色为止。将所得红细胞用0.9%氯化钠溶液制成2%的混悬液，供试验用。

（3）实验动物　健康成年实验用兔，性别不限。

2. 检查方法

取洁净玻璃试管5只，编号，1、2号管为供试品管，3号管为阴性对照管，4号管为阳性对照管，5号管为供试品对照管。按表8-7所示依次加入2%红细胞混悬液、0.9%氯化钠溶液、纯化水，混匀后，立即置37℃±0.5℃的恒温箱中进行温育，3小时后观察溶血和凝聚反应。

表8-7　溶血和凝聚检查过程

试管编号	1，2号	3号	4号	5号
2%红细胞溶液/ml	2.5	2.5	2.5	—
0.9%氯化钠溶液/ml	2.2	2.5	—	4.7
纯化水/ml	—	—	2.5	—
供试品溶液/ml	0.3	—	—	0.3

如试管中的溶液呈澄明红色，管底无细胞残留或有少量红细胞残留，表明有溶血发生；如红细胞全部下沉，上清液无色澄明，或上清液虽有色澄明，但1、2号管和5号管肉眼观

察无明显差异，则表明无溶血发生。

若溶液中有棕红色或红棕色絮状沉淀，轻轻倒转 3 次仍不分散，表明可能有红细胞凝聚发生，应进一步置显微镜下观察，如可见红细胞聚集为凝聚。

3. 结果判断

当阴性对照管无溶血和凝聚发生，阳性对照管有溶血发生，若 2 支供试品管中的溶液在 3 小时内均不发生溶血和凝聚，判定供试品符合规定；若有 1 支供试品管的溶液在 3 小时内发生溶血和（或）凝聚，应设 4 支供试品管进行复试，其供试品管的溶液在 3 小时内均不得发生溶血和（或）凝聚，否则判定供试品不符合规定。

（三）相关要求

在 2%红细胞混悬液的制备过程中，要求 1000～1500r/min 离心 15 分钟，除去上清液，洗涤 2～3 次，至上清液不显红色为止。将所得红细胞用 0.9%氯化钠溶液配成 2%的混悬液，供试验用。

 知识拓展

生物制品生产及检定用实验动物质量控制

生产用实验动物是指用于生物制品生产的实验动物，检定用动物则是用于生物制品检定的实验动物。《中国药典》（2020 年版）四部通则 3601 对生物制品生产及检定用实验动物质量控制提出了具体要求，主要是对生物制品生产用和检定用实验动物微生物与寄生虫的质量控制做出要求。实验动物的管理应符合国家相关要求。

一、实验动物微生物学等级分类

按照实验动物携带微生物与寄生虫情况进行等级分类，实验动物分为普通级、清洁级、无特定病原体级和无菌级实验动物。

1. 普通级实验动物

系指不携带所规定的重要人兽共患病和烈性传染病病原体的实验动物。

2. 清洁级实验动物

系指不携带普通级实验动物的病原体，并且不携带对动物危害大和对科学研究干扰大的病原体的实验动物。

3. 无特定病原体级实验动物

系指不携带普通级和清洁级实验动物的病原体，并且不携带主要潜在感染或条件致病和对科学研究干扰大的病原体的实验动物。

4. 无菌级实验动物

系指无可检出的一切生命体的实验动物。

二、检测要求

1. 外观要求

实验动物应外观健康、无异常。

2. 微生物与寄生虫检测项目

必须检测项目，在日常检查时必须定期检测；必要时检测项目，在供应商评估或者怀疑有感染时进行检查，根据需要而定。

3. 实验动物质量检测频率

一般实验动物质量检测频率不少于 3 个月。

三、对实验动物供应商的要求

为了从源头对实验动物进行质量控制，应对供应商进行评估，选择符合要求的供应商，供应商应提供实验动物质量合格证明。

→ 知识回顾

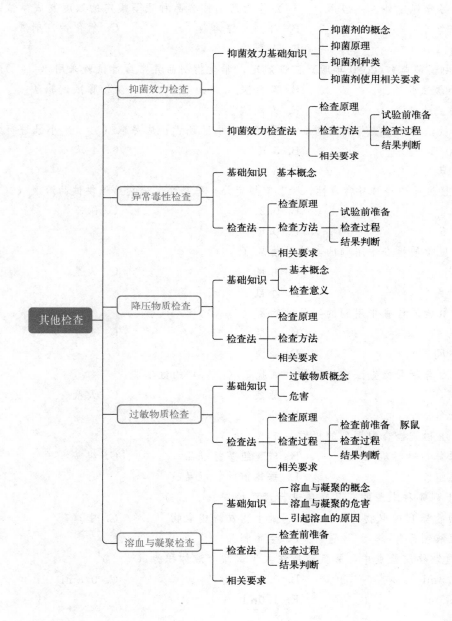

目标检测

一、选择题

（一）单选题

1. 某葡萄糖酸亚铁口服液中含有葡萄糖酸亚铁、蔗糖、羟苯乙酯、香精、纯化水等成分，其中羟苯乙酯的作用是（　　）。

A. 主药　　　　　　　　B. 溶剂　　　　　　　　C. 抑菌剂

D. 表面活性剂　　　　　E. 矫味剂

2. 除另有规定外，一般用（　　）作为溶剂按各品种项下规定的浓度制成供试品溶液。

A. 蒸馏水　　　　　　　B. 75％乙醇溶液　　　　C. 氯化钠注射液

D. 丙二醇　　　　　　　E. 山梨酸

3. 《中国药典》（2020年版）四部规定，非生物制品异常毒性试验采用（　　）。

A. 小鼠试验法　　　　　B. 家兔法　　　　　　　C. 豚鼠试验法

D. 猫试验法　　　　　　E. 大鼠试验法

4. 小鼠试验法检查异常毒性，如果初试有小鼠死亡，应另取（　　）小鼠进行复试。

A. 10只　　　　　　　　B. 5只　　　　　　　　C. 4只

D. 3只　　　　　　　　E. 6只

5. 小鼠试验法检查异常毒性，除另有规定外，每只小鼠分别给予供试品溶液（　　）ml。

A. 0.1　　　　　　　　B. 0.2　　　　　　　　C. 0.3

D. 0.5　　　　　　　　E. 0.6

6. 降压物质检查中用到的实验动物是（　　）。

A. 猫　　　　　　　　　B. 豚鼠　　　　　　　　C. 大鼠

D. 家兔　　　　　　　　E. 小鼠

7. 过敏物质检查中用到的实验动物是（　　）。

A. 猫　　　　　　　　　B. 豚鼠　　　　　　　　C. 大鼠

D. 小鼠　　　　　　　　E. 家兔

8. 溶血与凝聚检查法中用到的红细胞是（　　）的红细胞。

A. 猫　　　　　　　　　B. 豚鼠　　　　　　　　C. 大鼠

D. 家兔　　　　　　　　E. 小鼠

9. 降压物质检查中用到的标准品是（　　）。

A. 垂体后叶标准品　　　B. 磷酸组胺标准品　　　C. 组胺

D. 类组胺　　　　　　　E. 垂体前叶标准品

10. 下列哪种来源的药品需要进行溶血检查。（　　）

A. 动物器官提取物　　　B. 微生物发酵提取物　　C. 中草药

D. 血液制品　　　　　　E. 生物制品

11. 过敏物质检查中，豚鼠致敏注入供试品溶液体积为（　　）。

A. 0.3ml　　　　　　　B. 0.4ml　　　　　　　C. 0.8ml

D. 0.5ml　　　　　　　E. 1.0ml

12. 下列有关抑菌效力检查的说法，正确的是（　　）。

A. 胰酪大豆胨液体（琼脂）培养基用于真菌的培养，沙氏葡萄糖液体（琼脂）培养基用于细菌的培养

B. 为了检验所用培养基和试验方法是否满足要求，应进行适用性检查

C. 对于包装已经开启的成品制剂，也可作为供试品进行抑菌效力检查

D. 不同剂型的供试品，其抑菌效力检查结果的判断标准是相同的

E. 所有制剂均应进行抑菌效力检查

13. 以下不属于抑菌剂的是（　　）。

A. 苯甲酸钠　　　　　　　B. 对羟基苯甲酸酯类　　　　C. 山梨酸钾

D. 聚山梨酯80　　　　　　E. 丙二醇

14. 抑菌效力检查时，供试品接种菌液的体积不得超过供试品体积的（　　）。

A. 1%　　　　　　　　　　B. 2%　　　　　　　　　　C. 5%

D. 10%　　　　　　　　　　E. 0.1%

15. 异常毒性检查试验中使用的用具，只要能承受干热灭菌，都宜采用干热灭菌的方式，因为干热灭菌还能消除（　　）。

A. 支原体　　　　　　　　B. 细菌　　　　　　　　　　C. 真菌

D. 内毒素　　　　　　　　E. 类组胺

（二）多选题

1.《中国药典》（2020年版）规定的异常毒性检查的给药途径包括（　　）。

A. 静脉注射　　　　　　　B. 腹腔注射　　　　　　　　C. 皮下注射

D. 经皮给药　　　　　　　E. 口服给药

2. 对于《中国药典》（2020年版）四部收载的生物制品，异常毒性检查可采用（　　）。

A. 小鼠试验法　　　　　　B. 家兔法　　　　　　　　　C. 大鼠试验法

D. 豚鼠试验法　　　　　　E. 猫试验法

3. 下列关于抑菌剂的说法，不正确的是（　　）。

A. 为了防止微生物污染，所有药物中都应该加入抑菌剂

B. 因为药物中有抑菌剂，可以不必严格执行其他防止污染的措施

C. 抗生素药物因为已经含有抗生素成分，所以不必加入抑菌剂

D. 某些无菌制剂中也需要加入抑菌剂防止微生物污染

E. 为了保证抑菌效力，应大量使用抑菌剂

4. 下列关于抑菌效力检查所用供试菌的说法，不正确的是（　　）。

A. 供试菌包括金黄色葡萄球菌、大肠埃希菌、铜绿假单胞菌、白色念珠菌和黑曲霉菌，不能选择其他微生物菌种作为供试菌

B. 金黄色葡萄球菌、大肠埃希菌、铜绿假单胞菌在20～25℃培养，白色念珠菌和黑曲霉菌在30～35℃培养

C. 供试菌新鲜培养物应先用无菌水制成适宜浓度的菌悬液或孢子悬液后再进行接种

D. 为了充分洗脱和稀释黑曲霉菌的孢子，应在洗脱液和稀释液中加入适量的聚山梨酯80

E. 供试菌菌液制备后若在室温下放置，应在24小时内使用

5. 下列有关供试品接种和存活菌数测定的说法，不正确的是（　　）。

A. 一般应将适量供试品直接接种于供试菌菌悬液中进行试验

B. 一般应将供试菌直接接种于供试品原包装容器中进行试验，每一容器接种全部供试菌

C. 接种细菌的供试品应置于 30～35℃避光保存，接种真菌的供试品应置于 20～25℃避光保存

D. 计数方法包括平皿法、薄膜过滤法和最可能数法（MPN 法），其中平皿法不需要进行方法适用性检查

E. 根据存活菌数测定结果，计算 1ml（g）供试品各试验菌所加菌数及各间隔时间的菌数，并换算成 lg 值进行结果报告

6. 《中国药典》（2020 年版）四部规定，生物制品异常毒性试验采用（　　）。

A. 小鼠试验法　　　　　　B. 家兔法　　　　　　　　C. 豚鼠试验法

D. 猫试验法　　　　　　　E. 微生物法

7. 过敏物质检查中，豚鼠致敏和激发过程中，供试品溶液的注射量分别是（　　）。

A. 0.1ml　　　　　　　　B. 0.2ml　　　　　　　　　C. 0.3ml

D. 0.5ml　　　　　　　　E. 1ml

二、判断题

（　　）1. 所有的药物都需要进行溶血检查。

（　　）2. 过敏物质检查中用到的试验动物为家兔。

（　　）3. 在抑菌效力检查中，胰酪大豆胨液体（琼脂）培养基通常用于真菌的培养。

（　　）4. 抑菌效力检查法只能用于包装未开启的成品制剂，供试品检验之前应保持原包装状态，严禁开启。

（　　）5. 抑菌效力检查中的方法适用性试验试验菌的回收率不得低于 50%。

（　　）6. 非生物制品异常毒性检查中，全部小鼠在给药后 48 小时内不得死亡；如有死亡，应取 10 只符合体重的小鼠进行复试，全部小鼠 48 小时内不得死亡，判定供试品符合规定。

（　　）7. 实验动物的质量和供试品的注射速度是试验成功的重要因素，一般要求保持匀速注射。

（　　）8. 做过过敏物质检查的豚鼠，如果没有异常情况可以重复使用。

（　　）9. 溶血及凝聚检查中用到的 2% 红细胞混悬液可以由任一种试验动物血液制备。

（　　）10. 为保持培养基新鲜，培养基应该现用现配，不可使用脱水培养基。

三、简答题

1. 简述降压物质的药理作用及检查方法。

2. 简述如何根据实验结果判断检品的降压物质合格。

3. 简述小鼠试验法检查生物制品异常毒性的原理和过程。

4. 小鼠试验法检查药品异常毒性时，应注意哪些细节以保证试验的准确性？

5. 何为抑菌效力检查？通常哪类药物需要做抑菌效力检查？

四、案例分析

某药厂生产了一批葡萄糖氯化钠注射液，是否需要对该药物进行抑菌效力检查，为什么？如果需要，简述抑菌效力检查过程。

第九章 抗生素效价的微生物检定

青霉素是经典的抗菌药物。100多年前，英国细菌学家弗莱明（亚历山大·弗莱明）由于一次幸运的过失发现青霉菌附近的细菌生长都受到抑制，从而发现了青霉素。后经多位科学家的共同努力，从青霉菌中提取出了青霉素，并用于治疗感染性疾病，取得了巨大成功。至此，揭开了抗生素生产与应用的历史，以青霉素为代表的抗生素在临床上被广泛应用于治疗各类细菌感染。控制抗生素药品的质量，保障其有效性和安全性，是我们的一项重要工作。

下面将带领同学们学习抗生素微生物检定技术，以确保其有效性。

【学习目标】

1. 知识目标

掌握二剂量法测定抗生素效价的相关概念、测定方法和注意事项；理解管碟法的基本原理；了解浊度法的测定原理及过程。

2. 能力目标

掌握二剂量法基本操作要点，能够按照岗位要求辅助完成管碟法工作。

3. 素质目标

培养学生精操细作、严谨细致的工作作风，激励学生崇尚技能、追求技能、拥有技能的品质和操守。

第一节 抗生素效价的微生物检定基本知识

一、抗生素

（一）抗生素的概念

抗生素（antibiotics）是由微生物（包括细菌、真菌、放线菌属）或高等动植物在生活过程中所产生的具有抗病原体或其他活性的一类次级代谢产物，能干扰其他生活细胞的发育功能，可以用来治疗或抑制致病微生物感染。抗生素的用药范围很广，对许多微生物比如细菌、衣原体、支原体、螺旋体以及其他致病微生物及恶性肿瘤细胞都有着抑杀作用，对人类战胜疾病起到了举足轻重的作用。但抗生素过量使用会抑制体内的有益菌，使肠道菌群失衡，引起疾病；一种抗生素长时间重复使用可能会使致病菌产生抗药性，如某些地方耐药的金黄色葡萄球菌已达80%～90%；某些用药者对抗生素会产生过敏反应，所以应该科学合理地选择使用抗生素类药品，我们应该率先践行。

（二）抗生素的分类

抗生素种类多，主要的分类方式有两种：一种是按化学性质进行分类；一种是按照抗菌范围（抗菌谱）进行分类。

1. 按照其化学性质分类

主要分为以下 8 类。

（1）青霉素类　如青霉素 G、氨苄青霉素、羟氨苄青霉素（如阿莫西林）、苯唑青霉素等，一般具有疗效高、毒性较低等特点。

（2）头孢菌素类　如头孢氨苄（先锋霉素Ⅳ）、头孢唑啉（先锋霉素Ⅴ）、头孢拉定（先锋霉素Ⅵ）、头孢呋辛（西力欣）、头孢曲松（罗氏芬）、头孢噻肟（凯福隆）、头孢哌酮（先锋必）等。

（3）氨基糖苷类　如链霉素、庆大霉素、妥布霉素、丁胺卡那霉素、新霉素、核糖霉素、小诺霉素、阿斯霉素等。

（4）大环内酯类　临床常用的如红霉素、吉他霉素、依托红霉素、乙酰螺旋霉素、麦迪霉素、交沙霉素等。

（5）四环素类　如四环素、土霉素、多西环素、金霉素等。

（6）氯霉素类　如氯霉素、琥珀氯霉素、甲砜霉素等。

（7）林可酰胺类　如林可霉素、克林霉素等。

（8）多肽类以及其他抗生素　如万古霉素、多黏菌素 E、磷霉素、制霉菌素等。

2. 按照其抗菌谱分类

在目前治疗实践中，通常采用将抗生素按抗菌范围分类，即将种类繁多的抗生素区分为抗革兰阳性细菌抗生素、抗革兰阴性细菌抗生素和广谱抗生素，广谱抗生素对革兰阳性与阴性细菌都有抗菌作用；此外，将某些专一抑制或杀灭霉菌的抗生素，列为抗真菌抗生素。

（三）抗生素的生产方式

根据抗生素种类的不同，其生产方式有多种，如青霉素由微生物发酵法进行生物合成；磺胺、喹诺酮类等可用化学合成法生产；还有半合成抗生素，是将生物合成法制得的抗生素用化学、生物或生物化学的方法进行分子结构改造而制成的各种衍生物。

（四）临床医药用抗生素的特点

1. 有较大的差异毒力

差异毒力系指药物对微生物或癌细胞有强大的抑制或杀灭作用，而对人体或动物无毒性或毒性小。差异毒力越大，越有利于临床应用。差异毒力是由抗生素的作用机制决定的，如青霉素类抗生素能抑制细菌细胞壁的合成，而人与哺乳动物没有细胞壁，所以不受影响，因而该类抗生素具有明显的差异毒力。

2. 抗菌活性强

抗菌活性系指药物抑制或杀灭微生物的能力，通常极微量的抗生素就可对微生物起作用。抗菌活性的强弱常用最低抑菌浓度（minimal inhibitory concentration，MIC）来衡量，如青霉素对敏感肺炎球菌的 MIC 为 0.006。MIC 值越小，表示活性越强。

3. 抗菌谱广

抗菌谱（antimicrobial spectrum）系指各种抗生素所能抑制或杀灭微生物的范围。范围广的称为广谱抗生素，即对多种病原菌都有抑制和杀灭作用；范围窄的为窄谱抗生素，如青霉素主要抑制革兰阳性菌，多黏菌素只能抑制革兰阴性菌。

二、抗生素效价及其表示方法

采用生物学方法测定含量的抗生素，其特性量值一般按效价单位计；采用化学方法测定含量的抗生素，其特性量值一般按纯度（%）计，因此效价的高低是衡量抗生素质量的相对标准。

抗生素效价系指每毫升或每毫克抗生素中活性成分的含量。抗生素效价的计量用"单位"表示，即具有一定抗菌效能的最小效价单元称为"单位"，用 U 或 μg 表示。抗生素效价单位有质量单位、类似质量单位、质量折算单位和特定单位。

1. 质量单位

以抗生素生物活性部分的质量作单位，$1\mu g = 1U$，$1mg = 1000U$，如硫酸链霉素、盐酸土霉素等。用这种方法表示对不同酸根的同一抗生素，只要有效部分的质量一样，则这一抗生素的各种盐类虽然称重不一样，但其实际有效含量（或效价）是相同的。

2. 类似质量单位

以特定的纯粹抗生素盐类的质量为 1U，如纯粹金霉素盐酸盐、四环素盐酸盐（包括无生物活性的盐酸根在内）$1\mu g = 1U$，$1mg = 1000U$，这是根据国际使用习惯而来的。

3. 质量折算单位

以特定的纯粹抗生素盐的质量为单位加以折算。如青霉素的单位国际规定 $0.5988\mu g$ 青霉素 G 的钠盐为 1U，故 $1\mu g$ 青霉素 G 的钠盐相当于 1670U。

4. 特定单位

以特定的抗生素的某一质量规定为一个单位，经有关国家机构认可而定的。如制霉菌素，第一批标准品以 $1mg = 3000U$。

三、抗生素标准品与供试品

1. 抗生素标准品

抗生素标准品是与供试品同质的纯度较高的抗生素，分为国际标准品与国家标准品。国际标准品主要供各国在检定国家标准品时作对照用，不宜用于常规检验和具体科研工作中。

我国的标准品由中国生物制品检定研究院统一负责选样、分装、协作标定、确定效价单位等，并统一向全国各使用单位发放。使用者应按照标准品说明书的规定进行使用和保存。《中国药典》（2020 年版）"抗生素效价的微生物检定法"所用的标准品的品种、分子式及理论计算值见表 9-1。

表 9-1　抗生素标准品品种与理论值

标准品品种	标准品分子式或品名	理论计算值 /(U/mg)	标准品品种	标准品分子式或品名	理论计算值 /(U/mg)
链霉素	$(C_{21}H_{39}N_7O_{12})_2 \cdot 3H_2SO_4$	798.3	红霉素	$C_{37}H_{67}NO_{13}$	1000
卡那霉素	$C_{18}H_{36}N_4O_{11} \cdot H_2SO_4$	831.6	氯霉素	$C_{11}H_{12}Cl_2N_2O_5$	1000
阿米卡星	$C_{22}H_{43}N_5O_{13} \cdot nH_2SO_4$ （$n = 1.8$ 或 2）		杆菌肽	杆菌肽锌	

标准品品种	标准品分子式或品名	理论计算值/(U/mg)	标准品品种	标准品分子式或品名	理论计算值/(U/mg)
核糖霉素	$C_{17}H_{34}N_4O_{10} \cdot nH_2SO_4$ ($n<2$)		黏菌素	硫酸黏菌素	
新霉素	硫酸新霉素		去甲万古霉素	$C_{65}H_{73}Cl_2N_9O_{24} \cdot HCl$	975.2
庆大霉素	硫酸庆大霉素		卷曲霉素	硫酸卷曲霉素	
磺苄西林	$C_{16}H_{16}N_2Na_2O_7S$	904.0	两性霉素 B	$C_{47}H_{73}NO_{17}$	1000
四环素	$C_{22}H_{24}N_2O_8 \cdot HCl$	1000	巴龙霉素	$C_{23}H_{45}N_5O_{14} \cdot nH_2SO_4$	
土霉素	$C_{22}H_{24}N_2O_9 \cdot 2H_2O$	927	奈替米星	$(C_{21}H_{41}N_5O_7)_2 \cdot 5H_2SO_4$	660.1
西索米星	$(C_{19}H_{37}N_5O_7)_2 \cdot 5H_2SO_4$	646.3	阿奇霉素	$C_{38}H_{72}N_2O_{12}$	1000
磷霉素	$C_3H_5CaO_4P \cdot H_2O$	711.5	妥布霉素	$C_{18}H_{37}N_5O_9$	1000
乙酰螺旋霉素	乙酰螺旋霉素		罗红霉素	$C_{41}H_{76}N_2O_{15}$	1000
克拉霉素	$C_{38}H_{69}NO_{13}$	1000	吉他霉素	吉他霉素	
大观霉素	$C_{14}H_{24}N_2O_7 \cdot 2HCl \cdot 5H_2O$	670.9	麦白霉素	麦白霉素	
小诺霉素	$C_{20}H_{41}N_5O_7 \cdot 5/2H_2SO_4$	654.3	交沙霉素	$C_{42}H_{69}NO_{15}$	1000
多黏菌素 B	硫酸多黏菌素 B		丙酸交沙霉素	$C_{45}H_{73}NO_{16}$	937
金霉素	$C_{22}H_{23}ClN_2O_8 \cdot HCl$	1000	替考拉宁	$C_{72\sim89}H_{68\sim99}Cl_2N_{8\sim9}O_{28\sim33}$	1000

2. 抗生素供试品

抗生素供试品是检定其效价的抗生素样品，其活性组分与标准品基本相同。供试品需用相应品种项下规定的溶剂溶解，再按估计效价或标示量稀释至与标准品相当的浓度后才能用于效价检定。

什么是估计效价？估计效价通常是在供试品测量前，需要根据经验值或质量标准规定限量等做出的一个估计值，用于计算供试品的称样量。如果实测效价超出或低于估计效价的10%，需重新估计，重新测定，直至不超出±10%。

四、抗生素的效价测定方法

抗生素微生物检定法是国际上通用的、经典的抗生素效价测定方法。自20世纪40年代建立至今，在各国药典中被普遍采用。伴随着 HPLC 等化学仪器分析技术的发展，一些抗生素品种的效价测定已经被化学仪器分析法所取代。《中国药典》（2020 年版）二部共收录497 个抗生素品种，其中 355 个品种按通则 0512 高效液相色谱法测定，79 个品种按通则1201 抗生素效价的微生物检定法测定，44 个品种按滴定方法测定，19 个品种按通则 0401紫外-可见分光光度法测定。由于微生物检定法测定原理与临床要求一致，因而可直观、特异地反映出抗生素药品的抗菌活性，故抗生素微生物检定法目前在各国药典中仍占有重要地位，尤其是部分多组分抗生素由于不同活性组分生物活性的差异，化学或仪器分析法难以准确反映组分组成、含量和生物活性间的关系，必须使用微生物检定法。

量反应平行线原理

抗生素微生物检定法是基于量反应平行线原理，即"在量反应指标中，当抗生素浓度的对数剂量与反应呈直线关系，且供试品与标准品的作用性质相同时，供试品与标准品的两条量反应关系曲线相互平行"。

管碟法试验中，在一定剂量范围内，抗生素的对数剂量与其抑菌圈大小呈直线平行，这在理论上决定了活性成分相同的抗生素标准品与供试品在一定剂量范围内产生的两条量反应直线平行，符合量反应平行线原理。

抗生素效价的微生物检定法系在适宜条件下，根据量反应平行线原理设计，通过检测抗生素对微生物的抑制作用，计算抗生素效价的方法。该方法可分为稀释法、比浊法和琼脂扩散法，其中琼脂扩散法又可根据扩散方式的不同分为直线扩散法、点滴法、纸片法和管碟法。管碟法和比浊法作为抗生素微生物检定法的经典方法被国际药典和各国药典所收载，《中国药典》也收载了管碟法（第一法）和浊度法（第二法）这两种方法。

抗生素微生物检定法的优点是灵敏度高，所需样品量少，适用范围广，测定结果直观，与临床应用的要求一致。缺点是操作繁琐，测定时间长，误差大。

第二节　管碟法

管碟法系指利用抗生素在琼脂培养基内的扩散作用，比较标准品与供试品两者对接种的敏感试验菌产生抑菌圈的大小，来测定供试品效价的一种方法，又称杯碟法。

一、检定原理

在均匀摊布试验菌的琼脂培养基平板上，安置不锈钢小管（牛津杯），在小管内加入抗生素溶液，在培养条件下，试验菌开始生长，抗生素溶液在琼脂培养基内呈球面扩散，当到一定时间时，试验菌的生长与抗生素溶液的扩散达到动态平衡，琼脂培养基上形成透明的抑菌圈。此法遵循抗生素在琼脂中的球面扩散动力学方程，即抗生素在一定浓度范围内，抗生素总量的对数与抑菌圈面积或半径的平方（r^2）呈直线关系。故可采用标准品与供试品在相同实验条件下进行比较，测得相对效价的比率，再由已知的标准品效价计算出供试品效价。

二、检定方法

根据试验设计的不同，管碟法分为一剂量法（标准曲线法）、二剂量法（高、低浓度的剂距为 2∶1 或 4∶1）和三剂量法（高、中、低浓度的剂距为 1∶0.8）。《中国药典》（2020年版）收录了二剂量法和三剂量法，在产品检验中主要以二剂量法为主。

三、二剂量法

二剂量法系指将抗生素的标准品和供试品分别稀释成高、低两种剂量浓度的溶液，然后在同一摊布试验菌的琼脂培养基平皿中进行试验对比，通过测定四种溶液所产生的抑菌圈的大小来计算供试品效价的方法，操作流程如图9-1所示。

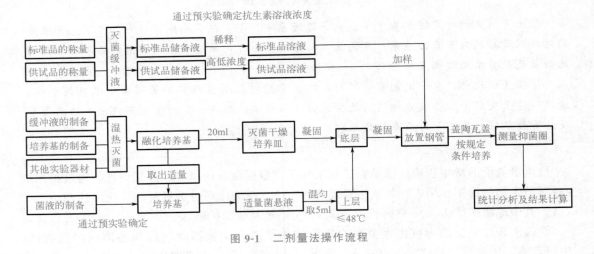

图 9-1　二剂量法操作流程

（一）检定环境及要求

抗生素微生物检定实验室应分为两部分，彼此分开，其中一部分为一般操作室，主要用于抗生素溶液配制等相关准备工作；另一部分为半无菌操作室，是抗生素微生物检定法的主要实施场所。半无菌操作室内应设有紫外线灭菌灯或其他同效果设施，并定期对消毒效果进行检测。为避免出现夏季温湿度过高或冬季温度过低的情况而影响测量结果，操作室内可设有空调设备，控制室温在 20～25℃ 之间。操作台需稳固，并应用水平仪调节至水平，台面材质不限，但应便于消毒处理且耐紫外灯长时间照射或其他消毒手段的处理。抑菌圈测量仪可放置在半无菌操作室，也可以放置在一般操作室。当放置在半无菌操作室时，应注意紫外灯或其他灭菌方式对仪器本身的影响，特别是对测量准确性关键元件的影响；当放置在一般操作室时，应注意测量过程中可能出现的培养物外溢污染环境的情况，应有相应的处置措施。

（二）主要仪器设备及要求

抗生素微生物检定法主要用到以下几类设备器材。

1. 主要设备

恒温培养箱、精度适宜的电子天平、干燥箱、水浴锅、抑菌圈测量仪、水平仪等。

2. 双碟

内径约 90mm±0.5mm、高 16.5～17mm 的硬质玻璃或塑料培养平皿，碟底厚薄均匀，水平透明，无色斑气泡。

碟底平度检查：可将双碟放在水平台上，下垫一张白纸，碟内加水 2～3ml，再滴加蓝墨水，观察蓝色深浅是否一致，或在抑菌圈测量仪下检视空白双碟所采集的图像中应无明显纹路。

3. 钢管

内径 6.0mm±0.1mm，高 0.0mm±0.1mm；外径 8.0mm±0.1mm 或 7.8mm±0.1mm，每套钢管重量差异不超过±0.05g，内外壁及两端面光洁平坦，管壁厚薄一致。用前需置 160℃ 干热灭菌 2 小时后备用。

4. 钢管放置器

有 6 孔和 4 孔、电动和手动之分。放置于半无菌室，应注意其摆放位置是否影响操作台水平。钢管下落时应垂直平稳、位置正确。双碟升降平稳。应保持清洁，防止抗生素污染。可定期用 75％乙醇棉球擦拭落管筒及储管杯。放置钢管的玻璃管应定期干烤灭菌。

5. 陶瓦盖

内径约 103mm±1mm，外径约 108mm±1mm，表面平坦，吸水性强，应定期清洗并置 160℃干热灭菌 2 小时后备用。

6. 其他

移液枪、移液管、容量瓶、称量瓶等。每次使用后用清洁液浸泡不少于 24 小时，水冲洗，并用蒸馏水或去离子水冲洗 3 次，沥干备用。

（三）缓冲液及其制备

抗生素微生物检定用稀释液主要为 5 种磷酸盐缓冲液，主要用于抗生素供试品与标准品溶液的制备与稀释。

1. 磷酸盐缓冲液（pH5.6）

取磷酸二氢钾 9.07g，加水使成 1000ml，用 1mol/L 氢氧化钠溶液调节 pH 值至 5.6，滤过，在 115℃灭菌 30 分钟。

2. 磷酸盐缓冲液（pH6.0）

取磷酸氢二钾 2g 与磷酸二氢钾 8g，加水使成 1000ml，滤过，在 115℃灭菌 30 分钟。

3. 磷酸盐缓冲液（pH7.0）

取磷酸氢二钾 9.39g 与磷酸二氢钾 3.5g，加水使成 1000ml，滤过，在 115℃灭菌 30 分钟。

4. 磷酸盐缓冲液（pH7.8）

取磷酸氢二钾 5.59g 与磷酸二氢钾 0.41g，加水使成 1000ml，滤过，在 115℃灭菌 30 分钟。

5. 磷酸盐缓冲液（pH10.5）

取磷酸氢二钾 35g，加 10mol/L 氢氧化钠溶液 2ml，加水使成 1000ml，滤过，在 115℃灭菌 30 分钟。

（四）培养基及其制备

《中国药典》（2020 年版）四部通则 1201 "抗生素微生物检定法"中收载了 13 种不同配方的培养基，包括：培养基Ⅰ～Ⅸ，营养肉汤培养基，营养琼脂培养基，改良马丁培养基，多黏菌素 B 用培养基。其中常用的是培养基Ⅰ、培养基Ⅱ、培养基Ⅷ和营养琼脂培养基。具体制备方法见第二章。

（五）菌悬液及其制备

《中国药典》（2020 年版）四部通则 1201 "抗生素微生物检定法"规定检定菌种有枯草芽孢杆菌、短小芽孢杆菌、金黄色葡萄球菌、藤黄微球菌、大肠埃希菌、啤酒酵母菌、肺炎克雷伯菌及支气管炎博得特菌，其菌悬液的制备方法如下。

1. 枯草芽孢杆菌悬液

取枯草芽孢杆菌（*Bacillus subtilis*）〔CMCC（B）63501〕的营养琼脂斜面培养物，接种于盛有营养琼脂培养基的培养瓶中，在 35～37℃培养 7 日，用革兰染色法涂片镜检，应有芽孢 85％以上。用灭菌水将芽孢洗下，在 65℃加热 30 分钟，备用。

2. 短小芽孢杆菌悬液

取短小芽孢杆菌（*Bacillus pumilus*）〔CMCC（B）63202〕的营养琼脂斜面培养物，照上述方法制备。

3. 金黄色葡萄球菌悬液

取金黄色葡萄球菌（*Staphylococcus aureus*）〔CMCC（B）26003〕或〔ATCC 29213〕的营养琼脂斜面培养物，接种于营养琼脂斜面上，在 35～37℃培养 20～22 小时。临用时，用灭菌水或 0.9％灭菌氯化钠溶液将菌苔洗下，备用。

4. 藤黄微球菌悬液

取藤黄微球菌（*Micrococcus luteus*）〔CMCC（B）28001〕的营养琼脂斜面培养物，接种于盛有营养琼脂培养基的培养瓶中，在 26～27℃培养 24 小时，或采用适当方法制备的菌斜面，用培养基或 0.9％灭菌氯化钠溶液将菌苔洗下，备用。

5. 大肠埃希菌悬液

取大肠埃希菌（*Escherichia coli*）〔CMCC（B）44103〕的营养琼脂斜面培养物，接种于营养琼脂斜面上，在 35～37℃培养 20～22 小时。临用时，用灭菌水将菌苔洗下，备用。

6. 啤酒酵母菌悬液

取啤酒酵母菌（*Saccharomyces cerevisiae*）〔ATCC9763〕的Ⅴ号培养基琼脂斜面培养物，接种于Ⅳ号培养基琼脂斜面上。在 32～35℃培养 24 小时，用灭菌水将菌苔洗下置含有灭菌玻璃珠的试管中，振摇均匀，备用。

7. 肺炎克雷伯菌悬液

取肺炎克雷伯菌（*Klebsiella pneumoniae*）〔CMCC（B）46117〕的营养琼脂斜面培养物，接种于营养琼脂斜面上，在 35～37℃培养 20～22 小时。临用时，用无菌水将菌苔洗下，备用。

8. 支气管炎博德特菌悬液

取支气管炎博德特菌（*Bordetella bronchiseptica*）〔CMCC（B）58403〕的营养琼脂斜面培养物，接种于营养琼脂斜面上，在 32～35℃培养 24 小时。临用时，用无菌水将菌苔洗下，备用。

（六）标准品与供试品溶液的制备

每个产品的效价测定均需制备标准品与供试品高、低不同浓度的四种溶液。用于标准品溶液制备的标准品的品种、分子式及理论计算值见表 9-1，标准品的使用和保存应照标准品说明书的规定，临用时照表 9-2 的规定进行稀释。供试品溶液的制备参照《中国药典》（2020 年版）各品种项下，精密称（或量）取供试品适量，用规定的溶剂溶解后，再按估计效价或标示量照表 9-2 的规定稀释至与标准品相当的浓度。

表 9-2　抗生素微生物检定试验设计表

抗生素类别	试验菌	培养基		灭菌缓冲液 pH 值	抗生素浓度范围 /(U/ml)	培养条件	
		编号	pH 值			温度/℃	时间/小时
链霉素	枯草芽孢杆菌〔CMCC（B）63501〕	Ⅰ	7.8～8.0	7.8	0.6～1.6	35～37	14～16

抗生素类别	试验菌	培养基		灭菌缓冲液pH值	抗生素浓度范围/(U/ml)	培养条件	
		编号	pH 值			温度/℃	时间/小时
卡那霉素	枯草芽孢杆菌〔CMCC(B)63501〕	I	7.8～8.0	7.8	0.9～4.5	35～37	14～16
阿米卡星	枯草芽孢杆菌〔CMCC(B)63501〕	I	7.8～8.0	7.8	0.9～4.5	35～37	14～16
巴龙霉素	枯草芽孢杆菌〔CMCC(B)63501〕	I	7.8～8.0	7.8	0.9～4.5	35～37	14～16
核糖霉素	枯草芽孢杆菌〔CMCC(B)63501〕	I	7.8～8.0	7.8	2.0～12.0	35～37	14～16
卷曲霉素	枯草芽孢杆菌〔CMCC(B)63501〕	I	7.8～8.0	7.8	10.0～40.0	35～37	14～16
磺苄西林	枯草芽孢杆菌〔CMCC(B)63501〕	I	6.5～6.6	6.0	5.0～10.0	35～37	14～16
去甲万古霉素	枯草芽孢杆菌〔CMCC(B)63501〕	VIII	6.0	6.0	9.0～43.7	35～37	14～16
庆大霉素	短小芽孢杆菌〔CMCC(B)63202〕	I	7.8～8.0	7.8	2.0～12.0	35～37	14～16
红霉素	短小芽孢杆菌〔CMCC(B)63202〕	I	7.8～8.0	7.8	5.0～20.0	35～37	14～16
新霉素	金黄色葡萄球菌〔CMCC(B)26003〕	II	7.8～8.0	7.8[3]	4.0～25.0	35～37	14～16
四环素	藤黄微球菌〔CMCC(B)28001〕	II	6.5～6.6	6.0	10.0～40.0	35～37	14～16
土霉素	藤黄微球菌〔CMCC(B)28001〕	II	6.5～6.6	6.0	10.0～40.0	35～37	16～18
金霉素	藤黄微球菌〔CMCC(B)28001〕	II	6.5～6.6	6.0	4.0～25.0	35～37	16～18
氯霉素	藤黄微球菌〔CMCC(B)28001〕	II	6.5～6.6	6.0	30.0～80.03	35～37	16～18
杆菌肽	藤黄微球菌〔CMCC(B)28001〕	II	6.5～6.6	6.0	2.0～12.0	35～37	16～18
黏菌素	大肠埃希菌〔CMCC(B)44103〕	VI	7.2～7.4	6.0	614～2344	35～37	16～18
两性霉素B[1]	啤酒酵母菌（ATCC 9763）	IV	6.0～6.2	10.5	0.5～2.0	35～37	24～36
奈替米星	短小芽孢杆菌〔CMCC(B)63202〕	I	7.8～8.0	7.8	5～20	35～37	14～16
西索米星	短小芽孢杆菌〔CMCC(B)63202〕	I	7.8～8.0	7.8	5～20	35～37	14～16
阿奇霉素	短小芽孢杆菌〔CMCC(B)63202〕	I	7.8～8.0	7.8	0.5～20	35～37	16～18
磷霉素	藤黄微球菌〔CMCC(B)28001〕	II	7.8～8.0	7.8	5～20	35～37	18～24

抗生素类别	试验菌	培养基		灭菌缓冲液 pH 值	抗生素浓度范围 /(U/ml)	培养条件	
		编号	pH 值			温度/℃	时间/小时
乙酰螺旋霉素②	枯草芽孢杆菌〔CMCC(B)63501〕	Ⅱ	8.0～8.2	7.8	5～403	35～37	14～16
妥布霉素	枯草芽孢杆菌〔CMCC(B)63501〕	Ⅰ	7.8～8.0	7.8	1～4	35～37	14～16
罗红霉素	枯草芽孢杆菌〔CMCC(B)63501〕	Ⅱ	7.8～8.0	7.8	5～10	35～37	16～18
克拉霉素	短小芽孢杆菌〔CMCC(B)63202〕	Ⅰ	7.8～8.0	7.8	2.0～8.0	35～37	14～16
大观霉素	肺炎克雷伯菌〔CMCC(B)46117〕	Ⅱ	7.8～8.0	7.0	50～200	35～37	16～18
吉他霉素	枯草芽孢杆菌〔CMCC(B)63501〕	Ⅱ④	8.0～8.2	7.8	20～40	35～37	16～18
麦白霉素	枯草芽孢杆菌〔CMCC(B)63501〕	营养琼脂培养基	8.0～8.2	7.8	5～40	35～37	16～18
小诺霉素	枯草芽孢杆菌〔CMCC(B)63501〕	Ⅰ	7.8～8.0	7.8	0.5～2.0	35～37	14～16
多黏菌素 B	大肠埃希菌〔CMCC(B)44103〕	营养琼脂培养基	6.5～6.6	6.0	1000～4000	35～37	16～18
交沙霉素	枯草芽孢杆菌〔CMCC(B)63501〕	Ⅱ	7.8～8.0	7.8	7.5～30	35～37	14～16
丙酸交沙霉素	枯草芽孢杆菌〔CMCC(B)63501〕	Ⅱ	7.8～8.0	7.8	20～80	35～37	16～18
替考拉宁	金黄色葡萄球菌〔CMCC(B)26003〕	Ⅰ	7.8～8.0	7.8	10～200	35～37	16～18
万古霉素	枯草芽孢杆菌〔CMCC(B)63501〕	Ⅷ	6.0	6.0	2.5～12.5	35～37	14～16

① 两性霉素 B 双碟的制备，用菌层 15ml 代替两层。
② 乙酰螺旋霉素，抗Ⅱ检定培养基制备时，调节 pH 值使灭菌后为 8.0～8.2。
③ 含 3%氯化钠。
④ 加 0.3%葡萄糖。

1. 称量

供试品与标准品的称量应使用同一天平，且应注意控制天平室的环境温湿度，对于吸湿性较强的抗生素，应在称量前 1～2 小时更换天平内干燥剂。不管是标准品还是供试品的称量，不得将已取出的称取物倒回原容器内。

（1）标准品的称量　标准品的称取量一般不得少于 20mg，称量前需先将标准品从冰箱中取出，使其温度与室温达到平衡，然后按照下式进行计算，以此计算值的±10%作为标准品的称样范围。

$$m_s = \frac{V_s \times c_s}{P_s} \tag{9-1}$$

式中，m_s 为需称取的标准品的质量，mg；v_s 为溶解标准品时所用量瓶的体积，ml；c_s 为标准品溶液的配制浓度，U/ml；P_s 为标准品的标示值，U/mg，通常为湿品效价，无须折干，如某些标准品标示值为干品效价，应按说明书干燥后称重。

（2）供试品的称样量　如果供试品为原料药，可按下式进行计算。式中 A'_T 为对供试品的估计效价。

$$m_s = \frac{V_T \times c_T}{A'_T} \tag{9-2}$$

如果供试品为其他，可按下式进行计算。

$$m_s = \frac{v_T \times c_T}{A'_T \times P_{标示量}} \times \overline{m}_{T平均装量/片重} \tag{9-3}$$

式中，m_T 为需称取的供试品的质量，mg；v_T 为溶解供试品时所用容量瓶的体积，ml；c_T 为供试品溶液的配制浓度，U/ml；A'_T 为供试品的估计效价，原料为 U/mg，制剂为%；$P_{标示量}$ 为供试品的标示量，U/片；$\overline{m}_{T平均装量/片重}$ 为供试品的平均装量/片重，mg/片。

2. 溶解稀释

溶解稀释操作应遵照容量分析的操作规程进行。用于标准品和/或供试品溶解及稀释的容量瓶和移液管等玻璃量器，应按《常用玻璃量器检定规程》UJG 196—2006）进行标定，符合 A 级的要求。

（1）贮备液的制备　精密量取或称取"计算量"的标准品或供试品，按照标准品或供试品项下规定的溶剂配成指定浓度，一般为 1000U/ml，作为贮备液，也叫原溶液。

（2）稀释　按照表 9-2 中规定的各产品高低浓度范围，通过预试验确定每个产品二剂量法适宜的高浓度和低浓度，合理设计由原溶液稀释至最终点浓度的稀释步骤，总稀释步骤一般不超过 3 步，然后用表 9-2 中规定的缓冲液稀释至最终加样浓度。

标准品溶液和供试品溶液应使用同一缓冲液（溶剂）稀释，以避免因 pH 或浓度不同而影响测定结果。稀释时，每次加液至接近量瓶刻度前，稍放置片刻，待瓶壁的液体完全流下，再准确补加至刻度。对于采用多个溶剂进行稀释时，应注意不同溶剂间混合时可能出现的吸热或放热情况（如：红霉素中需先加入乙醇溶解后再加水定量制成每 1ml 中约含 1000U 的溶液）。

📚 **案例分析1**

某大型生物制药企业生产一批链霉素，要对其进行微生物检定，采用二剂量法。

讨论　1. 应准备什么菌悬液、稀释液？

　　　2. 应准备什么培养基，如何制备？

　　　3. 标准品、供试品溶液高低浓度是多少？

（七）双碟的制备

抗生素微生物检定法双碟制备一般为每组 9 个。

1. 加底层

取直径约 90mm、高 16～17mm 的平底双碟数个（不少于 4 个、不超过 10 个），分别注入加热融化的表 9-2 中规定的培养基 20ml，使在碟底内均匀摊布，放置水平台面上使其凝固，作为底层。

2. 加上层

另取同底层相同的已融化的培养基适量，放冷至 48～50℃（芽孢可至 60℃），加入规定的适量的菌悬液（以能得到清晰的抑菌圈为度，一般以标准品溶液高浓度所致的抑菌圈直径在 18～22mm 为宜），摇匀，然后在每一双碟中分别加入 5ml，边加边晃，使其在底层上摊布均匀，作为菌层，也叫上层。用干燥陶瓦圆盖覆盖，放置 20～30 分钟，待其完全凝固。

3. 放置钢管

用钢管放置器在每一双碟中等距离均匀安置不锈钢小管（内径 6.0mm±0.1mm，高 10.0mm±0.1mm，外径 7.8mm±0.1mm）4 个。将灭菌的钢管放入贮管筒（杯）内，按说明书的要求操作，待钢管平稳地落在培养基上。如无钢管放置器，可用小眼科镊子从钢管内部撑住钢管，轻轻地放置在培养基上，注意使各钢管下落的高度和力度基本一致。相应剂量的钢管对角均匀放置。钢管放妥后，应使双碟静置 5～10 分钟，待钢管在琼脂上沉稳后，再开始滴加抗生素溶液。不可在操作台上水平拖（推）动放置有钢管的双碟。

（八）滴加抗生素溶液

滴加抗生素溶液的体积为一满钢管（约 300～330μl），溶液在小钢管中形成与钢管上沿齐平的液面或凸液面，为尽量保证各钢管中加入的抗生素溶液体积基本一致，工作中一般使用微量加样器滴加，在滴加之前移液枪的枪头须用待滴加溶液润洗 2～3 次，每次更换溶液需更换枪头，枪头用之前需经湿热灭菌处理。

抗生素滴加速度和浓度直接影响实验结果，故滴加抗生素溶液时应从高浓度向低浓度加入；同时为方便区分抑菌圈的归属，抗生素溶液的滴加一般按照固定的顺序来操作，即 $S_H \rightarrow T_H \rightarrow S_L \rightarrow T_L$ 顺时针称之为正加，或 $T_H \rightarrow S_H \rightarrow T_L \rightarrow S_L$ 逆时针称之为反加；滴加时间以每组 9 个双碟计 5 分钟内为宜，最多不超过 10 分钟。当双碟数量减少时应相应缩短滴加时间。

随着滴加时间的延长，不同滴加顺序会引入不同方向的系统误差，正加时，随滴加时间的延长，测量结果将小于真值；反加时，随滴加时间的延长，测量结果将大于真值。故当出现不合格结果时，应采用同一标准品和供试品按上述滴加顺序正加和反加同时平行试验，取两种滴加方式测定结果的均值来抵消由于人员操作引入的系统误差，以免误判。

（九）培养

滴加完毕，用陶瓦圆盖覆盖双碟，平稳置于双碟托盘内，双碟叠放应不超过 3 层，以免阻碍培养箱内空气流通造成温度不均匀，影响抑菌圈的形状或大小。将双碟托盘水平平稳地移入培养箱中间位置，按照表 9-1 规定的温度和时间进行培养。

（十）抑菌圈测量

待培养至规定的时间，将培养好的双碟从培养箱中取出，拿掉陶瓦圆盖，快速翻转双碟将钢管扣入适宜容器中，双碟应保持倒置状态，换以玻璃盖，尽可能减少钢管中残留的抗生素溶液在双碟中流动。测量抑菌圈前，应检查抑菌圈是否圆整，如有破圈、圈不圆整及其他异常情况时，应舍弃该碟，切忌主观挑选双碟或抑菌圈，以免造成测定结果的偏倚。当双碟中标准品及供试品溶液所致抑菌圈直径出现"倒圈"现象时，应舍弃该碟，即标准品及供试品溶液所致抑菌圈直径应同时保证 $R_{标准品高剂量} > R_{标准品低剂量}$，$R_{供试品高剂量} > R_{供试品低剂量}$。

测量抑菌圈应使用抑菌圈测量仪，仅当形成的抑菌圈无法使用抑菌圈测量仪进行测定时使用游标卡尺进行直径的测量；使用的抑菌圈测量仪应定期进行自检，目前部分型号的测量仪已自带自检功能，其他型号测量仪可联系生产厂家确定自检指标（如测量重复性、测量一致性等）和判定依据；使用游标卡尺测量时，应从菌层正面进行测量，眼睛视线应与读数刻度垂直，用卡尺的尖端与抑菌圈直径的切点成垂直方向测量。

（十一）记录

试验记录应包括两个部分。

第一部分应包括抗生素药品名称、规格、批号、生产厂家，检品编号、检验依据、检验日期、温度、相对湿度、标准品名称、标准品批号、标准品来源及标准品标示值、试验菌名称及菌悬液浓度，培养基名称、来源及批号，缓冲溶液名称及 pH、供试品估计效价、抑菌圈测量仪型号及编号、标准品与供试品的称量、稀释步骤、试验人与复核人等相关信息。

第二部分，当使用抑菌圈测量仪时应提供相应工作站提供的原始报告，其中应包括抑菌圈测量原始数据、统计分析和计算结果；当用游标卡尺测量抑菌圈直径时，应将测得数据按相应剂量浓度以列表形式手工记录附在报告中，该测量数据可采用 Excel 进行统计分析和结果计算，但应对 Excel 中的计算公式进行验证，也可将测量数据手工输入到抑菌圈测量仪的工作站中进行统计分析和结果计算。

（十二）统计分析与结果计算

抗生素微生物检定法是基于统计设计的经典方法，即只有当各统计学指标满足要求时所计算出的结果才有意义。

1. 统计分析

（1）可靠性检验　抗生素微生物检定法要求标准品和供试品的"对数剂量-反应"呈直线关系，且标准品和供试品的两条直线平行，所以在规定条件下培养后，应测量各个抑菌圈的直径或面积，照《中国药典》（2020 年版）四部通则 1431 生物检定统计法中（2.2）法进行可靠性检验。可靠性检验是利用生物统计方法验证标准品和供试品的量反应关系是否显著偏离直线、偏离平行。只有当其在一定概率水平 T 不显著偏离直线、偏离平行时，所得到的检验结果才有意义。采用 F 检验，通过对试验中的各种变异进行方差分析，将各种变异的方差分析结果的 F 计算值和相应概率 P（$P=0.05$，$P=0.01$）的查表 F 值进行比较，当 $F_{计算值}$＞查表 F 值时，概率 $P<0.05$ 或 $P<0.01$，表示在此概率水平下该项变异有显著意义；当 $F_{计算值}$＜查表 F 值时，概率 $P>0.05$ 或 $P>0.01$，表示在此概率水平下该项变异不显著。二剂量法可靠性检验参数及规定见表 9-3。

表 9-3　二剂量法可靠性检验参数及规定

变异来源	判定标准	含义	测定方法
			二剂量法
回归 F_2	$P<0.01$	回归非常显著	（2.2）法
偏离平行 F_3	$P>0.05$	偏离平行不显著	（2.2）法

（2）可信限率（FL%）　除药典各论另有规定外，管碟法的可信限率（FL%）不得超过 5%。

可靠性检验和可信限率都能符合者，试验结果方可成立。抗生素微生物检定法本质属于生物类定量试验，影响因素较化学定量试验偏多，故试验设计本身允许通过客观剔除变异性大的误差碟来满足上述统计学指标的要求。剔除误差碟时应以在可靠性检验和可信限率均可满足要求的前提下，尽可能少地剔除双碟；剔除后，每组报告中双碟个数应不少于 4 个（复验时不少于 6 个）。

2. 结果计算

通过可靠性检验后，照《中国药典》（2020 年版）四部通则 1431 生物检定统计法进行结果计算。测定效价（P_T）及可信限率（FL%）分别按下式计算，相关计算见表 9-4。

$$P_T = D \times A_T \times \text{anti lg} \frac{VI}{W} \tag{9-4}$$

$$FL(\%) = D \times A_T \times \text{anti lg} \left(\frac{\lg R}{1-g} \pm t \times S_m \right) \tag{9-5}$$

表 9-4　效价及可信限率计算表

符号含义	照（2.2）法
R	$D \times \text{anti lg} \dfrac{VI}{W}$
D：标准品和供试品相同剂量溶液浓度比	$\dfrac{c_s}{c_T} = \dfrac{m_s \times P_s / v_s}{m_T \times A_T / v_T} = \dfrac{m_s \times P_s \times v_T}{m_T \times A_T \times v_s}$
A_T：供试品的估计效价	/
V	$\dfrac{1}{2} \times (\Sigma T_1 + \Sigma T_2 - \Sigma S_1 - \Sigma S_2)$
W	$\dfrac{1}{2} \times (\Sigma S_2 + \Sigma T_2 - \Sigma S_1 - \Sigma T_1)$
r：剂间浓度比	$2:1; 4:1$
I：剂间浓度比的对数值	$0.3010; 0.6021$
S_m：标准方差	$\dfrac{1}{W^2(1-g)} \sqrt{ms^2(1-g)AW^2 + BV^2}$
A	1
B	1
g	$\dfrac{s^2 t^2 m}{W^2}$
m：双碟数目	不得少于 4 个
t：95%概率水平下的 t 值	查 t 界值标

注：s^2 代表双交叉设计可靠性测验结果中误差（Ⅰ）的方差。

其中：S_2、S_1 和 T_2、T_1 分别代表标准品、供试品溶液高、低浓度溶液所致的抑菌圈直径。

（十三）结果与判定

当各判定要点同时满足要求时，计算结果有效，方可根据标准规定对效价测定结果做出符合性判断。效价测定结果的有效数字按药典规定及数字修约的原则取舍。

1. 判定要点

（1）标准品溶液高浓度所致的抑菌圈直径在 18～22mm，个别品种可在 18～24mm。

（2）可靠性检验中，回归项应非常显著（$P < 0.01$），偏离平行应不显著（$P > 0.05$）。

（3）原料药的测定效价不得低于估计效价的 90% 或高于估计效价的 110%，超出此范围，应调整其估计效价，重新试验。

（4）可信限率应符合规定。

（5）一组实验满足各项要求的双碟不得少于 4 个。

2. 结果计算

（1）抗生素原料药　原料药的效价通常"以干燥品或无水物计"，一般应先测其湿品效价，再根据供试品的水分或干燥失重的测定结果按照下式折算成无水物或干燥品的效价。

$$无水物或干燥品效价（U/mg）=\frac{湿品效价（U/mg）}{1-供试品的水分或干燥失重} \tag{9-6}$$

（2）抗生素制剂　先测定每毫克或者每毫升供试品的效价，再折算成标示百分含量。

📚 **案例分析2**

妥布霉素制剂，按《中国药典》（2020 年版），其限度规定为"按平均装量计算，含妥布霉素应为标示量的 $90.0\%\sim110.0\%$"，可信限率不得大于 7%。其原始报告给出的抑菌圈直径的测定结果、可靠性检验及效价结果如表 9-5 所示。按二剂量法的基本要点逐条检查判断检测结果是否符合规定？效价是多少？

表 9-5　妥布霉素效价检测数据表

双碟号 k	d_{S_1}	d_{S_2}	d_{T_1}	d_{T_2}	$\sum Y_n$	
1	17.04	20.03	16.92	19.44	73.43	
2	17.38	19.89	17.29	19.50	74.06	
3	17.07	20.08	17.44	19.38	73.97	
4	16.83	19.26	16.79	19.37	72.25	
5	16.72	19.07	16.44	19.06	71.29	
6	17.93	19.64	16.60	20.31	74.47	
7	16.66	19.38	16.74	18.97	71.75	
8	16.92	19.21	16.62	19.12	71.87	
9	16.74	19.01	16.14	19.02	70.91	
10	17.29	19.39	16.82	19.09	72.59	
$\sum Y_k$	170.58	194.95	167.82	193.25	726.58	
项目	S_1	S_2	T_1	T_2	$\sum Y$	
试品间	$F_1=7.120$	$P=0.05$	$F=4.21$	$P=0.01$	$F=7.68$	$0.01<P<0.05$
回归	$F_2=876.477$	$P=0.01$	$F=7.68$	$P<0.01$		
偏离平行	$F_3=0.421$	$P=0.05$	$F=4.21$	$P>0.05$		
剂间	$F_6=294.673$	$P=0.01$	$F=4.60$	$P<0.01$		
碟间	$F_7=5.532$	$P=0.01$	$F=4.60$	$P<0.01$		
碟数	$m=10$	圈数	$k=4$	估计效价	$A_T=100.27$	
剂间比	$r=2.000$	浓度比	$D=1.004$	对数值	$I=0.3010$	
t 表	$t=2.052$	样品方差	$S_2=0.0708$	自由度	$f=27$	
	$M=0.0048$	回归系数	$g=0.0084$	标准误差	$S_m=0.0073$	
效价比值	$R=0.9432$	R 上限	$R_h=0.9896$	R 下限	$R_1=0.8984$	
测定效价	$P_T=94.5741$	R_T 上限	$R_h=99.2317$	R_T 下限	$R_1=99.2317$	
平均可信限率	$P_T-f_1=4.8360\%$					

四、检定的影响因素

（一）抑菌圈的质量

1. 抑菌圈的形状

试验中抑菌圈常有破裂、不圆等现象，其原因是多方面的。如操作不当致使在滴加抗生素溶液时药液溅出、毛细滴管碰到钢管等，可致抑菌圈出现破裂不圆现象。双碟、钢管有残留抗生素污染，试验菌菌龄过老，菌层培养基加菌液时，培养基温度偏高或受热时间过长，可致抑菌圈破裂甚至无圈出现。稀释抗生素溶液用的缓冲液 pH 值和盐浓度也可影响抑菌圈的圆整，如四环素类抗生素，当缓冲溶液 pH 值过低或过高，相邻抑菌圈可相互影响而成椭圆形。当抑菌圈过大、钢管距离太小或平皿内培养基厚度不均匀时，相邻圈之间的抗生素浓度超过最低抑菌浓度，可使抑菌圈扩大呈椭圆形等。

2. 抑菌圈的大小

抗生素的抑菌圈受最低抑菌浓度、琼脂层厚度、抗生素在琼脂内扩散系数、抗生素在小钢管中的量以及抗生素的扩散时间等相互作用所控制。钢管中滴加抗生素的量应保持一致；一组双碟加样时，应尽量缩短加液间隔时间，以减小误差。抑菌圈大小受抗生素扩散系数的影响，如新霉素和多黏菌素若在缓冲液中加入 3% 氯化钠或在培养基中加入一定的盐或吐温等可增加抗生素的扩散能力，使抑菌圈增大。

3. 抑菌圈边缘的清晰度

抑菌圈边缘的清晰度是影响测量误差的重要因素之一。导致抑菌圈不清晰的原因有抑菌圈在形成过程中抗生素的扩散系数不均一或各种扩散系统交叉等多种因素。如试验菌菌种放置时间过长，菌群中个体生长周期不一，则对抗生素的敏感度不同，往往使抑菌圈形成双圈或多层圈，造成边缘模糊不清。培养基原材料的成分及质量、pH 值、盐浓度及培养时间都有可能影响抑菌圈边缘的清晰度。多组分抗生素，各组分的抗菌活性不同，扩散系数也不完全一致，其交叉作用可能影响抑菌圈边缘的清晰度。

（二）标准品与供试品的同质性

抗生素微生物检定法依据的原理是量-反应平行线原理，即标准品与供试品的剂量反应直线是相互平行的，若不平行，则斜率不等，计算结果将产生较大的误差。造成两者不平行的原因，除操作上可能引入的误差外，主要是标准品与供试品内在质量的不同。检定多组分抗生素时，标准品所含的抗菌活性物质与供试品有所不同，则可使量-反应直线不平行。如对多组分的庆大霉素进行测定时，因不同样品的组分比例不完全相同，所以测定误差较大。用于制备标准品和供试品溶液的缓冲溶液的 pH 值、盐浓度应相同，否则会导致供试品溶液与标准品溶液非同质。供试品（尤其是制剂）中如含有额外的维生素、氨基酸、无机盐及糖类等生长物质，将影响细菌的生长速度，在低营养培养基上影响较大。所以在已知供试品中含有添加剂对细菌生长有影响或供试品中赋形剂含量较大时，可在标准品中加入相同量的添加剂或赋形剂，以抵消此影响。对化学稳定性较差的抗生素，由于供试品和标准品在配制过程中的降解，在测定过程中也可能由同质变为非同质。对某些光敏感的多烯类抗生素（如制霉菌素类、两性霉素 B 等），试验过程中应注意避免光线直射；对四环素类有差向异构特性的抗生素，应注意 pH 值、盐浓度、温度和光照对抗生素差向化的影响，保证标准品与供试品的同质性。

（三）斜率

在一定范围内，反应直线的斜率越小越好，直线越平缓，测定结果越精确。反之斜率大，生物反应的灵敏度降低，重现性差。

斜率的大小取决于扩散系数和扩散时间：抗生素扩散得越快，扩散系数越大，斜率越小；试验菌生长的时间越长，抗生素扩散时间越长，斜率减小。而扩散系数与抗生素的分子量、培养基成分、试验菌以及 pH 值、盐浓度、琼脂含量等因素有关。

（四）直线截距

相同浓度的抗生素，截距小的抑菌圈大，效价测定的灵敏度高。影响截距大小的因素，除温度、扩散系数和抗生素最低抑菌浓度外，培养基厚度也是影响因素之一。培养基厚度越薄，截距越小，抑菌圈越大。制备双碟时应保持在相同实验组中，每只双碟中底层培养基和菌层培养基的厚度应保持一致性和均匀性。

五、三剂量法

三剂量法是指将抗生素的标准品和供试品分别稀释成高、中、低三种剂量（通常剂距为 1∶0.8），在同一摊布试验菌的琼脂培养基平皿中进行实验对比，测定六种溶液所产生的抑菌圈的大小，计算供试品效价的方法。三剂量法比二剂量多一种抗生素剂量，能增加结果的准确度。在选用三剂量法时，要求剂量大小一定要在直线关系范围内。在测定标准品的准确效价时通常选用三剂量法。

除另有规定外，取照二剂量法制备的双碟不得少于 6 个，在每一双碟中间隔的 3 个不锈钢小管中分别滴装高浓度（S_3）、中浓度（S_2）及低浓度（S_1）的标准品溶液，其余 3 个小管分别滴装相应的高、中、低三种浓度的供试品溶液；三种浓度的剂距为 1∶0.8。在规定条件下培养后，测量各个抑菌圈的直径（或面积），照《中国药典》（2020 年版）四部通则 1431 生物检定统计法进行可靠性检验及效价计算。

三剂量法的操作要点：

① 标准品溶液的中心浓度所致的抑菌圈直径为 15～18mm。

② 在各品种项下规定的剂量-反应线性范围内，三个剂量按等比级数稀释，剂距为 1∶0.8。

③ 每组双碟制备个数不多于 16 个。

④ 滴加抗生素溶液时应从高浓度向低浓度加入，即：$S_H \rightarrow T_H \rightarrow S_M \rightarrow T_M \rightarrow S_L \rightarrow T_L$，称之为正加；或 $T_H \rightarrow S_H \rightarrow T_M \rightarrow S_M \rightarrow T_L \rightarrow S_L$，称之为反加。

⑤ 滴加时间以每组 16 个双碟计，15 分钟内为宜，最多不超过 20 分钟。

每个培养皿中标准品及供试品所致抑菌圈直径无"倒圈"现象，即应同时满足 $R_{标准品高剂量} > R_{标准品中剂量} > R_{标准品低剂量}$，$R_{供试品高剂量} > R_{供试品中剂量} > R_{供试品低剂量}$。

⑥ 测量各个抑菌圈（直径或面积），照《中国药典》（2020 年版）四部通则 1431 生物检定统计法进行可靠性检验，回归项应非常显著（$P < 0.01$），偏离平行、二次曲线、反向二次曲线均应不显著（$P > 0.05$）。

⑦ 每组报告中双碟个数应不少于 6 个（复验或协作标定时不少于 9 个）。

六、一剂量法

一剂量法又称标准曲线法，一般用于制备标准曲线和测定血药浓度，将标准品一组剂量对微生物的反应值在对数坐标上制成直线图，相同条件下测得供试品对微生物的反应值，在标准品的标准曲线上查出引起该反应的抗生素的相对浓度及效力。

第三节　岗位任务模拟

一、任务描述

某抗生素效价测定岗位要对妥布霉素进行效价测定，假如你是岗位化验员，请模拟完成一天工作。

二、任务实施

（一）查一查

查阅《中国药典》（2020 年版）二部妥布霉素"含量测定"项下。

> 精密称取本品适量，加灭菌水溶解并定量稀释制成每 1ml 中约含 1000 单位的溶液，照抗生素微生物检定法（通则 1201）测定。可信限率不得大于 7％。1000 妥布霉素单位相当于 1mg 的 $C_{18}H_{37}N_5O_9$。

（二）做一做

1. 查阅试验条件

除本品"含量测定"项下规定条件外，还应查阅《中国药典》（2020 年版）四部通则 1201 中的表 1，即本教材中的表 9-2，获得妥布霉素的试验条件：菌种为枯草芽孢杆菌[CMCC(B)63501]，培养基为 I 号（pH7.8～8.0），灭菌磷酸盐缓冲液（pH7.8），抗生素浓度范围为 1～4U/ml，培养温度为 35～37℃，培养时间为 14～16 小时。

2. 准备实验物品

（1）玻璃器皿　平皿、灭菌刻度吸管、锥形瓶、滴管、量瓶等，洗干净后置 160℃干热灭菌 2 小时备用。

（2）仪器与用具　陶瓦圆盖、电子天平、ZY-300Ⅳ多功能微生物自动测量分析仪、灭菌钢管（或牛津杯）、恒温培养箱、钢管放置器等。

3. 制备培养基及稀释液

（1）培养基　取抗生素微生物检定用 I 号培养基 31.0g，加热搅拌溶解于 1000ml 纯化水中，115℃高压灭菌 30 分钟，备用。

（2）灭菌磷酸盐缓冲液（pH7.8）　取磷酸氢二钾 5.59g 与磷酸二氢钾 0.41g，加水使成 1000mL，过滤，115℃灭菌 30min，备用。

4. 制备菌悬液

取枯草芽孢杆菌工作用菌种营养琼脂斜面培养物一支，加灭菌水适量将菌苔洗下，用吸管将含有菌体的液体接种至盛有营养琼脂培养基的扁培养瓶内，均匀摊布，在 35～37℃培养 7 天。取菌苔少许涂片，革兰染色镜检，应有芽孢 85％ 以上，用灭菌水适量将芽孢洗下，至灭菌大试管内，在 65℃ 水浴中加热 30 分钟，待冷后置 4℃ 冷藏箱贮藏。

5. 制备标准溶液与供试液

（1）确定标准品与供试品的称样量

① 标准品 已知妥布霉素标准品的标示效价 p 为 1000U/mg，标准品贮备液浓度 c 为 1000U/mL，据此可确定称样量 $W = (V \times c)/p = V$；再根据称样量不得低于 20mg、容量瓶的规格、标准品的价格高等因素，可最终选用 25ml 容量瓶，则标准品称样量以约 25mg 为宜。

② 供试品 首先根据原料药的效价或经验值预测其估计效价为 900U/mg，然后依据贮备液浓度 c 为 1000U/mL，依据与标准品相同的方法确定供试品的称样量 $m = (V \times 1000)/900$；又因为要考虑供试品的代表性，称样量不宜太少，建议使用 50ml 或 100ml 的容量瓶。若使用 50ml 容量瓶，则供试品称样量以约 55mg 为宜。

（2）制备贮备液（浓度为 1000U/ml） 将妥布霉素标准品从冰箱中取出，使其温度与室温平衡，按照计算的称样量精密称取标准品约 25mg 至 25ml 容量瓶中；称取供试品约 55mg 至 50ml 容量瓶中，准确记录称样量。然后分别用 pH7.8 的磷酸盐缓冲液溶解并准确稀释至刻度，即得 1000U/ml 的标准品和供试品贮备液。

（3）制备高低浓度稀释液（S_H、S_L、T_H、T_L）

① 确定标准溶液和供试液的高低浓度。查表得抗生素浓度范围为 1～4U/ml，二剂量法选择 2：1 还是 4：1，需先做预试验，通过抑菌圈的大小（标准品溶液的高浓度所致的抑菌圈直径在 18～22mm）确定高浓度，进而确定高低剂量之比。本品通过预实验，确定高浓度为 4U/ml，低浓度为 2U/ml。

② 稀释。确定稀释倍数分别为 250（可分解为 25×10）倍和 500（可分解为 50×10）倍，原则上稀释倍数不能超过三步。

通常，第一步标准溶液与供试液均可以先稀释 10 倍，第二步再分别稀释 25 倍和 50 倍。具体稀释步骤如下：

第一步 精密移取 5ml 浓度为 1000U/ml 的标准贮备液至 50ml 容量瓶中，稀释至刻度，配成浓度为 100U/ml 的标准贮备液。同法制备 100U/ml 的供试液的贮备液。

第二步 分别精密移取 2ml 浓度为 100U/ml 的标准贮备液，分别加至 50ml 与 100ml 容量瓶中，稀释至刻度线，配成浓度为 4U/ml 和 2U/ml 的标准品溶液。同法制备浓度为 4U/ml 和 2U/ml 的供试品溶液。

以下双碟制备、抗生素溶液滴加、培养、抑菌圈测量、记录与计算等步骤同"二剂量法"项下操作，测得数据如表 9-5 所示。

6. 可信限检测

根据表 9-5 数据，回归项 P＜0.01，非常显著；偏离平行 P＞0.05，不显著；平均可信限率＝4.8360％，小于 5％，故判断效价测定数据有效。

7. 结果计算

根据表 9-5 所示，该批妥布霉素的含量为 94.6％，符合规定。

8. 清理实验场所

实验后应妥善处理使用的培养基和其他有害废弃物。

（1）器具清洁消毒

① 用过的双碟经高压灭菌处理后倒出培养基，用自来水冲洗干净，沥干。玻璃双碟可

置 160℃干热灭菌 2 小时或高压 121℃湿热灭菌 30 分钟备用；塑料双碟可置高压 121℃湿热灭菌 30 分钟后在不高于 110℃干燥半小时备用。

②使用后的钢管置 1∶1000 新洁尔灭溶液内，浸泡 2 小时以上，再经 121℃湿热灭菌 30 分钟后洗涤、沥干，再用蒸馏水冲洗 3 次后，置带盖的容器内，在 150～160℃干热灭菌 2 小时。

③使用后的带菌刻度吸管应立即置 5％苯酚或 1∶1000 新洁尔灭溶液中消毒后，再按玻璃容器的常规洗涤法洗涤。洗涤沥干后可在吸口处塞入脱脂棉（松动，透气），置适宜容器中，在 150～160℃干热灭菌 2 小时（塞入脱脂棉的除外）或 121℃湿热灭菌 30 分钟，烘干。

（2）场地清洁消毒　先用清洁毛巾擦净台面、设备表面、地面直至干净，再用消毒棉球对净化操作台、生物安全柜内表面进行消毒。完成后，填写《清洁消毒记录》。

第四节　浊度法

一、检定原理

本法系利用抗生素在液体培养基中对试验菌生长的抑制作用，通过测定培养后细菌浊度值的大小，比较标准品与供试品对试验菌生长抑制的程度，以测定供试品效价的一种方法。

将一定量的抗生素加至接种有试验菌的液体培养基内，混匀后，经短期培养（一般为 3～4 小时）形成均匀的菌悬液，采用紫外-可见分光光度法测量液体培养基的浊度，其透光率（吸光度）与菌悬液的浓度关系符合比尔定律，即抗生素在一定浓度范围内，浊度与细菌数量、细菌群体质量及细菌细胞容积的增加之间存在直线关系。故可用其表征抗生素对试验菌生长的抑制作用，通过比较标准品与供试品对试验菌生长抑制的程度，测定供试品效价。浊度法根据试验设计的不同，可分为一剂量法（标准曲线法）、二剂量法和三剂量法。《中国药典》（2020 年版）同时收录此三种方法。

浊度法因在液体中进行，所以不受扩散因素的影响，不会像管碟法那样易受如钢管放置的位置、钢管液面的高低、滴加抗生素的速度、双碟中菌层的厚度等因素的影响，造成试验差异。此外，浊度法测定时间短，培养 3～4 小时就有结果，并且误差小，可信限率在 1％～3％，同时可进行自动化测定，易于实行规范化操作。

二、标准曲线法

（一）检定环境

同"管碟法"。

（二）仪器设备

主要设备为自动浊度测定仪、紫外-可见分光光度计、恒温水浴锅、电动搅拌器，其他同"管碟法"。

（三）缓冲液的制备

方法同"管碟法"，浊度法用的缓冲液应澄清无色。缓冲液配制后应过滤，除去沉淀等不溶物，使溶液澄清。使用前灭菌。

（四）培养基的制备

方法同"管碟法"，浊度法使用的培养基应澄明，颜色以尽量浅为佳，培养后培养基本身不得出现浑浊。培养基经灭菌后不得发生沉淀。根据这一原则，通过对培养基原材料的预试，挑选合适品牌厂家的产品使用。目前，已有市售干粉培养基，如营养肉汤培养基、改良马丁培养基等，使用方便。

（五）菌悬液的制备

《中国药典》（2020 年版）四部通则 1201 "抗生素微生物检定法"规定浊度法试验用菌为金黄色葡萄球菌、大肠埃希菌、白色念珠菌。菌悬液中菌株代数应为 3～5 代。菌悬液有效期应自行考察确定，并保存相关制备、使用、灭弃等记录。具体制备方法同管碟法。

（六）标准品溶液的制备

用于标准品溶液制备的标准品的品种、分子式及理论计算值见表 9-1，临用时照表 9-6的规定进行稀释。

表 9-6　抗生素微生物检定浊度法试验设计表

抗生素类别	试验菌	培养基		灭菌缓冲液 pH 值	抗生素浓度范围/(U/ml)	培养条件
		编号	pH 值			温度/℃
庆大霉素	金黄色葡萄球菌〔CMCC(B)26003〕	Ⅲ	7.0～7.2	7.8	0.15～1.0	35～37
链霉素	金黄色葡萄球菌〔CMCC(B)26003〕	Ⅲ	7.0～7.2	7.8	2.4～10.8	35～37
阿米卡星	金黄色葡萄球菌〔CMCC(B)26003〕	Ⅲ	7.0～7.2	7.8	0.8～2.0	35～37
红霉素	金黄色葡萄球菌〔CMCC(B)26003〕	Ⅲ	7.0～7.2	7.8	0.1～0.85	35～37
新霉素	金黄色葡萄球菌〔CMCC(B)26003〕	Ⅲ	7.0～7.2	7.8	0.92～1.5	35～37
四环素	金黄色葡萄球菌〔CMCC(B)26003〕	Ⅲ	7.0～7.2	6.0	0.05～0.33	35～37
氯霉素	金黄色葡萄球菌〔CMCC(B)26003〕	Ⅲ	7.0～7.2	7.0	5.5～13.3	35～37
奈替米星	金黄色葡萄球菌〔CMCC(B)26003〕	Ⅲ	7.0～7.2	7.8	0.1～2.5	35～37
西索米星	金黄色葡萄球菌〔CMCC(B)26003〕	Ⅲ	7.0～7.2	7.8	0.1～0.25	35～37
阿奇霉素	金黄色葡萄球菌〔CMCC(B)26003〕	Ⅲ	7.0～7.2	7.8	1.0～5.0	35～37
磷霉素钠	大肠埃希菌〔CMCC(B)44103〕	Ⅲ	7.0～7.2	7.0	12～42	35～37
磷霉素钙	大肠埃希菌〔CMCC(B)44103〕	Ⅲ	7.0～7.2	7.0	12.0～31.0	35～37
磷霉素氨丁三醇	大肠埃希菌〔CMCC(B)44103〕	Ⅲ	7.0～7.2	7.0	12.0～31.0	35～37
乙酰螺旋霉素	金黄色葡萄球菌〔CMCC(B)26003〕	Ⅲ	7.0～7.2	7.8	5.0～16.0	35～37
妥布霉素	金黄色葡萄球菌〔CMCC(B)26003〕	Ⅲ	7.0～7.2	7.8	0.3～1.1	35～37
大观霉素	大肠埃希菌〔CMCC(B)44103〕	Ⅲ	7.0～7.2	7.0	30～72	35～37
吉他霉素	金黄色葡萄球菌〔CMCC(B)26003〕	Ⅲ	7.0～7.2	7.8	0.8～2.4	35～37
麦白霉素	金黄色葡萄球菌〔CMCC(B)26003〕	Ⅲ	7.0～7.2	7.8	1.2～3.2	35～37
小诺霉素	金黄色葡萄球菌〔CMCC(B)26003〕	Ⅲ	7.0～7.2	7.8	0.5～1.2	35～37
杆菌肽	金黄色葡萄球菌〔CMCC(B)26003〕	Ⅲ	7.0～7.2	6.0	0.06～0.30	35～37
交沙霉素	金黄色葡萄球菌〔CMCC(B)26003〕	Ⅲ	7.0～7.2	5.6	1.0～4.0	35～37
丙酸交沙霉素	金黄色葡萄球菌〔CMCC(B)26003〕	Ⅲ	7.0～7.2	7.8	0.8～4.8	35～37

（七）供试品溶液的制备

精密称（或量）取供试品适量，用各品种项下规定的溶剂溶解后，再按估计效价或标示量照表9-6的规定稀释至相当的浓度，具体操作参照"管碟法"项下。

（八）含试验菌液体培养基的制备

临用前，取规定的试验菌悬液适量（35～37℃培养3～4小时后测定的吸光度在0.3～0.7之间，且剂距为2的相邻剂量间的吸光度差值不小于0.1），加入到各规定的液体培养基中，混合，使在试验条件下能得到满意的剂量-反应关系和适宜的测定浊度。已接种试验菌的液体培养基应立即使用。

（九）检定

除另有规定外，取适宜的大小厚度均匀的已灭菌试管，在各品种项下规定的剂量-反应线性范围内，以线性浓度范围的中间值作为中间浓度，标准品溶液选择5个剂量，剂量间的比例应适宜（通常为1：1.25或更小），供试品根据估计效价或标示量选择中间剂量，每一剂量不少于3个试管。在各试验管内精密加入含试验菌的液体培养基9.0ml，再分别精密加入各浓度的标准品或供试品溶液各1.0ml，立即混匀，按随机区组分配将各管在规定条件下培养至适宜测量的浊度值（通常约为4小时），在线测定或取出立即加入甲醛溶液（1→3）0.5ml以终止微生物生长，在530nm或580nm波长处测定各管的吸光度。同时另取2支试管各加入药品稀释剂1.0ml，再分别加入含试验菌的液体培养基9.0ml，其中一支试管与上述各管同法操作作为细菌生长情况的阳性对照，另一支试管立即加入甲醛溶液0.5ml，混匀，作为吸光度测定的空白液。照标准曲线法进行可靠性检验和效价计算。

（十）统计分析与结果计算及判定

1. 统计分析

标准品的各剂量浓度 lg 值为 x_i，以相对应的吸光度作为 y_i，按式（9-7）和式（9-8）分别计算标准曲线的直线回归系数（即斜率）b 和截距 a，从而得到相应标准曲线的直线回归方程［式（9-9）］。

$$回归系数: b = \frac{\sum(x_i - \overline{x})(y_i - \overline{y})}{\sum(x_i - \overline{x})^2} = \frac{\sum x_i y_i - \overline{x}\sum y_i}{\sum x_i^2 - \overline{x}\sum x_i} \qquad (9\text{-}7)$$

$$截距: a = \overline{y} - b\overline{x} \qquad (9\text{-}8)$$

$$直线回归方程: Y = bX + a \qquad (9\text{-}9)$$

对回归系数的显著性进行检验，可采用 t 检验，即判断回归得到的方程是否成立，只有当回归系数具有显著意义时，X、Y 间才存在回归关系，可用于计算供试品溶液的效价及可信限率。回归系数的显著性检验可通过专业统计软件或 Excel 的统计功能进行统计分析。

2. 结果计算

回归系数具有显著意义时，测得供试品吸光度的均值后，根据标准曲线的直线回归方程［式（9-9）］，按式（9-10）计算抗生素的浓度 lg 值；按式（9-11）和式（9-12）计算抗生素浓度 lg 值在95％置信水平（$a = 0.05$）的可信限；按式（9-13）计算抗生素浓度（或数学转换值）的可信限率，除另有规定外，可信限率（FL％）应不得大于5％。

$$抗生素的浓度 \lg 值:X_0 = \frac{Y_0 - a}{b} \tag{9-10}$$

$$X_0 的可信限:FL = X_0 \pm t_{a/2(n-2)} \times \frac{S_{Y,X}}{|b|} \times \sqrt{\frac{1}{m} + \frac{1}{n} + \frac{(X_0 - \overline{x})^2}{\sum x_i^2 - \overline{x}\sum x_i}} \tag{9-11}$$

式中，n 为标准品的浓度数乘以平行测定数；m 为供试品的平行测定数；X_0 为根据线性方程计算得到的抗生素的浓度 $\lg$ 值；Y_0 为抗生素样品吸光度的均值。

$$估计标准差:S_{Y,X} = \sqrt{\frac{\sum (y_i - Y)^2}{n-2}} \tag{9-12}$$

$$可信限率 \ FL\% = \frac{X_{0高限} - X_{0低限}}{2X_0} \times 100\% \tag{9-13}$$

式中，X_0 应以浓度为单位。

将计算得到的抗生素浓度（将 $\lg$ 值转换为浓度）再乘以供试品的稀释度，即得供试品中抗生素的量。

3. 结果判定

可靠性检验标准品溶液得到的直线方程的回归系数应有显著意义。测定效价不得低于估计效价的 90% 或高于估计效价的 110%，超出此范围，应调整其估计效价，重新试验。可信限率应符合规定。每一剂量不少于 3 个试管。

三、二剂量法或三剂量法

除另有规定外，取大小一致的已灭菌的试管，在各品种项下规定的剂量-反应线性范围内，选择适宜的高、中、低浓度，分别精密加入各浓度的标准品和供试品溶液 1.0ml，二剂量的剂距为 2∶1 或 4∶1，三剂量的剂距为 1∶0.8。同标准曲线法操作，每一浓度组不少于 4 个试管，按随机区组分配将各试管在规定条件下培养。照生物检定统计法进行可靠性检验及效价计算。

🌱 知识拓展

抗生素残留量检查法（培养法）

本法系依据在琼脂培养基内抗生素对微生物的抑制作用，比较对照品与供试品对接种的试验菌产生的抑菌圈的大小，检查供试品中氨苄西林或四环素残留量。

1. 检查方法

取直径 8cm 或 10cm 的培养皿，注入融化的抗生素 Ⅱ 号培养基 15～20ml，使在碟底内均匀摊布，放置于水平台上使凝固，作为底层。取抗生素 Ⅱ 号培养基 10～15ml 置于 1 支 50℃ 水浴预热的试管中，加入 0.5%～1.5%（ml/ml）菌悬液 300μl 混匀，取适量注入已铺制底层的培养皿中，放置于水平台上，冷却后，在每个培养皿上等距离均匀放置钢管，于钢管中依次滴加供试品溶液、阴性对照溶液（磷酸盐缓冲液）及对照品溶液。培养皿置 37℃ 培养 18～22 小时。

2. 结果判定

若对照品溶液有抑菌圈，阴性对照溶液无抑菌圈，供试品溶液抑菌圈的直径小于对照品溶液抑菌圈的直径时判为阴性；否则判为阳性。

【附注】 本试验应在无菌条件下进行，使用的玻璃仪器、钢管等应无菌。

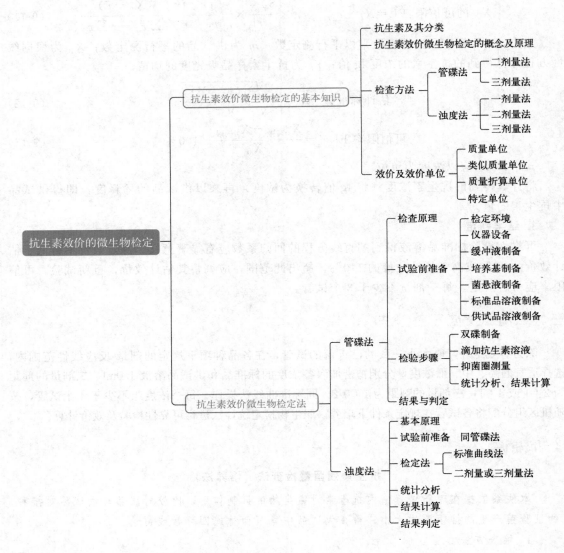

任务十三　红霉素肠溶片的效价测定

一、实训目的

1. 掌握抗生素效价测定的基本步骤及结果判定方法。

2. 熟悉操作流程及注意事项。

3. 能够树立起精益求精的大国工匠精神。

二、实训要求

1. 按照抗生素效价测定岗位实际工作场景完成工作流程设计。

2. 两人一组进行抗生素效价测定。

三、实训内容

1. 查阅《中国药典》（2020 年版）二部，查找并记录"红霉素肠溶片"效价测定项下内容。

2. 查阅表 9-2，确定红霉素肠溶片的试验条件，列出培养基、稀释液、试验菌、浓度范围、培养时间、培养条件等信息。

3. 设计"红霉素肠溶片"的效价测定步骤。

4. 观看"抗生素效价测定"视频，模拟操作过程。

5. 根据"岗位任务模拟"，书面设计检查全过程。

6. 实验过程

（1）按表 9-7 列出实验物品清单。

表 9-7　红霉素肠溶片微生物检定实验物品准备清单

序号	实验物品名称	数量	规格	灭菌方式
1	培养皿	10 个	90mm	干热灭菌
2	刻度吸管	2 支	5ml	
3	钢管（牛津杯）	40 个		
4	称量纸（用饭盒装）	1 盒		
5	抗生素微生物检定用Ⅰ号培养基	1 瓶	500g	湿热灭菌
6	磷酸盐缓冲液（pH7.8）	1 瓶		
7	红霉素肠溶片	2 瓶	100 片/瓶	消毒灭菌
8	短小芽孢杆菌〔CMCC（B）63202〕	1 支		
9	……	……	……	……

（2）依据清单，自行准备实验物品

① 抗生素微生物检定用Ⅰ号培养基　取抗生素微生物检定用Ⅰ号培养基 31.0g，加热搅拌溶解于 1000ml 纯化水中，115℃高压灭菌 30 分钟，备用。

② 磷酸盐缓冲液（pH7.8）　取磷酸氢二钾 5.59g 与磷酸二氢钾 0.41g，加水使成 1000ml，过滤，115℃灭菌 30 分钟，备用。

③ 短小芽孢杆菌悬液　取短小芽孢杆菌（*Bacillus pumilus*）〔CMCC（B）63202〕的营养琼脂斜面培养物，接种于盛有营养琼脂培养基的培养瓶中，在 35～37℃培养 7 日，用革兰染色法涂片镜检，应有芽孢 85％以上。用灭菌水将芽孢洗下，在 65℃加热 30 分钟，备用。

实验物品照"岗位任务模拟"项下准备。

（3）试验方法与步骤：按照"岗位任务模拟"项下进行标准溶液和供试液制备、双碟制备、滴加抗生素溶液、抑菌圈测量、统计分析及结果计算。

（4）填写检验记录，发放检验报告。

四、实训评价

学生对标"抗生素效价微生物检定技能考核标准"自评；教师依据实验设计、准备、操作、记录、报告整个环节进行评价；实验员根据学生准备及清场情况进行评价，评价模式见表 9-8。

表 9-8　红霉素肠溶片效价测定任务评价表

考核项目	预习 10 分	方案设计 20 分	准备 20 分	操作 30 分	实训结果 10 分	无菌意识 10 分	合计 /分
组长评价							
学生自评							
教师评价							
实验员评价							

组长评价×20％＋学生自评×10％＋教师评价×40％＋实验员评价×30％

 目标检测

一、选择题

（一）单选题

1. 下列关于双碟制备前的准备，叙述正确的是（　　）。

A. 无菌室开启紫外灯最多 30 分钟

B. 无须用水平仪校正测定操作台的水平

C. 将已灭菌的生物检定用培养皿及吸管移至无菌室内

D. 将熔化好的生物检定用培养基于 70℃保温

E. 从冰箱中拿出的菌液可直接使用

2. 关于双碟制备的注意事项，叙述错误的是（　　）。

A. 玻璃双碟一定要干燥，不能有冷凝水

B. 刻度吸管的尖嘴被割掉一点变成大口易发生堵塞

C. 用于倒菌层的培养基温度不能高于 48℃，芽孢可至 60℃

D. 摇匀菌层培养基时，一定注意不能摇出气泡

E. 无论是倒底层还是菌层动作都要快

3.《中国药典》（2020 年版）中抗生素微生物检定包括两种方法，分别是（　　）。

A. 管碟法和浊度法　　　　　B. 管碟法和稀释法　　　　　C. 浊度法和稀释法

D. 二剂量法和三剂量法　　　E. 琼脂扩散法和标准曲线法

4. 二剂量法进行滴碟时，滴加顺序为（　　）。

A. $S_H \rightarrow T_H \rightarrow S_L \rightarrow T_L$　　　　B. $S_H \rightarrow S_L \rightarrow T_H \rightarrow T_L$　　　　C. $T_H \rightarrow S_H \rightarrow T_L \rightarrow S_L$

D. $T_H \rightarrow T_L \rightarrow S_H \rightarrow S_L$　　　　E. $S_L \rightarrow T_L \rightarrow S_H \rightarrow T_H$

5. 抗生素效价测定中，可靠性检验的方法是（　　）。

A. t 检验　　　　　　　　　B. P 检验　　　　　　　　　C. F 检验

D. K 检验　　　　　　　　　E. M 检验

6. 抗生素微生物检定的两种方法中，（　　）需要进行双碟的制备。

A. 管碟法 　　　　　　　　 B. 浊度法 　　　　　　　　 C. 标准品

D. 供试品 　　　　　　　　 E. 对照品

7. 管碟法是利用抗生素在琼脂培养基内的扩散作用，比较标准品和（　　）两者对接种的试验菌产生抑菌圈的大小，以测定抗生素效价的一种方法。

A. 管碟法 　　　　　　　　 B. 浊度法 　　　　　　　　 C. 标准品

D. 供试品 　　　　　　　　 E. 对照品

8. 抗生素微生物检定的两种方法中，（　　）需要绘制标准曲线。

A. 管碟法 　　　　　　　　 B. 浊度法 　　　　　　　　 C. 标准品

D. 供试品 　　　　　　　　 E. 对照品

9. 浊度法是利用抗生素在液体培养基中对试验菌生长的抑制作用，通过测定培养后细菌浊度值的大小，比较标准品和（　　）对试验菌生长的抑制程度，以测定供试品效价的一种方法。

A. 管碟法 　　　　　　　　 B. 浊度法 　　　　　　　　 C. 标准品

D. 供试品 　　　　　　　　 E. 对照品

10. 抗生素效价微生物测定管碟法中，三剂量法需在双碟中以等距离均匀安置不锈钢小管（　　）。

A. 2个 　　　　　　　　 B. 3个 　　　　　　　　 C. 4个

D. 6个 　　　　　　　　 E. 8个

11. 标准品溶液高浓度所致的抑菌圈直径在（　　）mm，个别品种可在（　　）mm。

A. 18～22；18～24 　　　　 B. 18～20；18～22 　　　　 C. 18～24；18～26

D. 16～22；18～24 　　　　 E. 16～22；16～24

12. 三剂量法的标准品溶液及供试品溶液高、中、低溶液浓度之比为（　　）。

A. 1：2 　　　　　　　　 B. 1：0.8 　　　　　　　　 C. 1：3

D. 1：4 　　　　　　　　 E. 1：5

13. 二剂量每组不多于（　　）个双碟；三剂量每组不多于（　　）个双碟；一剂量每浓度不多于（　　）个双碟。

A. 10；16；5 　　　　　　 B. 5；16；5 　　　　　　 C. 15；16；5

D. 10；16；10 　　　　　　 E. 10；15；5

14. 管碟法每碟底层加（　　）ml培养基。

A. 15 　　　　　　　　 B. 10 　　　　　　　　 C. 20

D. 25 　　　　　　　　 E. 30

15. 二剂量法滴加抗生素溶液时间以每组（　　）分钟内为宜，最多不超过（　　）分钟。

A. 5；10 　　　　　　　　 B. 6；10 　　　　　　　　 C. 8；10

D. 10；10 　　　　　　　　 E. 5；15

16. 已知某抗生素标准品的标示效价为1000U/mg，要制备50ml浓度为1000U/ml的标准品贮备液，需精密称取（　　）mg标准品。

A. 15 　　　　　　　　 B. 10 　　　　　　　　 C. 20

D. 50 　　　　　　　　 E. 30

17. 已知某抗生素供试品的估计效价为 500U/mg，要制备 50ml 浓度为 1000U/ml 的供试品贮备液，需精密称取（　　）mg 供试品。

A. 15 　　　　　　　　　　B. 25 　　　　　　　　　　C. 20

D. 50 　　　　　　　　　　E. 30

18. 管碟法每碟菌层加（　　）ml 菌层培养基。

A. 15 　　　　　　　　　　B. 10 　　　　　　　　　　C. 20

D. 25 　　　　　　　　　　E. 5

19. 测定效价不得低于估计效价的（　　）%或高于估计效价的（　　）%。

A. 90；110 　　　　　　　　B. 100；110 　　　　　　　C. 90；100

D. 95；110 　　　　　　　　E. 90；105

20. 除另有规定外，本法的可信限率不得大于（　　）%。

A. 15 　　　　　　　　　　B. 10 　　　　　　　　　　C. 20

D. 25 　　　　　　　　　　E. 5

（二）多选题

1. 抗生素效价的表示方法有（　　）。

A. 质量单位 　　　　　　　B. 重量单位 　　　　　　　C. 特定单位

D. 类似质量单位 　　　　　E. 体积单位

2.《中国药典》（2020 年版）二部收载的抗生素微生物检定法包括（　　）。

A. 管碟法 　　　　　　　　B. 浊度法 　　　　　　　　C. 一剂量法

D. 二剂量法 　　　　　　　E. 三剂量法

3. 下列关于抗生素标准品的说法，正确的是（　　）。

A. 标准品指用于生物检定、抗生素或生化药品中含量或效价测定的标准物质

B. 抗生素国际标准品由各国指定检定机构或药厂协作标定后决定

C. 我国的标准品以国际标准品的效价单位为基准，与国际标准品比较后定出效价，以 IU 表示

D. 由中国食品药品检定研究院统一向全国各使用单位分发

E. 每当中国食品药品检定研究院下发新批号标准品后，原有批号的标准品则自行作废

4.《中国药典》（2020 年版）抗生素效价微生物检定浊度法的检定法有（　　）。

A. 标准曲线法 　　　　　　B. 二剂量法 　　　　　　　C. 三剂量法

D. A 和 B 　　　　　　　　E. B 和 C

5. 二剂量法高低两个浓度之比为（　　）。

A. 2：1 　　　　　　　　　B. 3：1 　　　　　　　　　C. 4：1

D. 5：1 　　　　　　　　　E. 1：0.8

6.《中国药典》（2020 年版）抗生素效价微生物检定管碟法的检定法有（　　）。

A. 标准曲线法 　　　　　　B. 二剂量法 　　　　　　　C. 三剂量法

D. A 和 B 　　　　　　　　E. A 和 C

7. 管碟法的操作步骤包括（　　）。

A. 标准品溶液的制备 　　　B. 供试品溶液的制备 　　　C. 培养基的制备

D. 试验菌液的制备 　　　　E. 可靠性检验

8. 下列哪些是影响抗生素效价测定的因素。（　　　）

A. 抑菌圈的大小

B. 抑菌圈的形状

C. 标准品和供试品的同质性

D. 高、低剂量供试品溶液滴加的顺序

E. 高、低剂量标准品溶液滴加的顺序

9. 下列关于管碟法说法正确的是（　　　）。

A. 管碟法利用抗生素在琼脂培养基中的扩散作用

B. 管碟法需要标准品和供试品比较

C. 管碟法可分为一剂量法、二剂量法和三剂量法

D. 滴加标准品的高、低浓度的钢管必须尽量靠近

E. 管碟法是依据量-反应平行线原理进行的

10. 以下是结果判定要点的是（　　　）。

A. 标准品溶液的高浓度所致的抑菌圈直径在 18～22mm

B. 一组实验满足各项要求的双碟不得少于 4 个

C. 测量各个抑菌圈（直径或面积），照《中国药典》（2020 年版）四部通则 1431 生物检定统计法中（2.2）法进行可靠性检验，回归项应非常显著（$P < 0.01$），偏离平行应不显著（$P > 0.05$）

D. 测定效价不得低于估计效价的 90% 或高于估计效价的 110%

E. 可信限率应符合规定

二、判断题

（　　　）1. 在二剂量法检测抗生素效价的试验中，等距安置牛津杯 4 个，相对角为不同物质。

（　　　）2. 抗生素效价测定用双碟采用普通的培养皿即可，无特殊要求。

（　　　）3. 抗生素效价测定用双碟一定要干燥，不能有冷凝水。

（　　　）4. 抗生素效价测定用实验台必须保持台面水平，需采用水平仪调试。

（　　　）5. 玻璃双碟、钢管、刻度吸管使用前只需要洗刷干净即可。

（　　　）6. 标准品溶液的高浓度所致的抑菌圈直径在 18～22mm 为宜，个别品种可在 18～24mm。

（　　　）7. 一组实验满足各项要求的双碟不得少于 4 个。

（　　　）8. 标准品的称取量不得少于 25mg。

（　　　）9. 二剂量法的标准溶液及供试品溶液高、低浓度之比为 2:1 或 4:1。

（　　　）10. 二剂量法每组双碟不得多于 10 个；三剂量法每组双碟不多于 15 个；一剂量每浓度双碟不多于 5 个。

第十章　疫苗及其质量控制

　　疫苗与我们的日常生活息息相关，涉及每一个家庭乃至每一个人，受众面广，影响巨大。尤其是自新冠肺炎疫情暴发以来，全球健康受到威胁，研制和接种新冠疫苗是当前防控传染病最有效、最经济的手段。据粗略估计，全球需要接种 55 亿人以上才有可能形成免疫屏障，新冠疫苗的需求量巨大，而公众最关心的莫过于疫苗的质量问题。

　　本章将带领大家走进疫苗的世界，了解什么是疫苗、疫苗的分类及免疫原理、我国对疫苗的质量是如何实施管理的等系列问题，使大家对疫苗有个系统的整体认知。

【学习目标】

　　1. 知识目标

　　了解疫苗的概念、分类、免疫原理及质量控制要求，掌握疫苗生物活性检定的方法。

　　2. 能力目标

　　具备疫苗生物活性检测的基本能力，能正确认识疫苗的作用和机制。

　　3. 素质目标

　　具有爱岗敬业、诚实守信、奉献社会的职业道德以及严谨的工作作风，积极配合疫苗接种。

第一节　疫苗基本知识

一、免疫学防治

　　提到疫苗我们首先要了解免疫学防治。免疫学防治是依据免疫学的基本原理，应用免疫制剂或免疫调节剂去诱导和调节机体的免疫功能，以达到预防和治疗疾病的目的。免疫学防治包括免疫学预防、计划免疫和免疫学治疗。

　　免疫学预防是指人为给机体输入抗原或抗体等生物制剂或非生物制剂，使机体产生某种特异性免疫的方法，达到预防和治疗疾病的目的。机体可以通过自然免疫和人工免疫两种方式获得特异性免疫。自然免疫主要是指机体感染病原微生物后建立的特异性免疫，也包括新生儿或胎儿经乳汁或胎盘从母体获得抗体而产生的免疫。人工免疫是指用人工的方法使机体获得免疫，人工免疫是免疫学预防的重要手段，包括人工主动（自动）免疫和人工被动免疫。人工主动免疫是指给机体接种疫苗或类毒素等抗原物质，机体受抗原刺激后产生体液免疫和细胞免疫而获得特异性免疫力的方法，此种方法维持时间长，可达半年至数年，多用于传染性疾病的预防。人工被动免疫是给机体直接注射特异性抗体和细胞因子等制剂，输入后机体可立即获得免疫力。此种方法获得免疫力快，但维持时间短，一般 2～3 周，临床上主要用于某些疾病的治疗或紧急预防。用于人工被动免疫的制剂主要有抗毒素、人免疫球蛋白制剂等。

计划免疫是指有计划地进行预防接种。其措施是根据人群的免疫状况和传染病的流行情况，以及各种生物制品的性能和免疫期限，科学地安排接种对象和时间。比如小儿计划免疫，是根据儿童的免疫特点和传染病发生的情况制定的免疫程序，利用安全有效的疫苗，对不同年龄的儿童进行有计划的预防接种，可以提高儿童的免疫水平，达到控制和消灭传染病的目的。

免疫学治疗是指根据免疫学的原理，人为地利用一些方法增强或抑制机体的免疫功能以达到治疗疾病的目的，这些措施称为免疫治疗，比如目前世界上盛行的对癌症的"免疫疗法"，即属于免疫学治疗范畴。

疫苗是免疫学防治的重要手段，也是最有效的措施。

二、疫苗及其分类

疫苗是用于人工主动免疫的主要免疫制剂，它是以病原微生物或其组成成分、代谢产物为起始材料，经过减毒、灭活或利用人工转基因的方法制备而成，用于预防、治疗人类相应疾病的生物制品。疫苗接种人体后可刺激免疫系统产生特异性体液免疫和（或）细胞免疫应答，使人体获得对相应病原微生物的免疫力。疫苗保留了病原菌刺激动物体免疫系统的特性，当动物体接触到这种不具伤害力的病原菌后，免疫系统便会产生一定的保护物质，如免疫激素、活性生理物质、特殊抗体等。当动物再次接触到这种病原菌时，动物体的免疫系统便会依循其原有的记忆制造更多的保护物质来阻止病原菌的伤害。

按照疫苗的生产工艺可分为以下类型。

1. 灭活疫苗

灭活疫苗是指病原微生物经培养、增殖，用物理化学方法灭活以去除其增殖能力后制成的疫苗，如钩端螺旋体疫苗、甲型肝炎灭活疫苗等。此种疫苗失去繁殖能力，但保留免疫原性。接种灭活疫苗后，灭活的细菌或病毒在机体内不能生长繁殖，所以也称死疫苗。灭活疫苗稳定性好亦较安全，但因死疫苗对机体刺激时间短，要获得持久免疫力需多次重复接种（一般需接种 2～3 次）。

2. 减毒活疫苗

减毒活疫苗系指采用病原微生物的自然弱毒株或经培养传代等方法减毒处理后获得致病力减弱、免疫原性良好的病原微生物减毒株制成的疫苗，如皮内注射用卡介苗、麻疹减毒活疫苗、脊髓灰质炎疫苗（小儿麻痹症）、水痘疫苗、麻风疫苗、腮腺炎疫苗等。减毒活疫苗接种后在体内有生长繁殖能力，接近于自然感染，可激发机体对病原微生物的持久免疫力。活疫苗用量较小，免疫持续时间较长，免疫效果优于死疫苗。但是，活疫苗保存稳定性较差。经制成冻干疫苗后，疫苗稳定性已有很好改进。研发减毒活疫苗，其关键是选育减毒适宜、毒力低而免疫原性和遗传稳定性均良好的菌、毒种。

工业化生产中，常用的减毒方法包括体内外传代减毒、低温培养筛选、诱变减毒3 种。

灭活疫苗与活疫苗的区别见表 10-1。

表 10-1　灭活疫苗与活疫苗的区别

区别点	灭活疫苗	活疫苗
制剂特点	死,强毒株	活,无毒或弱毒株
接种量及次数	较大,2～3 次	较小,1 次
保存及有效期	易保存,1 年	不易保存,4℃数周
免疫效果	较低,维持数月至 2 年	较高,维持 3～5 年甚至更长

3. 亚单位疫苗

亚单位疫苗系指病原微生物经培养后提取、纯化其主要保护性抗原成分制成的疫苗,如 A 群脑膜炎球菌多糖疫苗、流感亚单位疫苗等。在大分子抗原携带的多种特异性抗原决定簇中,只有少量抗原部位对保护性免疫应答起作用。通过化学分解或有控制性的蛋白质水解方法,提取细菌、病毒的特殊蛋白质结构,筛选出具有免疫活性的片段制成疫苗,即为亚单位疫苗。

亚单位疫苗仅有几种主要表面蛋白质,避免产生许多无关抗原诱发的抗体,从而减少疫苗的副反应和疫苗引起的相关疾病。其不足之处是免疫原性较低,需与佐剂合用才能产生好的免疫效果。

4. 基因工程重组蛋白疫苗

基因工程重组蛋白疫苗系指采用基因重组技术将编码病原微生物保护性抗原的基因重组到细菌（如大肠埃希菌）、酵母或细胞,经培养、增殖后,提取、纯化所表达的保护性抗原制成的疫苗,如重组乙型肝炎疫苗等,基因重组乙肝疫苗具有产量高、安全性高、易于存储和运输等优势,并且取得了巨大的成功。

5. 细菌多糖与多糖-蛋白结合疫苗

细菌多糖与多糖-蛋白结合疫苗系指由病原微生物的保护性抗原成分与蛋白质载体结合制成的疫苗,如 A 群 C 群脑膜炎球菌多糖结合疫苗。

很多侵袭性细菌的表面覆盖有一层荚膜,荚膜的主要成分是多糖,也是重要的保护性抗原。多糖组分疫苗是以化学方法提取、纯化细菌荚膜多糖制成的。多糖组分疫苗是疫苗发展史中的重要成就之一。目前广泛使用的多糖疫苗有脑膜炎球菌多糖疫苗、肺炎双球菌 23 价多糖疫苗和伤寒 Vi 多糖疫苗等。接种多糖疫苗后副作用罕见,对预防、控制大年龄儿童和成人的相应疾病效果显著。但在临床研究中发现,多糖疫苗诱导的免疫应答效果与受种者年龄相关,年龄小于 2 岁的婴幼儿对多糖疫苗的免疫应答十分低下甚至缺乏,其主要原因是细菌多糖是一种胸腺非依赖性抗原。因荚膜多糖是具有重复抗原簇的大分子糖类化合物,在人体免疫系统中无法与抗原呈递细胞作用,只能直接与 B 细胞反应,是在没有 T 辅助细胞的参与下合成抗体,且无记忆细胞形成。

6. 联合疫苗

联合疫苗系指由含有两个或多个活的、灭活的病原微生物或抗原成分联合配制而成的疫苗,用于预防不同病原微生物或同一种病原微生物的不同血清型/株引起的疾病。联合疫苗包括多联疫苗和多价疫苗。多联疫苗用于预防不同病原微生物引起的疾病,如吸附百白破联合疫苗、麻腮风联合减毒活疫苗;多价疫苗用于预防同一种病原微生物的不同血清型/株引起的疾病,如流感病毒裂解疫苗。

患者，男性，32岁，急诊入院。

现病史：外伤1周，伤口红肿逐渐好转，1小时前，出现眼睑抽搐、张口困难。

初步诊断：破伤风。

治疗：经皮肤试验为阴性，给予青霉素及精制破伤风抗毒素血清（TAT）治疗。

讨论：1. 请分析患者接触的抗原物质有哪些？

2. 你认为医生给出的治疗方案合理吗？为什么？破伤风抗毒素血清属于哪一类免疫制品？

知识链接

我国一、二类疫苗是如何分类的

根据有关规定，我国疫苗分为一类疫苗和二类疫苗。一类疫苗是指政府免费向公民提供，公民应当依照政府的规定受种的疫苗，是必须接种的（主要有：乙肝疫苗、卡介苗、脊髓灰质炎疫苗、百白破疫苗、麻腮风疫苗、乙脑疫苗、流脑疫苗、甲肝疫苗等）；二类疫苗是由公民自费并且自愿受种的其他疫苗。一类疫苗与二类疫苗的划分不是绝对的。随着经济发展和医疗水平的提高，会有更多疫苗被列入一类疫苗范畴。

三、疫苗的免疫原理

下面以新冠疫苗为例给同学们介绍一下从病毒到疫苗的制备过程及免疫原理。

新型冠状病毒表面有多种蛋白质，包括膜蛋白（E）、膜蛋白（M）及刺突蛋白（S），但是只有刺突蛋白S能与人体细胞结合，从而进行复制，造成人体感染。

1. 新冠灭活疫苗

灭活疫苗是较早研发成功，并经过安全监测、投入使用的新冠疫苗，也是多数人群选择接种的新冠疫苗类型。灭活疫苗的原理是使用非洲绿猴肾（Vero）细胞进行病毒培养扩增，经 β-丙内酯灭活病毒，保留抗原成分（即病毒表面的多种蛋白质）以诱导机体产生免疫应答，并加用氢氧化铝佐剂以提高免疫原性，进而起到抵抗作用。灭活疫苗一般需要接种2针，目的是加强疫苗活性，增加人体内抗体的浓度和有效时间。

2. 腺病毒载体疫苗

腺病毒载体疫苗是指将没有害处的病毒作为载体，将新冠病毒基因序列放置其中，进而制成的一种疫苗，一般为一针剂。一般是把S蛋白的基因导入到腺病毒的基因组中（和基因工程原理是一样的），然后腺病毒具有很强的感染人体细胞的能力，感染细胞之后，表达基因，基因复制、转录，最终翻译成蛋白质。而S蛋白基因同样在基因组里面，所以也一样表达。机体免疫系统识别到这种抗原信息后，激发免疫应答反应，继而产生免疫保护性的抗体，发挥免疫保护反应。

3. 重组亚单位疫苗

重组亚单位疫苗是利用新冠病毒蛋白质激活机体免疫反应，进而起到保护作用。亚单位疫苗仅有几种主要表面蛋白质，避免产生许多无关抗原诱发的抗体，从而减少疫苗的副反应和疫苗引起的相关疾病。亚单位疫苗的不足之处是免疫原性较低，需与佐剂合用才能产生好的免疫效果。灭活疫苗和减毒疫苗的抗原都是由完整的病原体组成，而基因重组亚单位疫苗仅包含源自致病性细菌或病毒的某些成分。这些成分是高度纯化的蛋白质或合成肽，是引起机体免疫反应的主要物质。也就是说，基因重组亚单位疫苗不是完整的病原体，因此从本质上就不具备感染人体、造成疾病的能力。

四、疫苗的质量控制

人用疫苗的广泛应用走过了不平凡的历程，在控制传染病传播中发挥着重要的作用。但是，历史上也曾因疫苗质量的原因，引发过多次人员伤亡事故，造成了惨痛的代价。为确保疫苗的质量和安全性，人们从这些重大事故和灾难中总结经验、吸取教训，逐渐建立起覆盖疫苗"研发—生产—流通—接种"全生命周期的监管体系，拥有比较完备的疫苗监管体制、法规体系和标准管理，建成科学严谨的疫苗注册审批制度，实施与国际先进水平接轨的药品GMP和严格的药品经营质量管理规范，上市疫苗全部实行国家批签发管理，并建立了疫苗接种异常反应监测报告系统，从而减少疫苗应用事故的发生。

生物制品批签发制度是指国家对疫苗类制品、血液制品、用于血源筛查的体外生物诊断试剂以及国家药品监督管理局规定的其他生物制品，每批制品出厂上市或进口时实行强制性资料审查、实验室检验后决定是否签发上市的管理制度。在批签发方面，为确保疫苗等生物制品的安全、有效，在每批产品上市前由药品检验机构进行资料审核、样品检验及签发，这种监督管理是国际上对疫苗等生物制品监管的通行做法，被世界卫生组织列为各国政府对疫苗类生物制品实行监管的关键职能之一。我国自2001年12月开始对百白破、卡介苗、脊髓灰质炎疫苗、麻疹疫苗、重组乙型肝炎疫苗等5种计划免疫疫苗试行批签发，2006年1月1日起对所有疫苗实施批签发，对规范企业生产、提高产品质量、促进产业有序发展发挥了重要作用。

在疫苗生产监管方面，国家药品监督管理部门每年组织对疫苗生产企业全覆盖检查。①按照药品GMP要求、《中国药典》要求、注册标准要求对疫苗生产质量控制进行跟踪检查。②根据批签发、国家抽检、不良反应监测等收集到的风险信号开展飞行检查。根据检查发现的缺陷，对企业采取要求整改、发警告信、暂停批签发、召回相关产品或停产等措施。

（一）疫苗质量控制的重要性

疫苗作为预防性生物制品，其生产、检验及使用存在特殊性，主要表现于：①起始材料具有生物活性，具有复杂的分子结构；②生产过程复杂，具有很大的变异性和潜在的内源性及外源性污染问题，且终产物不能使用常规的灭菌方法，需要采用严格的无菌生产工艺；③疫苗作为复杂的大分子物质，结构与性质不稳定，质量发生变化时不易被发现；④使用对象为健康人群，特别是婴幼儿，产品质量直接影响整个公共卫生安全管理体系。

因此，必须对疫苗的生产和使用全过程进行严格的质量控制，有效确保疫苗的安全性、有效性、可控性和一致性。人用疫苗生产及质量控制，具体品种还应符合《中国药典》（2020年版）中各论的要求。

（二）疫苗生产环节质量控制

1. 起始物料控制

起始原料须符合《中国药典》（2020年版）的要求。

（1）生产用菌毒种　来源途径应合法，并经国家药品监督管理部门批准。生产用菌毒种应采用种子批系统，并尽量减少传代次数，以降低发生遗传变异的风险。原始种子应验明其历史、来源和生物学特性。

（2）生产用基质　疫苗生产用细胞基质通常包括原代细胞、二倍体细胞和连续传代细胞。原代细胞是指直接取自健康动物的组织或器官，保持了来源组织或器官原有细胞的基本性质，需重点检测外源因子、逆转录酶等因素，生产活疫苗时，应来自无特定病原体（SPF）动物。连续传代细胞是指体外具有无限增殖能力的细胞，但不具有来源组织的细胞核型特征和细胞接触抑制特性。传代细胞需制定细胞库，对外源因子、致瘤性进行检定（用于疫苗生产的细胞代次应限定在细胞未出现致瘤性的安全代次内）；人二倍体细胞鉴别、核型检查等；鸡胚制备毒种或活疫苗时应为 SPF 级鸡胚。

（3）动物源性材料　牛血清、胰酶等，进行必要的外源因子检测，禁止使用来自牛海绵状脑病疫区的牛源性材料。

（4）其他材料　化学试剂（灭活、裂解、纯化、稳定剂等）应使用药用级；抗生素方面，疫苗生产中不得添加青霉素或其他 β-内酰胺类抗生素。必须使用抗生素时，应选用毒性低、过敏反应发生率低、临床使用频率低的抗生素，数量不得超过一种，除另有规定外，接种病毒后维持液不得再添加任何抗生素。

2. 生产过程控制

疫苗生产全过程必须符合 GMP 原则。①严格控制活疫苗培养温度，如 OPV 疫苗在制备过程中，如温度升高，病毒容易返祖，导致猴体神经毒力试验不过关。②灭活温度及时间对灭活疫苗至关重要，尤其是采用野毒株生产疫苗时。应建立至少连续 5 批次样品的病毒灭活动力曲线进行灭活效果的验证，通常以能完全灭活病毒的 2 倍时间确定灭活工艺的灭活时间。1955年发生在美国的"卡特门"事件，未充分灭活的脊髓灰质炎疫苗导致 60 名儿童和 89 名接触者发生脊髓灰质炎。③严格控制病毒裂解剂浓度、温度及时间，如流感病毒裂解不充分，在小年龄儿童中导致副反应增加。④严格控制纯化设备及条件，防止纯化能力下降后增加疫苗的副反应。

3. 批间一致性的控制

应对关键工艺步骤的中间产物的关键参数进行测定，并制定可接受的批间一致性范围。对半成品配制点的控制应选择与有效性相关的参数进行测定，半成品配制时应根据有效成分测定方法的误差、不同操作者之间及同一操作者不同次操作之间的误差综合确定配制点，对成品或疫苗原液，应选择多个关键指标进行批间一致性控制。

用于批间一致性控制的测定方法应按照相关要求进行验证，使检测结果可准确有效地用于批间一致性的评价。

4. 目标成分及非目标成分的控制

疫苗的目标成分系指疫苗有效成分。应根据至少能达到临床有效保护的最低含量或活性确定疫苗中有效成分的含量及（或）活性；添加疫苗佐剂、类别及用量应经充分评估。

疫苗的非目标成分包括工艺相关杂质和制品相关物质/杂质。工艺相关杂质包括来源于细胞基质、培养基成分以及灭活和提取、纯化工艺使用的生物、化学材料残留物等；制品相关物质/杂质包括与生产用菌毒种相关的除疫苗有效抗原成分以外的其他成分以及抗原成分的降解产物等。

生产过程中应尽可能减少使用对人体有毒、有害的材料，必须使用时，应验证后续工艺的去除效果。除非验证结果提示工艺相关杂质的残留量远低于规定要求，且低于检测方法的检测限，通常应在成品检定或适宜的中间产物控制阶段设定该残留物的检定项。

应通过工艺研究确定纯化疫苗的制品相关物质/杂质，并采用适宜的分析方法予以鉴定。应在成品检定或适宜的中间产物控制阶段进行制品相关物质/杂质的检测并设定可接受的限度要求。

（三）疫苗的质量标准

疫苗的质量控制包括安全性、有效性和可控性。各种需要控制的物质，系指该品种按规定工艺进行生产和储藏过程中需要控制的物质，改变生产工艺时应相应修订有关检查项目和标准。一般疫苗的质量标准包含以下内容。

（1）各品种项下每项质量标准均应有相应的检查方法，方法必须具有可行性和可再现性，并有明确的判定标准。

（2）除另有规定外，可量化的质量标准应设定范围。

（3）有效性的检测应包括有效成分和效力的测定。

（4）残留杂质的控制，主要包括残留宿主蛋白、残留抗生素、残留有机溶剂、化学试剂。

（5）使用了防腐剂的制品，其质量控制应符合《中国药典》（2020年版）的相关要求，添加量应在有效抑菌范围内采用最小加量。

（6）应对制品的无菌、热原、细菌内毒素及异常毒性进行检查。

（7）复溶冻干制品的稀释剂应符合《中国药典》（2020年版）的相关规定，其制备工艺和质量标准应经国务院药品监督管理部门批准，除另有规定外，稀释剂应进行pH、无菌、热原、细菌内毒素及异常毒性项目的检查。

🌐 点滴积累

1. 疫苗是用于人工主动免疫的主要免疫制剂，它是以病原微生物或其组成成分、代谢产物为起始材料，采用生物技术制备而成，用于预防、治疗人类相应疾病的生物制品。

2.《中国药典》（2020年版）规定，对疫苗生产全过程、产品批间一致性以及疫苗中目标成分和非目标成分进行严格控制。

3. 疫苗的"批签发"制度是对获得上市许可的疫苗类制品、血液制品等，在每批产品上市销售前或者进口时，指定药品检验机构进行资料审核、现场核实、样品检验的监督管理行为。

第二节　乙肝疫苗及其质量控制

一、乙肝疫苗及其发展

乙肝病毒是一种可通过血液、母婴等多途径传播的病毒。目前，我国约有1亿人群为乙肝病毒携带者，约占我国总人口数的8%～10%，慢性乙肝患者（肝脏已出现炎性病变）约2000万人。因此，乙肝是我国乃至全球面临的主要疾病之一。而乙肝疫苗可以成功预防乙肝病毒的感染，新生儿一出生就接种乙肝疫苗，是预防乙肝病毒的有效措施。

乙型肝炎疫苗的研制先后经历了血源性乙肝疫苗（第一代乙肝疫苗）和基因工程乙肝疫苗（第二代乙肝疫苗）两个阶段。其中，基因工程乙肝疫苗又可分为 CHO 细胞乙肝疫苗、重组酿酒酵母乙肝疫苗（第一代重组酵母乙肝疫苗）、重组汉逊酵母乙肝疫苗（第二代重组酵母乙肝疫苗）。

📖 知识链接

乙肝疫苗的发展历程

1981 年 Merck 公司在世界上首次研制成功第一代乙肝疫苗——血源性乙肝疫苗。

1985 年北京生物制品研究所在国内首次研制成功血源性乙肝疫苗。

1986 年 Merck 公司在世界上首次研制成功第二代乙肝疫苗——重组酵母乙肝疫苗。

1989 年北京生物制品研究所与 Merck 公司签订合同，引进重组酵母乙肝疫苗工业化生产技术。1993 年开始试生产。

20 世纪 90 年代德国莱茵生物技术公司发展了一种甲基营养型酵母——汉逊酵母表达系统，其乙肝表面抗原表达水平可达到 $500\sim1000mg/L$。韩国绿十字疫苗公司应用该表达系统实现了重组汉逊酵母乙肝疫苗的大规模工业化生产。

1998 年中国淘汰血源性乙肝疫苗。

1998 年大连高新（汉信）生物制药有限公司开始重组汉逊酵母乙肝疫苗研制工作，2002 年 6 月获得国家药品监督管理局颁发的"新药证书"，2003 年开始商业化生产。

2009 年华兰生物也开始重组汉逊酵母乙肝疫苗的生产。

二、重组乙型肝炎疫苗（酵母）体外相对效力检查

（一）检查原理

本法系以酶联免疫法（ELISA）测定供试品中的乙型肝炎病毒表面抗原（HBsAg）含量，并以参考品为标准，采用双平行线分析法计算供试品的相对效力，属于标记免疫化学法检查方法，即将固相载体上抗原-抗体的特异性反应与酶催化底物相结合而对供试品中待测物进行定性或定量分析的方法。根据检测目的和操作步骤不同，ELISA 一般可分为直接法、间接法、竞争法和夹心法。主要适用于生物原料药或制剂的鉴别试验、纯度与杂质分析、含量或生物活性/效价测定等。

《中国药典》（2020 年版）四部收载了通则 3500 生物活性/效价测定法，其中通则 3501 介绍了重组乙型肝炎疫苗（酵母）体外相对效力检查法。

（二）检查方法

1. 试剂

（1）PBS（pH7.2）　称取氯化钠 8.850g、磷酸二氢钠（$NaH_2PO_4 \cdot 2H_2O$）0.226g 和磷酸氢二钠（$Na_2HPO_4 \cdot 12H_2O$）1.698g，加适量水溶解，调 pH 值至 7.2，加水稀释至 1000ml。

（2）供试品处理液　量取 20% 二乙醇胺 1.25ml 和 10% Triton X-100 0.20ml，加 PBS 8.55ml，混匀备用。

（3）供试品稀释液　称取牛血清白蛋白 10.0g，加 PBS 溶解并稀释至 1000ml，备用。

2. 参考品溶液及供试品溶液的制备

精密量取参考品及供试品溶液各 0.1ml，分别加入 0.1ml 供试品处理液，加盖混匀，在 20～28℃ 静置 30～35 分钟。将处理后的参考品和供试品溶液分别以供试品稀释液进行适当稀释，稀释后取 1∶2000、1∶4000、1∶8000、1∶16000、1∶32000 及其他适宜稀释度进行测定，每个稀释度做双份测定。阴性对照为供试品稀释液（双份），阴性对照和阳性对照均不需稀释。

3. 检查器材

若为全自动化检测，所用仪器为全自动酶免疫分析仪；若为半自动化检测，所用仪器主要有酶标仪、恒温箱或水浴箱、微孔振荡器、微量移液器（20μl）、天平、量筒等。

4. 检测步骤

如使用商品化试剂盒，按试剂盒使用说明书操作；如使用自制试剂，按各品种或通则项下的规定操作，操作步骤一般如下：

（1）包被　包被是指用适宜的缓冲液将抗原或抗体按适宜比例稀释，选择适宜的温度和时间吸附至固相载体上的过程。常用的包被缓冲液有碳酸盐缓冲液、Tris-HCl 缓冲液和磷酸盐缓冲液等；常用的固相载体有微孔板、管、磁颗粒、微珠、塑料珠等；固相载体原料一般有聚苯乙烯、尼龙、硝基纤维素、聚乙烯醇等。包被易受抗原/抗体浓度、固相载体原料、包被缓冲液、包被温度、包被时间等因素的影响，应评估确定适宜的包被条件。

（2）洗涤　在 ELISA 实验过程中多个阶段会涉及洗涤步骤，在包被、封闭、供试品或酶标试剂加样孵育后均需洗涤。常用的洗涤液有磷酸盐缓冲液或咪唑缓冲液，缓冲液中一般添加有聚山梨酯 20。洗涤模式有手工洗涤及仪器洗涤，在方法开发时应评估不同洗涤模式的洗涤效果，并确定最佳模式。

（3）封闭　在洗涤去除未结合的包被抗原或抗体后，加入封闭液可降低非特异性结合。常用的封闭液有牛血清白蛋白、脱脂奶粉、明胶、酪蛋白、马血清、牛血清、聚山梨酯 20 等。封闭液的选择受抗原/抗体、固相载体、包被缓冲液、供试品稀释液等因素的影响，需根据具体的实验条件选择适宜的封闭液。

（4）供试品前处理　试验过程中，必要时应通过供试品前处理去除其中的非特异性干扰物质，并评估前处理步骤是否会引起供试品本身变性或引入新的干扰物质。

（5）加样　选择适宜量程的移液器将供试品、标准品和（或）酶标试剂按设定体积加入已包被的固相载体中。移液过程中应注意避免交叉污染、泡沫或气泡的产生。应根据加入液体的黏度选择适宜的吸头，避免非特异性吸附影响加液的准确性。

（6）孵育　在加入样品或反应试剂后需进行孵育。在方法开发时，应确定各孵育步骤的最佳条件，包括干/湿孵育条件、孵育时间、温度和是否需要旋转或振摇等。

（7）信号检测　根据使用的标记酶和底物不同，最终产生的检测信号不同，常见的有颜色反应、化学发光和荧光。

（8）数据分析

① 定性分析　一般可通过设定临界值来判定供试品中待测物的存在与否，报告结果为"阴性"与"阳性"或"有反应"与"无反应"。设定临界值的一般方法有标准差比率法（SDR）、供试品对阴性比值法（TNR）、以阴性对照均值＋2SD 或 3SD 法、百分位数法、受试者工作特性（ROC）曲线法等。不同方法设定的临界值会存在一定差异，应根据具体的检测方法选择适宜的临界值，以确保检测方法具备合适的灵敏度和特异性。

② 定量分析　通常是将供试品结果带入由同法试验的已知浓度标准品制备的标准曲线计算而得，报告结果为量值。数据处理可采用简单的线性模型，也可选择复杂的非线性模型，需视实验设计及预期用途而定。必要时，应报告测定结果的置信区间。

5. 结果判断

以参考品为标准，重组乙型肝炎疫苗（酿酒酵母）供试品相对效力应不小于 0.5，重组乙型肝炎疫苗（汉逊酵母）供试品相对效力应不小于 1.0（通则 3501），判为合格。

知识链接

微量移液器使用注意事项

常见的错误操作：

（1）吸液时，移液器本身倾斜，导致移液不准确（应该垂直吸液，慢吸慢放）。

（2）装配吸头时，用力过猛，导致吸头难以脱卸（无需用力过猛，选择与移液器匹配的吸头）。

（3）平放带有残余液体吸头的移液器（应将移液器挂在移液器架上）。

（4）用大量程的移液器移取小体积样品（应该选择合适量程范围的移液器）。

（5）直接按到第二档吸液（应该按照上述标准方法操作）。

（6）使用丙酮或强腐蚀性的液体清洗移液器（应该参照正确清洗方法操作）。

三、相关要求

1. ELISA 法测定疫苗生物活性时的注意事项

（1）涉及使用疫苗时，严格做好使用记录。

（2）微量移液器在使用时要注意操作规程。加样不可太快，要避免加在孔壁上部，不可溅出和产生气泡。加样太快，无法保证微量加样的准确性和均一性。加在孔壁上部的非包被区，易导致非特异吸附，从而引起非特异显色。溅出会对邻近孔产生污染。出现气泡则反应液界面有差异。

（3）酶联免疫法检测时，要注意避免酶标板孔之间污染，产生假阳性。

（4）废物需做无害化处理。

2. 疫苗生物活性检定法注意事项

（1）疫苗有摇不散的块状物、疫苗容器有裂纹、标签不清或过期失效者，均不作为检测对象。

（2）实验用疫苗于 2～8℃下避光保存。

（3）试验时的室温应保持在 20～30℃，过高或过低均可影响试验结果。

第三节　岗位任务模拟

一、任务描述

某药品检定机构要对某企业生产的重组乙型肝炎疫苗（酵母）进行体外相对效力检查，假如你是岗位化验员，请模拟完成一天工作。

二、任务实施

（一）查一查

查阅《中国药典》（2020年版）三部重组乙型肝炎疫苗（啤酒酵母）"检定"项下成品检定。

取待检品，依法检查（通则3501），重组乙型肝炎疫苗（酿酒酵母）供试品相对效力应不小于0.5，重组乙型肝炎疫苗（汉逊酵母）供试品相对效力应不小于1.0，判为合格。

（二）做一做

1. 设计工作流程

实验前准备→加样→温育（37℃，60分钟）→洗涤（PBS-T缓冲液洗涤5次）→加酶标抗体（50μl）→温育（37℃，30分钟）→洗涤（PBS-T缓冲液5次）→显色→终止→结果判断。

2. 检验准备

按检查方法中的具体要求制备pH7.2的PBS溶液、供试品处理液、供试品稀释液，处理好的参考品及供试品分别以供试品稀释液进行稀释，制备成1：2000、1：4000、1：8000、1：16000、1：32000及其他适宜稀释度进行测定，每个稀释度要求做双份测定。阴性对照为供试品稀释液（双份），阴性对照和阳性对照均不需稀释。

3. 操作步骤（商品化试剂盒操作步骤）

（1）平衡 将各组分从试剂盒中取出，平衡至室温，微孔板开封后，余者及时以自封袋封存。

（2）编号 取所需数量微孔固定于支架，按序编号。

（3）稀释 每孔加入20μl样品稀释液。

（4）加样 分别在相应孔中加入100μl待测样本、阴/阳性对照物。

（5）温育 置37℃温育60分钟。

（6）洗涤 用PBS-T缓冲液充分洗涤5次，洗涤后扣干，每次应保持30~60秒浸泡时间。

（7）加酶 每孔加入酶标剂抗体50μl。

（8）温育 置37℃温育30分钟。

（9）洗涤 用PBS-T缓冲液充分洗涤5次，洗涤后扣干，每次应保持30~60秒的浸泡时间。

（10）显色 每孔加底物A、底物B各50μl，轻轻振荡混匀，37℃暗置30分钟。

（11）终止 每孔加入终止液50μl，混匀。

（12）测定 测定试剂盒阴性和阳性对照的吸光度均值应在试剂盒要求范围内，试验有效。3次测定的数据均用量-反应平行线测定法计算相对效力。以3次相对效力的几何均值为其体外相对效力。

4. 结果判断

正确判断检验结果，书写检验记录，给出检验结论，发放检验报告（模板见附录18）。

5. 清理实验场所

（1）清理废弃物 实验后应妥善处理使用的试剂盒和其他有害废弃物，做好书面记录和存档。

（2）清洁消毒场所　先用清洁毛巾擦净台面、设备表面、地面直至干净，再用消毒棉球对台面、设备表面、地面表面进行消毒。完成后，填写《洁净室清洁消毒记录》。

🌱 知识拓展

疫苗的"一生"

一、疫苗的诞生过程

（一）疫苗研发

通常，一个疫苗从研发到上市要经过 8 年甚至 20 多年漫长的研发历程。主要包括以下几个阶段：临床前研究、申报临床、临床试验机构申请、注册临床试验。

1. 临床前研究

临床前研究一般包括毒株、细胞筛选、培育及传代过程中的稳定性研究；探索工艺质量稳定性；建立动物模型等。在初步提示工艺可控、质量稳定及安全有效的前提下，可向国家药品监督管理部门申请进行临床试验。

2. 申报临床

企业申请预防用疫苗临床试验，需向国家药品监督管理部门报送药学、药理毒理学、临床等不同专业的研究资料，包括疫苗毒株/细胞种子库建立、生产工艺研究、质量研究、稳定性研究、动物安全性评价和有效性评价以及临床试验方案等。

3. 临床试验机构申请

企业获发疫苗临床批件后，要根据国家《一次性疫苗临床试验机构资格认定管理规定》选择符合要求的临床研究现场和临床研究者，并向监管部门提出疫苗一次性临床试验机构认定申请。国家药品监督管理部门组织认证查验专家组对疫苗临床试验机构进行现场检查，符合要求的，国家药品监督管理部门核发一次性临床试验机构批件，方可进行临床试验。

4. 注册临床试验

一般分为Ⅰ/Ⅱ/Ⅲ期三个研究阶段。国家对疫苗人体临床试验有严格的管理规定，包括《药物临床试验质量管理规范》《疫苗临床试验质量管理指导原则》《伦理委员会药物临床试验伦理审查工作指导原则》《药品不良反应报告和监测管理办法》《疫苗临床试验技术指导原则》《临床试验数据管理工作技术指南》等。各期临床试验从人员到现场以及监查都有严格的标准操作程序（SOP）要求。

Ⅰ期临床试验：初步考察人体安全性，一般受试者为几十至百例。

Ⅱ期临床试验：主要进行疫苗的剂量探索研究，以及初步的有效性评价并考察进一步扩大人群后的安全性。一般受试者为几百到上千例。

Ⅲ期临床试验：采用随机、盲法、安慰剂对照（或对照苗）设计，全面评价疫苗的有效性和安全性，一般受试者为数千到几万例不等。

（二）疫苗上市

完成疫苗临床试验后，企业需按照《药品注册管理办法》规定提交申报生产的研究资料。经生物制品药学、药理毒理学、临床及生物统计等相关领域专家审评，认为疫苗安全、有效、质量可控，并经临床数据核查后，国家药品监督管理部门即发给企业生产现场检查通知。企业要在 180 天内准备好符合 GMP 要求的生产车间，在检查组检查期间进行三批生产车间系统验证，三批疫苗一致性系统验证，验证均为生产全过程的系统性动态验证。检查组将对三批检查期间的产品现场封样，送中检院检定。待中检院检定合格后，国家药品监督管理部门将现场动态检查结果、中检院检定结果，与注册审评意见进行三合一综合评价，对认为安全、有效、工艺真实、质量可控的疫苗，将给企业核发生产批件，附带质量标准、生产工艺和使用的说明书/标签。

（三）疫苗生产

疫苗企业的生产流程通常包括培养扩增、纯化、配制、灌装等，除进行自检外，还需中检院进行批签发后才可以上市。

二、理性看待疫苗的不良反应

预防接种不良反应是指由疫苗本身所固有的特性引起的，包括局部反应和全身反应，一般不会造成生理和功能障碍。局部反应是在接种疫苗后当天局部出现红、肿、热、痛，一般 2～3 天消退。全身反应包括发热，少数人在接种疫苗后 8～12 小时体温升高，一般在 38.5℃ 以下；烦躁、易激怒；食欲减退；腹泻、呕吐；皮疹，但较轻微；嗜睡。

疫苗的不良反应有时并不是疫苗所导致的，而是其他疾病的偶合反应。如受种者正处于某种疾病的潜伏期或前驱期，存在尚未发现的基础疾病，接种后巧合发病，这与疫苗本身无关，仅在时间顺序上形成了巧合关联，不能把这种不良事件归罪于疫苗。

预防接种是控制乃至消灭传染病最有效、最经济、最便捷的公共卫生干预措施，它带来的利益远大于风险，我们要正确看待其不良反应，为了减少疫苗不良反应，必须要对接种者及家属充分地知情告知，还要进行禁忌证筛查、预检等，进行疫苗知识的科普，让大家更全面、科学地认识疫苗及预防接种。

知识回顾

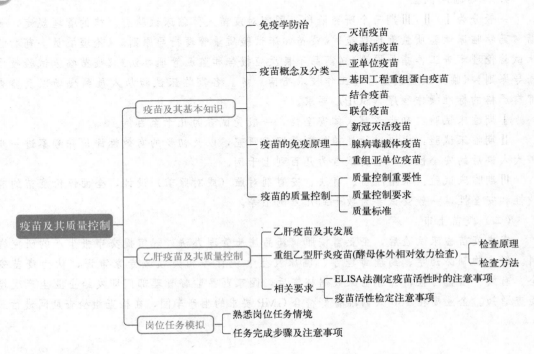

目标检测

一、选择题

（一）单选题

1. 灭活疫苗稳定性好亦较安全，但一般需要接种（　　）次。

A. 1　　　　　　　　　B. 2　　　　　　　　　C. 1~2

D. 2~3　　　　　　　　E. 3 次以上

2. 下列哪种疫苗是第一类疫苗。（　　）

A. 水痘疫苗　　　　　　B. 乙脑疫苗　　　　　　C. 口服轮状病毒疫苗

D. 肺炎疫苗　　　　　　E. B 型流感嗜血杆菌疫苗

3. 试验时的室温应保持在（　　），过高或过低均可影响试验结果。

A. 2~8℃　　　　　　　B. 8~16℃　　　　　　　C. 18~30℃

D. 20~30℃　　　　　　E. 37℃

4. 实验用疫苗于（　　）下避光保存。

A. 2~8℃　　　　　　　B. 0℃　　　　　　　　　C. 25℃

D. 4~10℃　　　　　　　E. -4℃

5. 下述对人工被动免疫描述不正确的是（　　）。

A. 免疫力出现快　　　　B. 维持时间短　　　　　C. 免疫力出现慢

D. 接种制剂为抗体　　　E. 抗毒素为人工被动免疫制剂

6. 注射哪种物质可使机体快速获得特异性免疫力。（　　）

A. 乙肝疫苗　　　　　　B. 卡介苗　　　　　　　C. 白喉类毒素

D. 白喉抗毒素　　　　　E. 麻疹疫苗

（二）多选题

1. 疫苗减毒方法有（　　）。

A. 体内、外传代减毒　　B. 低温培养筛选　　　　C. 高温灭活

D. 插入失活　　　　　　E. 诱变减毒

2. 疫苗种类主要有（　　）。

A. 灭活疫苗　　　　　　B. 减毒活疫苗　　　　　C. 亚单位疫苗

D. 结合疫苗　　　　　　E. 基因工程重组蛋白疫苗

3. 减毒活疫苗有哪些特点。（　　）

A. 接种次数少　　　　　B. 免疫力持久　　　　　C. 接种量小

D. 接种次数多　　　　　E. 不易保存

4. 灭活疫苗有哪些特点。（　　）

A. 接种次数少　　　　　B. 免疫力持久　　　　　C. 接种量小

D. 接种次数多　　　　　E. 易保存

5. 用于人工被动免疫的制剂是（　　）。

A. 抗毒素　　　　　　　B. 免疫球蛋白　　　　　C. 类毒素

D. 外毒素　　　　　　　E. 抗狂犬病病毒血清

6. 下述对疫苗质量标准要点描述正确的是（　　　）。

A. 各品种每项质量标准均应有相应的检查方法，方法必须具有可行性和可再现性，并有明确的判定标准

B. 疫苗的有效性检测包括有效成分和效力的测定

C. 使用了防腐剂的制品，其质量控制应符合《中国药典》（2020 年版）的相关要求，添加量应在有效抑菌范围内采用最小加量

D. 应对疫苗的无菌、热原、内毒素及异常毒性进行检查

E. 疫苗残留杂质的控制主要包括残留宿主蛋白、残留抗生素、残留有机溶剂、化学试剂

二、简答题

1. 简述何为疫苗。简述疫苗有哪些主要类型。

2. 简述利用 ELISA 法检测重组乙型肝炎疫苗（酵母）体外相对效力的原理。

3. 简述疫苗的免疫保护原理。

4. 简述何为疫苗批签发制度。

附录 检验记录与报告样表

附录 1 培养基配制原始记录（脱水培养基）

名称：　　　　　　　　配制量：　　　　　　　　批号：

称取干燥培养基　　　克，加水　　　毫升，加热溶解、过滤、分装、高压灭菌，即得。

消毒锅压力与温度

灭菌时间　　　时　　　分至　　　时　　　分

指示剂（化学指示剂）熔点用 3M 公司消毒指示带白→黑"十"

（生物指示剂）培养结果

操作者：　　　　　　　　校对者：

日　期：　　　　　　　　日　期：

备注：用留底温度计测试高压锅灭菌效力

　　里左　　　℃、里右　　　℃

　　中间　　　℃

　　外左　　　℃、外右　　　℃

配制人：

日　期：　　　　　　校对者：

　　　　　　　　　　　日　期：

附录 2　净化室浮游菌测试原始记录（A 级洁净度）

第　页　共　页　　温度（℃）：　　相对湿度（%）：

净化室浮游菌测试百级洁净度

采样速率：100L/min，采样时间：10min，采样量：1000L（即 1m³）

平均浓度（cfu/m³）＝菌落数/采样量＝菌落数（cfu/m³），GMP 标准规定：活微生物数应≤1 个/m³

测试条件						
测试状态						
采样点编号						
菌落数/cfu						
平均浓度/(cfu/m³)						
结论	浮游菌　□符合　□不符合　GB/T 16293—2010 标准之规定					

检验者：　　　　　　　　　　　　　　　　　　　校对者：

日期：　　　　　　　　　　　　　　　　　　　　日期：

附录 3　净化室浮游菌测试原始记录（C 级洁净度）

温度（℃）：　　　　相对湿度（%）：

净化室浮游菌测试万级洁净度　　　　　　　

测试条件　　采样速率：100L/min，采样时间：5min，采样量：500L(即 0.5m³)
平均浓度(cfu/m³)＝菌落数(采样量(cfu/m³)＝菌落数＝2×菌落数，GMP 标准规定：活微生物数应≤100 个/m³

测试状态								
采样点编号								
菌落数/cfu								
平均浓度/(cfu/m³)								
采样点编号								
菌落数/cfu								
平均浓度/(cfu/m³)								

结论　浮游菌　□符合规定　□不符合规定　GB/T 16293—2010 标准之规定

检验者：
日期：

校对者：
日期：

附录 4　沉降菌测试报告书

测试单位	
环境温度/℃	
相对湿度/%	
静压差/Pa	
培养基批号	
培养温度/℃	
测试依据	
测试项目	沉降菌

数据记录：

检验结论：

检验人：　　　　　复核人：　　　　　检验日期：

附录5 微生物限度检查原始记录表（简单版）

编码：HAMF RD 02 003

检品名称_____ 批号_____ 生产车间_____

检验日期： 报告日期： 紫外消毒时间_____ 至_____

供试品液制备：取供试品_____，加入90ml灭菌水中，摇匀。

需氧菌总数

培养基名称：		培养温度30～35℃			培养时间： 天	
稀释倍数	10^{-1}	10^{-2}	10^{-3}	阴性对照	判定
碟号 1					
碟号 2					
平均菌落数					

霉菌和酵母菌总数

培养基名称：		培养温度20～25℃			培养时间： 天	
稀释倍数	10^{-1}	10^{-2}	10^{-3}	阴性对照	判定
碟号 1					
碟号 2					
平均菌落数					

大肠杆菌

阳性对照		含菌量		接种量	
供试品稀释倍数		10^{-1}	革兰染色镜检		判定
增菌培养	培养基名称		MUG	MUG	
	温度	36℃±1℃			
	时间	24h	生化培养 36℃±1℃		
分离培养	培养基名称		I	24h	
	温度	36℃±1℃	M	48h	
	时间	18～24h	V-P	48h	
纯培养	培养基名称		C	48～72h	
	温度	36℃±1℃	阳性对照		
	时间	18～24h	阴性对照		
结论					

检验人_____ 复核人_____

附录6 微生物限度检查记录（完整版）

检品名称		来源	
检品规格		生产批号	
检品数量		包装和外观	
温度		湿度	
检验项目1	微生物总数检查	检验日期	
检验依据	《中国药典》(2020年版)四部		
检验方法	平皿法		
供试液制备	称取供试品( )g至( )ml pH7.0无菌氯化钠-蛋白胨缓冲溶液中,成1:10供试液;取1ml 1:10供试液,用无菌氯化钠-蛋白胨缓冲溶液依次做10倍递增稀释,分别成1:100和1:1000供试液		

检验结果	需氧菌总数 (胰酪大豆胨琼脂培养基; 30～35℃培养3～5天)				霉菌和酵母菌总数 (沙氏葡萄糖琼脂培养基; 20～25℃培养5～7天)			
	10^{-1}	10^{-2}	10^{-3}	阴性对照	10^{-1}	10^{-2}	10^{-3}	阴性对照
1								
2								
平均值								
结果								
检验结论								

检验人：　　　　　　　　　　　　复核人：

检验项目2	耐胆盐革兰阴性菌检查			
增菌培养	称取供试品(10)g至(90)ml胰酪大豆胨液体培养基中成1:10供试液,混匀。在20～25℃培养,培养时间约2小时			
定性试验操作	取相当于1g或1ml供试品的上述预培养物(10ml)接种至(90ml)肠道菌增菌液体培养基中,30～35℃培养24～48小时后,划线接种于紫红胆盐葡萄糖琼脂培养基平板上,30～35℃培养18～24小时			
紫红胆盐葡萄糖琼脂培养基平板	供试品	阴性对照	阳性对照	结果判定标准
				如平板上无菌落生长,判未检出耐胆盐革兰阴性菌;有菌落,做定量实验
检验结果	□ 检出革兰阴性菌　　□ 未检出革兰阴性菌			
定量试验	取相当于0.1g、0.01g和0.001g(或0.1ml、0.01ml和0.001ml)供试品的预培养物或其稀释液,分别接种至适宜体积肠道菌增菌液体培养基中,30～35℃培养24～48小时。上述每一培养物分别划线接种于紫红胆盐葡萄糖琼脂培养基平板上,30～35℃培养18～24小时			

检验结果	cfu/g
检验结论	

检验人：　　　　　　　　　　　　　　　　　复核人：

检验项目 3	大肠埃希菌检查
增菌培养	取供试品制成 1：10 供试液,取相当于 1g 或 1ml 供试品的供试液,接种至 90ml 胰酪大豆胨液体培养基中混匀,30～35℃培养 18～24 小时
选择和分离培养	取上述预培养物 1ml 接种至 100ml 麦康凯液体培养基中,42～44℃培养 24～48 小时。取麦康凯液体培养物划线接种于麦康凯琼脂培养基平板上,30～35℃培养 18～72 小时

麦康凯琼脂平板	供试品	阴性对照	阳性对照	结果判定标准
				平板上有菌落生长,应进一步做鉴定试验;无菌落生长,则未检出

检验结果	□ 检出　　□ 未检出　　　□ 需进一步鉴定
标准规定	不得检出
检验结论	

检验人：　　　　　　　　　　　　　　　　　复核人：

检验项目 4	沙门菌检查
增菌培养	取 10g 或 10ml 供试品直接或处理后接种至(　　)ml 胰酪大豆胨液体培养基中,混匀,30～35℃培养 18～24 小时
选择和分离培养	取上述预培养物 0.1ml 接种至 10ml RV 沙门菌增菌液体培养基中,30～35℃培养 18～24 小时。取少量 RV 沙门菌增菌液体培养物划线接种于木糖赖氨酸脱氧胆酸盐琼脂培养基平板上,30～35℃培养 18～48 小时

木糖赖氨酸脱氧胆酸盐平板	供试品	阴性对照	阳性对照	木糖赖氨酸脱氧胆酸盐平板特征
				菌落为淡红色或无色、透明或半透明、中心有或无黑色

检验结果	□ 未检出　　　□ 疑似菌落
三糖铁琼脂平板	用接种针挑选疑似菌落于三糖铁琼脂培养基高层斜面上进行斜面和高层穿刺接种,培养 18～24 小时
判定标准	三糖铁琼脂培养基的斜面为红色、底层为黄色或斜面为黄色、底层为黄色或黑色,应进一步进行适宜的鉴定试验;若平板上没有菌落生长,或三糖铁琼脂培养基的斜面未见红色、底层未见黄色,或斜面黄色、底层未见黄色或黑色,判供试品未检出沙门菌
检验结果	□ 未检出　　　□ 检出
标准规定	不得检出
检验结论	

检验人：　　　　　　　　　　　　　　　　　复核人：

附录 7　微生物限度检查报告单

检品名称		批号		规格	
来源		检验日期		报告日期	

检验标准	《中国药典》(2020 年版)四部通则 1107

检验依据	非无菌产品微生物限度检查微生物计数法操作规程
	非无菌产品微生物限度检查控制菌检查法操作规程

指标		国家标准	检验结果	单项判断
微生物计数	需氧菌总数			
	霉菌和酵母菌计数			
控制菌	耐胆盐革兰阴性菌			
	大肠埃希菌			
	沙门菌			

结论	的微生物限度检查 □　符合规定 □　不符合规定

报告者：　　　　　　　　复核者：　　　　　　　审核者：

编码：HAMF RD 02 004

检品名称＿＿＿＿＿＿＿　批号＿＿＿＿＿＿＿　生产车间＿＿＿＿＿＿＿

检验日期：　　　　报告日期：　　　紫外消毒时间＿＿＿＿＿至＿＿＿＿＿

检验依据	□《中国药典》（2020 年版） □其他：
供试品液制备	□ 常规法供试品　　瓶（支）　　0.9%无菌氯化钠溶液　　　毫升 □ 非水溶性供试品　　瓶（支）　　加乳化剂　　克（或毫升） □ 其他制备法　　瓶（支）
仪器型号及编号	超净工作台　　　　　　　　　　仪器编号： 浮游菌采样器　　　　　　　　　仪器编号： 需氧菌培养箱（35℃）　　　　　仪器编号： 霉菌培养箱（25℃）　　　　　　仪器编号： 集菌仪　　　　　　　　　　　　型号： 一次性全封闭集菌培养器　　　　批号：

培养基制备及培养条件：
硫乙醇酸盐流体培养基批号：　　　　配制日期：
培养箱型号：　　　　　　　　　　　培养温度：　　　℃
胰酪大豆胨液体培养基批号：　　　　配制日期：
培养箱型号：　　　　　　　　　　　培养温度：　　　℃

接种量：　　　阳性对照　　　阴性对照：　　　本底对照：

薄膜过滤法：　滤膜冲洗液用量毫升

培养时间/天	1	2	3	4	5	6	7	8	9	10	11	12	13	14	备注
硫乙醇酸盐流体培养基															
胰酪大豆胨液体培养基															
阳性对照															
阴性对照															
结论	本品按　　无菌检查法检查，结果　　规定。														

检验人＿＿＿＿＿＿　　　复核人＿＿＿＿＿＿

附录9 无菌检查报告单

检品名称		批号		规格	
来源		检验日期		报告日期	

检验标准	《中国药典》(2020年版)四部通则1101
检验依据	无菌检查法操作规程

指标	国家标准	检验结果	单项判断
需氧/厌氧菌			
真菌			
结论		的无菌检查 □ 符合规定 □ 不符合规定	

报告者：　　　　　　　　　　复核者：　　　　　　　　　　审核者：

附录 10 热原检查原始记录

温度（℃）：　　　　相对湿度（%）：

样品编号		样品名称	
规格		批号	
生产国及厂家名称			
检验依据			
天平型号		仪器编号	

溶液制备	制备方法： 注射剂量＿＿＿＿＿＿＿＿＿＿ml/kg
检查结果	
标准规定	
结论	□（均）符合规定　　□（均）不符合规定

检验者：	校对者：	审核者：
日期：	日期：	日期：

附录 11 细菌内毒素测定原始记录

温度（℃）：　　　　　相对湿度（%）：

样品编号		样品名称	
批号		规格	
生产国及厂家名称			
检验依据			
检验方法	□凝胶法　□光度法　□其他		
仪器型号		仪器编号	
天平型号		仪器编号	
鲎试剂	生产单位： 批号：　规格：　　　　ml/支		
细菌内毒素标准品	□国家标准品　　　□工作标准品 来源：□中国药品生物制品检定所 　　　□其他： 批号：　　　标定效价：　　EU/支		
细菌内毒素检查用水	生产单位： 批号：		
细菌内毒素标准品溶液配制			

样品溶液 配制	
含标准内毒素的 样品溶液配制	
实验结果	
标准规定	
结论	□ (均)符合规定　　□ (均)不符合规定

检验者：　　　　　　　　　　校对者：　　　　　　　　　审核者：
日期：　　　　　　　　　　　日期：　　　　　　　　　　日期：

附录 12 异常毒性检查原始记录

温度（℃）：　　　　　相对湿度（％）：

样品编号		样品名称	
规格		批号	
来源			
检验依据			
天平型号		仪器编号	
动物称重 天平型号		仪器编号	

实验动物：

□小鼠　　　性别：　　　来源：　　　合格证号：

□豚鼠　　　性别：　　　来源：　　　合格证号：

药液配制：

给药途径：　　　　给药速度：　　　　给药量：

实验结果	类别	标记	给药前体重/g	给药后即时反应	给药后　　天	
					体重/g	一般情况
	小鼠					
	豚鼠					

结论　　□(均)符合规定　　□(均)不符合规定

检验者：　　　　　校对者：　　　　　审核者：

日　期：　　　　　日　期：　　　　　日　期：

温度（℃）：　　　　　相对湿度（%）：

样品编号		样品名称	
规格		批号	
来源			
检验依据			
仪器型号		仪器编号	
天平型号		仪器编号	
动物称重天平型号		仪器编号	

动物：　　　　性别：　　　　体重：

麻醉剂：

麻醉剂量：

溶液制备	麻醉剂：
	抗凝剂：
	磷酸组胺对照品：　　　批号：　　　来源：
	样品溶液制备：

实验结果	磷酸组胺对照品灵敏度试验： 基础血压：　　　　　　　　走纸速度： 样品降压物质检查：
标准规定	
结论	□（均）符合规定　　□（均）不符合规定

检验者：	校对者：	审核者：
日期：	日期：	日期：

附录 14　药品过敏反应检查检验报告样表

检品名称		生产厂家	
检品规格		生产批号	
检品数量		检验项目	
检测环境		温、湿度	
检测日期		报告日期	
检验人		复核人	
检测依据			
实验动物	数量 来源 性别 体重		
检验结果	第1组:豚鼠　只;致敏前体重　　　;激发前体重　　　; 14日激发后有过敏反应症状　只; 过敏症状: 21日激发后有过敏反应症状　只; 过敏症状: 第2组:豚鼠　只;致敏前体重　　　;激发前体重　　　; 14日激发后有过敏反应症状　只; 过敏症状: 21日激发后有过敏反应症状　只; 过敏症状:		

检品名称		生产厂家	
检品规格		生产批号	
检品数量		检验项目	
检测环境		温、湿度	
检测日期		报告日期	
检验人		复核人	
检测依据			
检验结果	1. 供试品组： 溶液颜色： 管底有无细胞残留： 溶液中有无棕红色或红棕色絮状沉淀： 2. 阴性对照组： 溶液颜色： 管底有无细胞残留： 溶液中有无棕红色或红棕色絮状沉淀： 3. 阳性对照组： 溶液颜色： 管底有无细胞残留： 溶液中有无棕红色或红棕色絮状沉淀： 4. 供试品对照组： 溶液颜色： 管底有无细胞残留： 溶液中有无棕红色或红棕色絮状沉淀： 结论：		

温度（℃）：　　　　相对湿度（%）：

样品编号		样品名称	
批号		规格	
检验依据			
生产国及 厂家名称			
菌名	□ 枯草芽孢杆菌 CMCC(B)63501　□ 短小芽孢杆菌 CMCC(B)63202 □ 藤黄微球菌 CMCC(B)28001　□ 其他		
浓度		加菌量	
培养基	□Ⅰ号培养基　□Ⅱ号培养基　□其他 批号：		
磷酸盐缓 冲液 pH 值	□pH7.8　　　□pH6.0　　　　□其他		
仪器型号	CAM-Ⅲ智能型抑菌圈测定仪	仪器编号	
天平型号		仪器编号	
培养箱类型	培养箱(　　℃)	仪器编号		培养时间	小时

<table>
<tr><td>标准品制备</td><td>标准品名称：　　　　　效价：

批号：　　　　　　　　来源：</td></tr>
<tr><td rowspan="2">供试品制备</td><td>取样量：　　　　　稀释</td></tr>
<tr><td></td></tr>
</table>

检验数据及结果	
结论	□ (均)符合规定 □ (均)不符合规定

检验者：　　　　　　　　　　校对者：　　　　　　　　　审核者：

日　期：　　　　　　　　　　日　期：　　　　　　　　　日　期：

附录 17 抗生素微生物检定报告单

检品名称		批号		规格	
来源		检验日期		报告日期	
检验标准		《中国药典》(2020 年版)四部通则 1201			
检验依据		抗生素微生物检定法操作规程			
指标	国家标准		检验结果		单项判断
可靠性检验结果					
效价					
可信限率					
结论		的效价 □ 符合规定 □ 不符合规定			

报告者：　　　　　复核者：　　　　　审核者：

附录 18 重组乙型肝炎疫苗（酵母）体外相对效力检查报告表

检品名称		生产厂家	
检品规格		生产批号	
检品数量		包装和外观	
室温		湿度	
检品生产单位			
检验项目			
检验人		复核人	
检测依据	《中国药典》(2020 年版)( )部,通则( )		

检验结果	阴性对照组吸光度	阳性对照组吸光度	相对效力		
			1	2	3

结果判断依据	以参考品为标准,供试品相对效力应不小于 0.5,判为合格
结果判断	

目标检测答案

第一章　初识药品生物检测

一、选择题

（一）单选题

BAADA　AEA

（二）多选题

ABCDE　ABC　ABCDE　ABCE　ABCDE

二、判断题

××××√√√√√

案例分析 1 参考

1. 不一样。乙的效能高于甲的。

原因：根据效价的定义，同类物质的效价越高，表明其生物活性越高。

2. 不能。因为胰岛素与维生素 A 属于不同类物质，其作用机制不同，效价的单位不同，故不同通过直接比较效价的高低来判断其质量与效能的高低。

案例分析 2 参考

1. $0.0345 mg/U \times 90U = 3.105 mg$

2. $90/27 = 3.33 mg$

第二章　培养基及其制备

一、单选题

BACBA　ABEAA　CEBCB

二、多选题

ABCD　ABC　ABCD　ABCD　ACDE

三、判断题

×√×√√√××××

第三章　GMP 中洁净区（室）的环境监测

一、选择题

（一）单选题

DCEAE　BACBD

（二）多选题

ABCDE　ABCD　BCDE　BCD　ABCDE

二、判断题

×√√√×√√√×√

三、简答题

采样点一般在离地面 0.8m 高度的水平面上均匀布置。采样点多于 5 个时，也可以在离地面 0.8～1.5m 高度的区域内分层布置，但每层不少于 5 个。采样点的布置还可根据需要在生产及工艺关键操作区增加。

案例分析 1 参考

$\sqrt{50}=7.07$，最少采样点应为 8 个。

A、B 采样点的平均悬浮粒子浓度分别为：

$$A_A=\frac{c_1+c_2+c_3}{3}=\frac{258107+246394+283642}{3}=262714/m^3$$

$$A_B=\frac{c_1+c_2+c_3}{3}=\frac{273542+269714+257962}{3}=267073/m^3$$

洁净室（区）平均粒子浓度为：

$$M=\frac{A_1+A_2}{L}=\frac{262714+267073}{2}=264894/m^3$$

标准差为：$SE=\sqrt{\frac{(262714-264894)^2+(267073-264894)^2}{2\times1}}=2179$

$UCL=M+tSE=264894+6.31\times2179=278643$ 粒/m^3

根据 GMP 车间悬浮粒子洁净度级别的评定标准规定，C 级洁净区 0.5μm 以上悬浮粒子不得超过 352000/m^3，所以该 GMP 车间 0.5μm 以上悬浮粒子符合 GMP 标准。

案例分析 2 参考

平均菌落数为：$\overline{M}=\frac{3+4}{2}=3.5$ 个

根据洁净室（区）沉降菌的评定标准规定，B 级洁净区标准（平均）菌落数不得超过 5 个，所以该测试点符合标准。

案例分析 3 参考

平均浓度（个/m^3）$=\frac{菌落数}{采样量}=\frac{1个}{0.5m^3}=2$ 个/m^3

第四章　微生物限度检查

一、选择题

（一）单选题

AAACD　DCBDC　ECEAB　AACED

（二）多选题

ABC　ABCDE　ABCDE　ABD　BC

二、判断题

√×√√√×√√√√√×××√×√√

案例分析1参考

各品种项下规定的需氧菌总数、霉菌和酵母菌总数标准的解释：

1. 10^1 cfu：可接受的最大菌数为 20；

2. 10^2 cfu：可接受的最大菌数为 200；

3. 10^3 cfu：可接受的最大菌数为 2000，依此类推。

第五章　无菌检查

一、选择题

（一）单选题

DDABA　DCAAD　BAAAB　AEBAA

（二）多选题

ABCE　AB　CE　ABCDE　ABCDE　ABCE　BE　ABCE　BE　ABC

二、判断题

√×√×√√×√×

案例分析1参考

1. 薄膜过滤法。

2. 经查表得，检验数量为 10 支。

3. 经查表得，检验量为 25ml。

第六章　热原检查

选择题

BDAD　BDCB

案例分析1参考

略

案例分析2参考

不可行原因：正式进行热原检查前要先对挑选的家兔进行基础体温测试，要求每只家兔正常体温应在 38.0～39.6℃ 范围内，且两次体温之差不得超过 0.2℃。不符合这两个条件的家兔将被淘汰出本次实验。所以一旦有这种情况出现，将完不成本次检查任务。

一般做法是在计算量的基础上（3 批产品×3 只/批），增加 1～2 只作为备用，确保有选择的余地。

基础体温测试完毕，将试验兔进行分组，3 只一组完成一个产品的检查任务，要求组内各兔间基础体温之差不得超过 1℃。上述三只兔显然不合适分为一组。

正确的做法应将 2 号兔拿走，从后面的家兔中选择一只与 1 号和 3 号兔体温匹配的换上，将 2 号兔与其他适宜体温的家兔相匹配。

第七章　细菌内毒素检查

一、选择题

（一）单选题

BAACB　CBBBC

（二）多选题

AD　ABCD　AB　ABDE　ABCDE　ABD　ABDE　ABCDE　ABCD　CD

二、判断题

×√√√×××√××√

案例分析 1 参考

旋涡混合器的主要作用是充分振摇，使内毒素分子团均匀分散开，防止内毒素分子因为凝聚而隐藏可以和鲎试剂反应的亲脂性端头。所以若混匀时间不充分，可能出现假阴性结果或检测值偏低。

案例分析 2 参考

取 10ml 检查用水注入注射用头孢哌酮钠内使之溶解，即为 100mg/ml 的溶液，继续用细菌内毒素检查用水对其稀释 20 倍即得 5mg/ml 溶液备用（注：冻干品或无菌粉末用检查用水溶解后体积有无变化，根据具体情况定）。取一支细菌内毒素标准品，加入 1ml 细菌内毒素检查用水溶解，混匀后使用 5mg/ml 的头孢哌酮钠溶液作为溶剂将细菌内毒素标准品依次稀释至 2λ、1λ、0.5λ 和 0.25λ 四个浓度即得。

第八章　其他检查

一、选择题

（一）单选题

CCAAD　ABDCC　DBDADF

（二）多选题

ABCE　AD　ABCE　ABCE　ABCD　AC　DE

二、判断题

×××√√√√×××

三、简答题

略。

四、案例分析

需要进行药物抑菌效力检查。对于一些药物制剂，特别是以水为溶剂的液体制剂、含有糖类和蛋白质等营养物质的液体制剂，在它们的生产、贮藏和使用过程中容易受到微生物污染而发霉变质，严重影响药物制剂的质量。

案例分析 1 参考

略

案例分析 2 参考

此行为不可取，原因：实验动物环境控制是实验动物标准化的主要内容之一。实验动物的性状表现决定于多种因素，除遗传因素外，主要取决于环境因素。其中温、湿度是主要环境因素，环境因素与动物的总反应呈正相关，要尽量减少环境的变化，排除实验处理以外的影响。

第九章　抗生素效价的微生物检定

一、选择题

（一）单选题

CBAAC　ADBDD　ABACA　DBEAE

（二）多选题

ABCD　AB　ADE　ABC　AC　BC　ABCDE　ABC　ABCE　ABCDE

二、判断题

√×√√×√√×√×

案例分析 1 参考

略

案例分析 2 参考

因可信限率为 8% 大于药典规定的 7%，且试验计算所得效价低于估计效价的 90%，应予以重试。

第十章　疫苗及其质量控制

一、选择题

（一）单选题

DBDAC　D

（二）多选题

ABE　ABCDE　ABCE　DE　ABE　ABCDE

二、简答题

1. 疫苗是用于人工主动免疫的主要免疫制剂，它是以病原微生物或其组成成分、代谢产物为起始材料，采用生物技术制备而成，用于预防、治疗人类相应疾病的生物制品。疫苗主要有灭活疫苗、减毒活疫苗、亚单位疫苗、基因工程重组蛋白疫苗、细菌多糖与多糖-蛋白结合疫苗、联合疫苗。

2. ELISA 法即酶联免疫法，用于测定供试品中乙型肝炎病毒表面抗原（HBsAg）含量。试验以参考品为标准，采用双平行线分析法计算供试品的相对效力。试验过程中，所使用的试剂盒阴性和阳性对照的吸光度均值应在试剂盒要求范围内，试验有效。3 次测定的数据采用量-反应平行线法计算相对效力，以 3 次相对效力的几何均值为其体外相对效力。

3. 以灭活疫苗为例，之所以能发挥免疫保护作用，是因为将病原体本身经过适宜的处理，将病原体灭活，但保留其抗原成分（即病毒表面的多种蛋白质），以此作用于机体，诱导机体产生免疫应答，继而产生免疫保护性物质（即抗体）。并加用氢氧化铝佐剂以提高免疫原性，进而起到抵抗作用。

4. 指国家对每批生物制品出厂上市或者进口时进行强制性检验、审核的制度。一般由药监部门抽取样本，送到中检所，由中检所出具合格检定结果后，企业才能将相应批次产品上市销售。

案例分析 1 参考

患者接触的抗原物质有破伤风芽孢梭菌及其在微厌氧环境中代谢产生的破伤风毒素。医生给出了同时使用青霉素和精制破伤风抗毒素血清的治疗方案，是合理的。青霉素主要是抑制破伤风芽孢梭菌在创口的生长繁殖。抗毒素血清主要用来中和破伤风毒素。

参 考 文 献

［1］ 国家药典委员会．中华人民共和国药典（2020 年版）．北京：中国医药科技出版社，2020.

［2］ 中国食品药品检定研究院．中国药品检验标准操作规范（2020 年版）．北京：中国医药科技出版社，2019.

［3］ 任颖慧，等．药品微生物限度检查方法适用性中存在的问题及改进建议．中国药物经济学，2022，17（6）：124-128.

［4］ 曹鲁娜，等．探讨药品微生物限度检查中的误差影响因素及改进措施．中国检验检测，2022，4：60-63.

［5］ 郭焕君．微生物限度和无菌检查方法验证中存在的问题．食品界，2021，4：86.

［6］ 杨元娟，等．药品生物检定技术．2 版．北京：人民卫生出版社，2020.

［7］ 杨元娟，等．药品生物检定技术．北京：高等教育出版社，2021.

［8］ 张媛，等．细菌内毒素检测方法的研究进展．中国生物制品学杂志，2023，36（3）：368-372.

［9］ 任杏珠，等．医药洁净厂房空调系统确认和环境监测取样点选取探讨．煤炭与化工，2022，45（1）：144-150.